DIE ENTZÜNDLICHE GRUNDLAGE DER TYPISCHEN GESCHWÜRS BILDUNG IM MAGEN UND DUODENUM

VON

PROFESSOR DR. G. E. KONJETZNY

MIT 72 ZUM TEIL
FARBIGEN ABBILDUNGEN

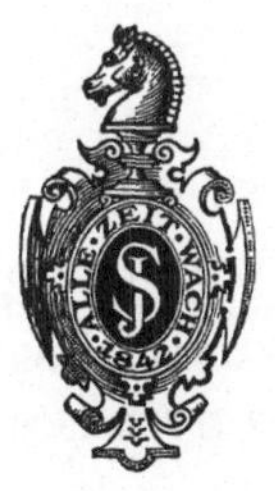

BERLIN

VERLAG VON JULIUS SPRINGER

1930

BUCHAUSGABE
DES GLEICHNAMIGEN BEITRAGES IN:
„ERGEBNISSE DER INNEREN MEDIZIN
UND KINDERHEILKUNDE" · BAND 37.

ISBN-13: 978-3-642-89970-6   e-ISBN-13: 978-3-642-91827-8
DOI: 10.1007/978-3-642-91827-8

MEINEM LEHRER

HERRN GEH. RAT PROF. Dr. C. NAUWERCK

IN VEREHRUNG UND DANKBARKEIT

GEWIDMET

Vorwort.

Wir haben uns seit einem Jahrzehnt um das Problem von Ursache und Werdegang der typischen Geschwürsbildung im Magen und Duodenum bemüht. Umfassende, mühevolle Untersuchungen an einem pathologisch-anatomisch und klinisch vergleichend ausgewerteten sehr großen Material haben uns zu der schon alten Meinung von der entzündlichen Grundlage des Magen-Duodenalgeschwürs zurückgeführt. Im wesentlichen unsere Untersuchungen haben aber diese meist nur auf unbestimmte Vermutungen sich stützende Meinung streng pragmatisch zu klarer sachlicher Vorstellung hinaufgeführt. Sie haben durch die letzte Arbeit Puhls einen gewissen Abschluß erreicht. Daraus leite ich die Berechtigung her, eine zusammenfassende Darstellung über dieses Gebiet der ätiologischen Krankheitsforschung zu geben, die eine besonders dem Kliniker wichtige Übersicht und Umschau vermitteln soll. Sie soll aber auch zu einer nach Lage der Dinge notwendigen allgemeineren Erörterung anregen, von der eine für den Arzt dringende, endliche Klärung der praktisch so wichtigen typischen Geschwürskrankheit des Magens und des Duodenum zu erwarten steht.

Meinen Mitarbeitern Kalima (Helsingfors) und Puhl (Kiel) gebührt mein herzlicher Dank.

Auch dem Verleger bin ich für sein großzügiges Eingehen auf meine Wünsche bezüglich des zum Verständnis notwendigen Anschauungsmaterials zu besonderem Dank verpflichtet.

Chemnitz, im Dezember 1929.

Georg Ernst Konjetzny.

Inhaltsverzeichnis.

Literatur.

Abercrombie: Krankheiten des Magens. Deutsch von Gerhard v. d. Busch. 1830. S. 15.

Affleck: Lancet. **1901**, 478.

Agéron: Über Gastritis chronica, Ulcus ventriculi und die Frage, wann die operative Behandlung angezeigt ist. Z. ärztl. Fortbildg **1927**.

Andral, G.: Précis d'anatomie pathologique. Paris 1832.

Aschoff, L.: Über die mechanischen Momente in der Pathogenese des runden Magengeschwürs usw. Dtsch. med. Wschr. **1912**, Nr 11.

— Vorträge über Pathologie. Jena 1925.

— Über die peptischen Schädigungen des Magendarmkanals. Med. Klin. **1928**, Nr 50.

Askanazy: Über Bau und Entstehung des chronischen Magengeschwürs sowie Soorpilzbefunde in ihm. Virchows Arch. **234** (1921) u. **250** (1924).

Aubertin und Hébert:Sur le processus histologique de la gastrite alkoolique expérimentale. C. r. Soc. Biol. Paris. **1907**.

Aufrecht: Das runde Magengeschwür infolge subcutaner Kantharideneinspritzung. Zbl. med. Wiss. **1882**, Nr 31.

Beaumont, W.: Experiments and observations on the gastric juice and the physiology of digestion. Boston 1833.

Beck, A. und H. J. Lauber: Zur Frage der p_H-Messung des Urins unter vitalen Verhältnissen. Klin. Wschr. **1928**, Nr 47.

— — Zur Frage des Säurebasengleichgewichts bei Ulcuskranken. (Noch nicht veröffentlicht.)

— — p_H und CO_2-Spannung im arteriellen und venösen Blut. (Noch nicht veröffentlicht.)

Beneke: Verh. dtsch. path. Ges. **12**, 284 (1908).

Berg, H.: Über das Typische im Beschwerdenkomplex scheinbar atypischer Krankheitsbilder des Oberbauches. Dtsch. med. Wschr. **1926**, Nr 21.

v. Bergmann, G.: Zum Abbau der „Organneurosen" als Folge interner Diagnostik. Dtsch. med. Wschr. **1927**, Nr 49.

— Von chronischer Gatritis, Achylia gastrica und gastrogenen Diarrhöen. Jkurse ärztl. Fortbildg **1926**, H. 3.

— Das Gastritisproblem. Dtsch. med. Wschr. **1929**, Nr 42 u. Klin. Wschr. **1929**, 1380.

— und H. Berg: Zum Röntgenbild der Magenschleimhaut. Acta radiol. (Stockh.) **6**, H. 1/6, Nr 29—34.

— Katsch und Berg: Die Erkrankungen des Magens in v. Bergmann und Staehelin, Handbuch der inneren Medizin **Bd. 3**, Teil 1. Berlin 1926.

Bézancon und Griffon: Ulcération gastrique, du cours de la septicémie pneumococcique chez le cobaye. Bull. Soc. Anat. Paris **1899**.

Billard: De la membrane muqueuse gastro-intestinale dans l'état sain et dans l'état inflammatoire. Paris 1825.

Bitter, L. und W. Löhr: Zur Bakteriologie des Magens und der oberen Darmabschnitte bei chirurgischen Magenerkrankungen. Arch. klin. Chir. **139** (1926).

Blatter: Recherches expérimentales sur les altérations cellulaires des glandes gastriques (phosphor et bicarbonats de soude). Thèse de Paris **1909**.

Bloch, C. E.: Beitrag zur Pathogenese des chronischen Magengeschwürs. Dtsch. med. Wschr. **1905**, Nr 31/32.

Boas, J.: Beitrag zur Symptomatologie des chronischen Magenkatarrhs und der Atrophie der Magenschleimhaut. Münch. med. Wschr. **1887**.

— Über Gastritis acida. Wien. med. Wschr. **1895**.

— Diagnostik und Therapie der Magenkrankheiten. Leipzig 1925.

Boehm, R.: Pathologische Veränderungen der Magenschleimhaut nach subcutaner Injektion von Jodpräparaten. Sitzgsber. Ges. Naturwiss. Marburg **1882**, Nr 4.

Boehm und Davidoff: Histologie des Menschen.

Bohmansson, Gösta: Studien über die chirurgische Behandlung von Gastroduodenalgeschwüren usw. Acta chir. scand. (Stockh.) **60**, Suppl.-H. 7 (1926).

— On secondary resections of the stomach in diseased conditions after gastro-enterostomy. Acta chir. scand. (Stockh.) **1927**, 62.

Bolton: On the produkt. of a specific gastrotoxic serum. Proc. roy. Soc. Lond. 74 (1905);
    Münch. med. Wschr. 1910, 978.
Böttcher: Zur Genese des perforierenden Magengeschwürs. Dorpat. med. Z. 1874.
Bouchut, L. und P. Ravault: Les pyloroduodénites. Arch. des Mal. Appar. digest.
    17 (1927).
Brelet, M.: Le rôle de l'infection dans l'évolution des ulcères gastro-duodénaux. Gaz.
    Hôp. 1926, 99.
Brinton, W.: The diseases of the stomach. London 1864.
— Die Krankheiten des Magens. Deutsche Übersetzung von H. O. Bauer. Würzburg 1862.
Brisset: Poussée phlegmoneuse aiguée à streptocoques sur un ulcus simulant une per-
    foration. Bilan infectieux d'un ulcus. Bull. Soc. nat. Chir. Paris. 53, No 8 (1927).
Broussais: Histoire des phlegmasies chroniques etc. Paris 1808.
Brun und Ronchot: Les ulcères gastriques et duodénaux chez les indigènes de Tunisie.
    Paris méd. 1927, 17.
Budarin, P.: Die Rolle der Infektion im Verlaufe der chronischen gastro-duodenalen
    Geschwüre. Vrač. Delo (russ.). 11, (1928). Ref. Zbl. ges. Chir. 47, 7 (1929).
Büchner: Die Histologie der peptischen Veränderungen und ihre Beziehungen zum
    Magencarcinom. Veröff. Kriegs- u. Konstit.path. 4, H. 4 (1927).
Büchner, F. und F. Knötzke: Über akute peptische Duodenitis. Ein Beitrag zur Lehre
    vom peptischen Geschwür. Beitr. path. Anat. 80 (1928).
— und H. Moritz: Beitrag zur pathologischen Histologie der Magenstraße. Beitr. path.
    Anat. 79 (1928).
— und C. Ruf: Die Bedeutung von Bau und Funktion der Magenschleimhaut für die
    Entwicklung des chronischen Magengeschwürs. Frankf. Z. Path. 33 (1926).
— P. Siebert und P. J. Molloy: Über experimentell erzeugte akute peptische Geschwüre
    des Rattenmagens. Beitr. path. Anat. 81 (1928).
Canstatt: Spezielle Pathologie und Therapie. Bd. 3. Erlangen 1856. (Hier ältere
    Literatur.)
Mc Carty: J. amer. med. Assoc. 83 (1924). Zit. nach Puhl.
Charrin: Lésions digestives d'origine bactériennes. C. r. Acad. Sci. Paris 1893, 1043.
— Maladie pyocyanique. Paris 1889.
Chiari, O. M.: Über das postoperative Jejunalulcus. Arch. klin. Chir. 134 (1925).
Cobet und Gutzeit: Zur Entstehung der Spasmen und Schmerzen beim Magengeschwür.
    Dtsch. Arch. klin. Med. 150 (1926).
Cohnheim: Vorlesungen über allgemeine Pathologie. 2. Aufl. Bd. 2. 1882.
— Die Bedeutung kleiner Schleimhautstückchen für die Diagnose der Magenkrankheiten.
    Arch. Verdgskrkh. 1 (1896).
Colombo: Ann. Univ. di Med. 1877.
Crämer: Über die Veränderungen der Magenschleimhaut beim Ulcus ventriculi. Arch.
    Verdgskrkh. 17 (1911).
Cruveilhier: Anat. pathol. Livre X. 1821.
— Traité d'anat. pathol. générale. Tome 4, p. 485. Paris 1862.
— Ulcère simple. Arch. Méd. 1858.
Curgenven: Remarks on gastrointestinal mycosis, caused by the smaller fungi of moulds.
    Brit. med. J. 1884.
Czeyda-Pommersheim, v. F.: Die chirurgische Bedeutung des geschwürslosen Magen-
    katarrhs. 15. Verslg ung. Ges. Chir., Sitzg 27.—29. Mai 1929. Ref. Zbl. ges. Chir.
    47, 564 (1929).
Delbet, Pierre: La vaccinothérapie dans les hémorrhagies des ulcères gastro-duodénaux.
    Rev. de Chir. 44 (1925).
Delore, H., P. Jouve und H. Comte: Syndromes douloureux gastriques à horaire
    tardif sans ulcére. Les gastro-duodénitis en particulier. Rev. de Chir. 66, No 1 (1928).
— J. und Mallet-Guy: Lésions de voisinage dans l'ulcère gastr. chron. Arch. franco-
    belge Chir. 1925.
— X. und P. Jouve: Vaccination en chirurgie gastrique. Rev. de Chir. 65, No 5 (1927).
Delort, M. und G. Luquet: Hémorragies digestives a répétitions chez un malade ne
    présentant pas des lésions macroscopiques extérieures de l'estomac, mais présentant
    des altérations caractéristiques de la muqueuse. Arch. des Mal. Appar. digest. 15, 47—52.
    Paris 1925.

Dieulafoy, G.: Exulcératio simplex, l'intervention chirurgicale dans les hématémèses foudroyantes consécutives à l'exulcératio simplex de l'estomac. Presse méd. 1898.
— Exulcératio simplex. Presse méd. 1899.
— Gastrite ulcéreuse pneumococcique. Grandes hématémèses. Presse méd. 1899.
Doberer: Zur Pathologie und Therapie der Perigastritis. Zbl. Chir. 1924, Nr 32.
Dufour: Hématémèses infectieuses. Thèse de Paris 1898.
Duschl, Ludwig: Anatomische Untersuchungen an Ulcusmägen. Dtsch. Z. Chir. 187 (1924).
Duval, P. und F. Moutier: L'infection dans le cycle évolutif des ulcères gastro-duodénaux. Paris méd. 15, No 14 (1925).
— Petu, J. Ch. Roux: Les deux variétés de periduodénite essentielle sténosante. La periduodénite congénitale; la periduodénite acquise inflammatoire. Arch. des Mal. Appar. digest. 15 (1925).
— — Gatellier, Girault und F. Moutier: Le rôle de l'infection dans l'évolution des ulcères chroniques gastro-duodénaux. Arch. des Mal. Appar. digest. 16 (1926).
Ebstein, W.: Über die Veränderungen, welche die Magenschleimhaut durch die Einverleibung von Alkohol und Phosphor erleidet. Virchows Arch. 55 (1872).
Einhorn, M.: Ein weiterer Beitrag zur Kenntnis der Histologie der Magenschleimhaut in pathologischen Zuständen dieses Organs. Dtsch. med. Wschr. 1903.
— Further remarks of erosions of the stomach. J. amer. med. Assoc. 1899.
— Clinical observation on erosions of the stomach and their treatment. Med. Record 1894.
— Ein klinischer Beitrag zur Kenntnis und Behandlung der „Erosionen des Magens". Berl. klin. Wschr. 1895, 435 u. 457.
— Ein weiterer Beitrag zur Kenntnis der Magenerosionen. Arch. Verdgskrkh. 5, 317 (1899).
Engel, Joseph: Darstellung der Leichenerscheinungen und deren Bedeutung. Wien 1854.
Enriquez und Hallion: Ulcère gastrique expérimental par toxine diphthérique. C. r. Acad. Sci. Paris. 1893, 1025 u. C. r. Soc. Biol. Paris 5 (1893).
— — Intoxication diphthérique par injection intravasculaire de toxine diphthérique. Bull. Soc. méd. Hôp. Paris 1905.
Evlachov, A. M.: Zur Ätiologie des runden Magengeschwürs. Babinsky med. Z. 1925, 1. Ref. Zbl. ges. Chir. 1927, 36.
Faber, Knud: Studien über chronische Gastritis. I. Die Einhornschen Magenerosionen. Hosp.tid. (dän.) 1904, Nr 29.
— Die chronische Gastritis. Hosp.tid. (dän.) 1904, Nr 35/36.
— Studier over den kroniske Gastritis. Achylia gastrica ved. Lungeftisis. Hosp.tid. (dän.) 1905.
— Gastritis chronica cum achylia gastrica bei Lungenphthisis. Berl. klin. Wschr. 1905, Nr 44a.
— Beiträge zur Pathologie der Verdauungsorgane. Berlin 1905.
— Die chronische Gastritis, speziell die zur Achylie führende. Erg. inn. Med. 6 (1910).
— Akute und chronische Gastritis in Kraus-Brugsch: Spezielle Pathologie innerer Krankheiten.
— Gastritis chronica. Achylia gastrica bei Lungenphthisis. Berl. klin. Wschr. 1905, Nr. 44a. Festschrift für Ewald S. 61.
— Anämische Zustände bei der chronischen Achylia gastrica. Berl. klin. Wschr. 1913, 958.
— Die Krankheiten des Magens und Darms. Berlin 1924.
— Gastritis chronica mit Sekretionsinsuffizienz. Verh. Ges. Verdgskrkh. 6. Tagg Berlin 1927.
— Schorstein lecture on chronic gastritis: Its relation to achylia and ulcer. Lancet 213 (1927).
— Über sogenannte Ulcusschmerzen. Verh. dtsch. Kongr. inn Med. 1928.
— The pyloric. symptom complex. Acta med. scand. (Stockh.) 1928 Suppl.
Fenwick, S.: The morbit states of the stomach and duodenum. London 1868. Cap. 2, 3, 5.
Finsterer: Zur chirurgischen Behandlung der chronischen Gastritis. Wien. med. Wschr. 1924, Nr 47.
Foerster, August: Lehrbuch der pathologischen Anatomie 1852.
— Handbuch der speziellen pathologischen Anatomie. Leipzig 1863.

Forssell: Verh. Ges. Verdgskrkh. 7. Tagg **1927**.

Foulerton: Gastritis membranacea. Lancet **1902**.

Fraenkel, E.: Im Verlaufe des Scharlachs auftretende Erkrankungen der oberen Verdauungswege. Münch. med. Wschr. **1902**, Nr 21, 899.

— Über nekrotisierende Entzündung der Speiseröhre und des Magens im Verlauf des Scharlachs und über sog. akute infektiöse Phlegmone des Rachens. Virchows Arch. **167** (1902).

Frank, E.: Über das Verhalten von Infektionsstoffen gegenüber den Verdauungssäften. Dtsch. med. Wschr. **1884**, Nr 20.

Fricker, E.: Über pathologisch-anatomische Veränderungen der Magenschleimhaut bei Ulcusstenosen und bei Ulcus ventriculi. Zugleich ein Beitrag zur Frage der Entstehung des peptischen Magengeschwürs. Schweiz. med. Wschr. **1920**.

Funke: Erosive Gastritis. Proc. Acad. natur. Sci. Philad. **1905**. Ref. Zbl. Path. **17**, 70 (1906).

Gaillard: Sur quelques altérations peu connues de la muqueuse de l'estomac. Le mouvement méd. **1877**, No 29.

— Essai sur la pathogénie de l'ulcère simplex. Thèse de Paris **1882**.

Gallagher, William J.: Effects of injection of acid and trauma on jejunal transplants to the stomach. Arch. Surg. **17**, 279—288 (1928). Ref. Z.org. Chir. **43**, 705 (1928).

Geißendörfer, Rudolf: Untersuchungen über Vorkommen, Lokalisation und Ausbreitungsweise der Umbaugastritis in Carcinommägen. Arch. klin. Chir. **153** (1928).

Gerhardt, D.: Über geschwürige Prozesse im Magen. Virchows Arch. **127** (1892).

Girault, A.: Das infektiöse Element bei den Magenduodenalgeschwüren. Rev. méd. Barcelona **6** (1926). Ref. Z.org. Chir. **38** (1927).

Glaessner, K. und H. Wittgenstein: Diagnostische Alkaliverabreichung beim Ulcus ventriculi und duodeni. Arch. f. Verdgskrkh. **46** (1929).

Glaus, A. und R. Fritzsche: Über den Sektionsbefund bei der gegenwärtigen Grippeepidemie unter besonderer Berücksichtigung des mikroskopischen Befundes. Korresp.bl. Schweiz. Ärzte **1919**, Nr 3.

Goyena, J. R. und J. Thenon: Über die Infektion bei den gastro-duodenalen Ulcera. Rev. Soc. Med. int. y Soc. Phisiol. 2 (1926).

Gregory: Pyloroplastik bei ulcerösem Symptomenkomplex und Fehlen von Ulcus. Zbl. Chir. **1924**, Nr 33.

Griffini und Vassale: Über die Reproduktion der Magenschleimhaut. Beitr. path. Anat. **3** (1888).

Gutzeit: Über die Magenschleimhaut bei chronischer Gastritis. Dtsch. Arch. klin. Med. **1926**, 155.

— Zur Diagnose der Gastritis chronica. Verh. 38. Kongr. dtsch. Ges. inn. Med. **1926**.

Günsburg, Fr.: Zur Kritik des Magengeschwürs, insbesondere des perforierenden. Arch. physiol. Heilk. **11** (1852).

v. Haberer: Verh. Ges. Verdgskrkh. 6. Tagg **1926**.

Haeller, S. J.: Untersuchungen zur neurogenen Pathogenese des Ulcus ventriculi pepticum. Münch. med. Wschr. **1920**, Nr 14.

Hammer, E.: Über akute peptische Gastritis. Ein Beitrag zur Lehre vom peptischen Geschwür. Beitr. path. Anat. **82**, (1929).

Harven, J. de: L'ulcère de l'estomac. Quelques aspects du problème pathogénique. Ann. Soc. roy. Sci. méd. et natur. Brux. **1929**, No 1/2.

Hauser, G.: Das chronische Magengeschwür. Leipzig **1883**.

— Die peptischen Schädigungen des Magens, des Duodenums und der Speiseröhre und das peptische postoperative Jejunalgeschwür. In Henke-Lubarsch: Handbuch der speziellen pathologischen Anatomie und Histologie. Bd. 4, Teil 1. Berlin 1926.

— Über die Beziehungen der chronischen Gastritis und Duodenitis zum chronischen Magen- und Duodenalgeschwür. Med. Klin. **1927**, Nr 4/5.

Hayem, G.: Résumé de l'anatomie pathologique de la gastrite chronique. Gaz. hebdom. **1892** u. **1893**.

— und G. Lion: Les lésions de la couche musculeuse de l'estomac dans les gastritis. Arch. gén. Méd. **1903**.

— — Maladies de l'estomac. Traite de médicine et de thérapeutique. Tome 4. Paris 1897.

Hertel, E.: Gastritis am resezierten Magen als Krankheitsbild. Zbl. Chir. 1928, Nr 32.

Heyrovsky, H.: Magenschleimhautbefund bei Ulcus ventriculi und Carcinom. Wien. klin. Wschr. 1912, Nr 2.

— Histologische Untersuchungen der Magenschleimhaut bei Ulcus ventriculi und Carcinom. Dtsch. Z. Chir. 122 (1913).

Hilarowitz und Mozołowski: Zur Antipepsinfrage. Zbl. Chir. 1925.

Hohlweg, H.: Die Gastritis als selbständiges klinisches Krankheitsbild und ihre Beziehungen zum Ulcus. Münch. med. Wschr. 1926, Nr 50.

Hurwitz: Inaug.-Diss. Königsberg 1904.

Ide, M.: Les gastrites ulcéreuses selon Puhl. Rev. méd. Louvain 1926, No 15.

Jarno, Leo: Über die Entstehung des runden Magengeschwürs. Med. Klin. 1928, Nr 35.

— Zur Frage der Anacidität. Arch. Verdgskrkh. 38 (1926).

Jaworski: Beobachtungen über das Schwinden der Salzsäuresekretion und den Verlauf der katarrhalischen Magenerkrankungen. Münch. med. Wschr. 1887.

Jeanneney, G.: Du rôle de l'infection dans les hémorragies des ulcères gastriques. Arch. des Mal. Appar. digest. 19 (1929).

Jenner: Herpes linguae und Gastritis chronica ulcerosa. Münch. med. Wschr. 1929, Nr 43.

Judd, E. S.: Jejunal ulcer. Surg. etc. 33 (1921).

— Pathologic conditions of the duodenum. J. Lancet 41 (1921). Ref. Z.org. Chir. 14 (1921).

— Indications and contraindications for operation in cases of duodenal ulcer. J. Michigan State med. Soc. 25 (1926). Ref. Z.org. Chir. 37 (1927).

— Duodenal ulcer. Nordwest med. 26 (1927). Ref. Z.org. Chir. 41 (1928).

— und G. W. Nagel: Duodenitis. Ann. Surg. 85 (1927).

Kalima, T.: Pathologisch-anatomische Studien über die Gastritis des Ulcusmagens nebst einigen Bemerkungen zur Pathogenese und pathologischen Anatomie des Magengeschwürs. Virchows Arch. 128 (1924).

— Über die Bedeutung der chronischen Gastritis für die Ulcusgenese und für die chirurgische Behandlung des Magenduodenalgeschwürs. Acta chir. scand. (Stockh.) 58 (1925).

— Studien über den makroskopischen und mikroskopischen Bau des chronischen Magengeschwürs und dessen Heilungsprozesse. Acta Soc. Medic. fenn. Duodecim 8, H. 3, Nr 11 (1927).

Kalk: Therapie des Ulcus ventriculi und duodeni. Klin. Wsch. 1928, Nr 47.

Katayama: Mitt. med. Fak. Tokyo 23 (1920).

Kauffmann, Fr.: Experimentelles zur Gastritisfrage. Dtsch. med. Wschr. 1929, Nr 42 und 43 und Klin. Wschr. 1929, 1380.

Kawamura: Zur Frage der Verdauung lebenden Gewebes im Magen. Mitt. Grenzgeb. Med. u. Chir. 26 (1913).

Kohler, G.: Über wechselseitige Beziehungen von Magensaft und Blutserum bei Gesunden und bei Ulcuskranken. Mitt. Grenzgeb. Med. u. Chir. 37 (1923).

Kokubo: Ein Beitrag zur normalen und pathologischen Histologie der Magenschleimhaut. Pathologisch-anatomische Arbeiten zur Feier des 25jährigen Professoren-Jubiläums von Orth 1903.

Konjetzny, G. E.: Beziehungen der chronischen Gastritis zum Magencarcinom. Verh. dtsch. Ges. Chir. 43. Kongr. 1914.

— Über die Beziehungen der chronischen Gastritis mit ihren Folgeerscheinungen und des chronischen Magenulcus zur Entwicklung des Magenkrebses. Beitr. z. klin. Chir. 85 (1913).

— Die Geschwülste des Magens. Dtsch. Chir. Lief. 46 f. Stuttgart 1921.

— Die Gastritis des Ulcusmagens. Med. Ges. zu Kiel, 28. Juni 1923. Münch. med. Wschr. 1923, 996.

— Chronische Gastritis und Duodenitis als Ursache des Magenduodenalgeschwürs. Beitr. path. Anat. 71 (1923).

— Die chronische Gastritis des Ulcusmagens. Zbl. Chir. 1923, Nr 26 u. 52.

— Zur chirurgischen Beurteilung der chronischen Gastritis. Arch. klin. Chir. 129 (1924).

— Bisher nicht beachtete Gesichtspunkte für die Beurteilung der Ätiologie und chirurgischen Behandlung des Magenduodenalgeschwürs. Arch. klin. Chir. 133 (1924).

— Zur Pathologie und chirurgischen Behandlung des Ulcus duodeni. Dtsch. Z. Chir. 104, 1924.

Konjetzny, G. E.: Entzündliche Genese des Magen-Duodenalgeschwürs. Ein Beitrag zur Kenntnis der Ätiologie, Pathogenese und Therapie des Magen - Duodenalgeschwürs. Arch. Verdgskrkh. **36** (1925).
— Die Gastritis in ihrer pathogenetischen Beziehung zum Ulcus und Carcinom. Verh. dtsch. Ges. Verdgskrkh. 6. Tagg Berlin **1926**.
— Berichtigung zu der Arbeit von H. Moszkowicz: Regeneration und Krebsbildung in der Magenschleimhaut. Arch. klin. Chir. **135** (1925).
— Berichtigung zu der Arbeit von Orator und Metzler: Klinische und experimentelle Beiträge zur Ulcusfrage. Dtsch. Z. Chir. **205** (1927).
— Die Pathogenese des Magen-Duodenalgeschwürs; Grundsätzliches zur chirurgischen Behandlung desselben. Vortr. auf Einladung dän. chir. u. med. Ges. Kopenhagen **1928**. Ugeskr. Laeg. (dän.) **1929**, Nr 35.
— Gibt es eine Anzeige zur chirurgischen Behandlung der Gastritis? Arch. klin. Chir. **1928**, 151.
— Zur Klinik der Gastritis. (Magenblutung und peritonitische Erscheinungen bei der einfachen Gastritis.) Arch. f. Verdgskrkh. **43** (1928).
— Bemerkungen zum Aufsatz von H. Eggers: Gastritis und konstitutionelle Innervations- und Zirkulationsstörungen. Dtsch. med. Wschr. **1929**, Nr 23.
— Bedeutung der Gastritis für die Behandlung des Magen-Duodenalgeschwürs. Ther. Gegenw. **1929**, H. 2.
— Grundsätzliches zur chirurgischen Behandlung des Magen-Duodenalulcus. Dtsch. med. Wschr. **1929**, Nr 1.
— Patogenia de la úlcera gastro-duodenal. Rev. méd. Germano-Ibero-Amer. **1929**, No 4.
— Die Entzündungen des Magens. In Henke-Lubarsch: Handbuch der speziellen pathologischen Anatomie und Histologie. Bd. 4, Teil 2. Berlin **1928**.
— Das Magen-Duodenalgeschwür. Jber. Chir. **33** (1927).
— Die Deckepithelveränderungen der Magenschleimhaut bei akuter Gastritis. Festschrift für Lubarsch. Virchows Arch. **1930**, 275.
— und H. Puhl: Über die Bedeutung der Gastritis und Duodenitis für die Pathogenese des Magenduodenalulcus. Verh. dtsch. path. Ges. Würzburg **1925**.
— — Das sog. Ulcus pepticum des Magens der Absetzkälber. Virchows Arch. **262** (1926).
— — Über die Bedeutung der Gastritis und Duodenitis für die Entstehung des Magen- und Duodenalgeschwürs. (Erwiderung auf Hauser.) Med. Klin. **1927**, Nr 26/28.
König: Zur Therapie des Magengeschwürs. Münch. med. Wschr. **1926**, Nr 2.
Korbsch, R.: Zur Kenntnis der chronischen Gastritis, insbesondere der Gastritis acida; ein Beitrag zur Bewertung der Gastroskopie. Arch. Verdgskrkh. **35** (1925).
— Gastroskopische Bilder zur Pathogenese und Therapie des Ulcus ventriculi. Arch. Verdgskrkh. **38** (1926).
— Endoskopische Bilder vom Ulcusmagen. Münch. med. Wschr. **1928**, Nr 39.
— Die Gastroskopie und ihre neueren Ergebnisse. Eine Anleitung zur Erlernung der Technik und Deutung der Befunde. Berlin **1926**.
Korzcynski und Jaworski: Dtsch. Arch. klin. Med. **47**.
Kuttner, L.: Umfrage zu Strauch: Erblichkeit bei Magen- und Darmkrankheiten. Med. Klin. **1928**, Nr 1.
— Wandlungen auf dem Gebiete der Magenkrankheiten in den letzten 30 Jahren 1897 bis 1927. Berlin **1928**.
Lange, Gustav: Studier over den kroniske Gastritis. Habil.schr. Kopenhagen 1910.
Langenskjöld: Über die Widerstandsfähigkeit einiger lebender Gewebe zu den Einwirkungen eiweißspaltender Enzyme. Skand. Arch. Physiol. (Berl. u. Lpg.) **31** (1914).
Langerhans: Ungewöhnliche Art der hämorrhagischen Erosionen des Magens. Virchows Arch. **124** (1891).
Lechler: Zur Frage der Periodizität des Ulcus pepticum. Med. Klin. **1924**, 895.
Lehmann, J. C.: Neuere Anschauungen über die Pathogenese des Magenulcus und Carcinom. Münch. med. Wschr. **1925**, 410.
— Diskussionsbemerkung. 32. Tagg Ver.igg nordwestdtsch. Chir. Zbl. Chir. **1926**, 3002.
— Zur Therapie des Magengeschwürs. Münch. med. Wschr. **1926**, 101.
Leinati, F.: Ulcere micotiche sperimentale dello stomaco. Comm. fatta alla R. Academia dei Fisiocritici in Siena 1929.

Lion und Français: Action de la gastro-cytolysine sur la muqueuse stomacale. Bull. Soc. Biol. Paris **1906**. Zit. nach Hayem.
— G. und A. Théohari: Modifications histologiques de la muqueuse gastrique à la suite de la section des pneumogastriques. C. r. Soc. Biol. Paris **1900**.
Lobeck, E.: Über nekrotisierende Oesophagitis und Gastritis bei Bacillenruhr. Festschrift für M. B. Schmidt. Zbl. allg. Path., Sonderband zu **33** (1923).
Loeper, M. und Marchal: La leucopédèse gastrique. Ann. Méd. **14**, No 4, 257—283 (1923, Okt.).
Löhr, W.: Bakteriologisches zur Magenchirurgie. Zbl. Chir. **1926**, Nr 26.
— Ergebnisse bakteriologischer und chemischer Untersuchungen der Einwirkung salzsäurehaltiger Agenzien auf das Wachstum und die Virulenz von Bakterien. Zbl. Chir. **1927**, Nr 1.
— Klinischer und experimenteller Beitrag zur Frage der Perforationsperitonitis des Magen- und Duodenalgeschwürs und seiner Folgezustände. Dtsch. Z. Chir. **187** (1924).
— Bakteriologische Gesichtspunkte bei der Magenchirurgie. Arch. klin. Chir. **133** (1924).
— Über die Bedeutung des Milieus für das Wachstum und die Pathogenität der Bakterien. Arch. klin. Chir. **1431** (1926).
Lösch, F.: Über die nach Einwirkung abnormer Reize in der Magenschleimhaut eintretenden pathologisch-anatomischen Veränderungen. Allg. Wien. med. Ztg. **1881**, Nr 50/52.
Lubarsch, O.: Über die anatomischen Veränderungen der Magenschleimhaut bei Achylia gastrica in Martius und Lubarsch: Achylia gastrica. Leipzig und Wien 1897.
— und H. Borchardt: Atrophie und sog. Degenerationen des Magens und Darms. In Henke-Lubarsch: Handbuch der speziellen pathologischen Anatomie und Histologie Bd. 4, Teil 3. 1929.
Maggesi, B.: Reperto istopathologico in un caso di ulcerosa gastrica di tipo inflammatorio. Bull. Sci. med. Bologna **4** (1926).
Mandl: Wien. klin. Wschr. **1928**, 1668.
Mathieu: Pathologie gastro-intestin. 1910.
— Erosions hémorrhag. multiples chez une femme atteinte de cirrhose atrophique. Bull. Soc. méd. Hôp. Paris **1897**.
— A. und Jean Ch. Roux: Sur un cas d'ulcérations urémiques de l'estomac et de l'intestin grèle. Arch. gén. Méd. **1902**.
Mathieu, Sencert, Tuffier: Traité médico-chirurg. des maladies de l'estomac et de l'oesophage. Paris 1913.
Matthes: Untersuchungen über die Pathogenese des runden Magengeschwürs. Beitr. path. Anat. **13** (1893).
Morawitz, P.: Zur Therapie des Magengeschwürs. Münch. med. Wschr. **1925**, Nr 47; **1926**, Nr 8.
Moszkowicz, L.: Zur Histologie des ulcusbereiten Magens. Arch. klin. Chir. **122** (1923).
— Regeneration und Krebsbildung an der Magenschleimhaut. Arch. klin. Chir. **132** (1924).
Möller: Die Pathogenese des Ulcus ventriculi mit besonderer Berücksichtigung der neueren experimentellen Ergebnisse. Erg. inn. Med. **17** (1911).
Müller, O. und H. Heimberger: Über die Entstehung des runden Magengeschwürs. Dtsch. Z. Chir. **187** (1924).
Nagel, G. W.: Duodenitis. California Med. **29** (1928).
Naumann: Verblutungstod aus einem selbst bei der Autopsie kaum nachweisbaren Ulcus ventriculi. Med. Klin. **1928**, Nr 24, 933.
— H.: Das entzündliche und toxische Moment in der Pathogenese des Magen-Zwölffingerdarmgeschwürs. Arch. klin. Chir. **1927**, 147.
Nauwerck, C.: Gastritis ulcerosa chronica. Münch. med. Wschr. **1897**, Nr 35/36.
— Mykotisch-peptisches Magengeschwür. Münch. med. Wschr. **1895**, Nr 38/39.
Neugebauer, F.: Ergebnisse der operativen Behandlung der Gastritis. Bruns' Beitr. **86**, 147 (1929).
Neumann: Über eine eigentümliche Form von Jodexanthem an der Haut und an der Schleimhaut des Magens. Arch. f. Dermatol. **48** (1899).
— E.: Über „peptische" Magengeschwüre, postmortale und pseudovitale Autodigestion. Virchows Arch. **184** (1906).
— Einige Versuche zur Frage der Autodigestion. Zbl. Path. **18** (1907).

Nicolaysen, Johan: Chirurgische Behandlung der chronischen Gastritis. Norsk Mag. Laegevidensk. 88 (1927).
— Chronic Gastritis regarded from a surgical standpoint. Acta chir. scand. (Stockh.) 63 (1928).
Nicolaysen, Knud: Pathologisch-anatomische und experimentelle Studien über die Pathogenese des chronischen Magengeschwürs. Dtsch. Z. Chir. 1921, 167.
v. Noorden, C. und H. Salomon: Spezielle Diätetik der Krankheiten des Verdauungsapparates. Bd. 2, Teil 1. Berlin 1929.
Okkels, H.: Pathologic changes in the nerves of the stomach wall in cases of chronic gastric ulcer. Amer. J. Path. 1927, 3.
— Neurom der Magenwand bei chronischem Magengeschwür. Ugeskr. Laeg. (dän.) 1927, 38. Ref. Z.org. Chir. 1928, 38.
Orator, V.: Über den Ulcus- und Carcinom-Magen. Wien. klin. Wschr. 1925, Nr 16.
— Über das Pepsin-Antipepsinverhältnis im Magensaft und Blut bei Ulcuskranken und Ulcusfreien. Arch. klin. Chir. 134 (1925).
— Die Pathogenese des Magen-Duodenalgeschwürs im Lichte neuerer Forschungen. Krankheitsforschg 3, H. 6 (1926).
— Erwiderung auf vorstehende Berichtigung zu der Arbeit von Orator und Metzler: Klinische und experimentelle Beiträge zur Ulcusfrage von G. E. Konjetzny. Dtsch. Z. Chir. 205 (1927).
— und F. Metzler: Klinische und experimentelle Beiträge zur Ulcusfrage. III. Zur Frage der Pathogenese und malignen Entartung des Magen-Duodenalgeschwürs. Dtsch. Z. Chir. 202 (1927).
Paaby, H.: Pylorusgastritis. Acta med. scand. (Stockh.) 1928 Suppl.
Pavy: Med. Times and Gaz. 1863.
Payr: Erfahrungen mit der Pyloromyotomie. Arch. f. klin. Chir. (Kongreßber.) 138 (1925).
Pilliet: Etude d'histologie sur l'érosion hémorrhagique de la muqueuse de l'estomac dans les gastrites. Bull. Soc. Anat. Paris 1892.
Platter: Über Erosionen der Magenschleimhaut. Inaug.-Diss. Zürich 1901.
Plönies, W.: Die Reizungen des N. sympathicus und vagus beim Ulcus ventriculi mit besonderer Berücksichtigung der Bedeutung für Diagnose und Therapie. Wiesbaden 1902.
— Die Pathogenese des Ulcus und der Erosionen des Magens. Med. Klin. 1906, Nr 9.
Popoff: Über Magenkatarrh. Z. klin. Med. 32 (1897).
Porges: Zur Klinik der chronischen Gastritis. Wien. med. Wschr. 1927, Nr 2.
Puhl, Hugo: Über die Bedeutung entzündlicher Prozesse für die Entstehung des Ulcus ventriculi et duodeni. Virchows Arch. 260 (1926).
— Zur Frage der parenchymatösen Magenblutungen. Dtsch. Z. Chir. 197 (1926).
— Die Veränderungen der Duodenalschleimhaut beim Ulcusleiden. Virchows Arch. 265 (1927).
— Zur Pathologie und Klinik des Ulcus duodeni. Dtsch. Z. Chir. 207 (1927).
— Über die Entstehung und Entwicklung des chronischen Magen-Duodenalgeschwürs. Habil.schr. Kiel 1929. Arch. f. klin. Chir. 158 (1930).
Quincke: Über die Entstehung des Magengeschwürs. Dtsch. med. Wschr. 1882, Nr 6.
Ramond, F.: La gastrite de la région pylorique. Presse méd. 36 (1928).
Rassers: Über die Pathogenese des Ulcus digestivum. Klin. Wschr. 1925, 644.
— Die Pathogenese des chronischen Magengeschwürs. Leiden 1926.
v. Redwitz: Makro- und mikroskopische Befunde bei chronischem tiefgreifendem Geschwür des Magenkörpers. Beitr. z. klin. Chir. 1921, 22.
— Zur Pathogenese, Klinik und chirurgischen Therapie des chronischen Geschwürs des Magenkörpers. Beitr. klin. Chir. 1921, 22.
— und Fuß: Die Pathogenese des peptischen Geschwürs des Magens und der oberen Darmabschnitte. Neue dtsch. Chir. 42. Stuttgart 1928.
Rokitansky: Lehrbuch der pathologischen Anatomie. 1861.
Romeke: Enteritis ulcerosa jejuni. Ref. Z.org. Chir. 38, 583 (1928).

Rosenow, E. C.: The production of ulcer of the stomach by injection of streptococci. J. amer. med. Assoc. **61** (1913).
— Pathogenesis of spontanous and experimental appendicitis, ulcer of the stomach and cholecystitis. J. Indiana State med. Assoc. **8** (1915).
— The causation of gastric and duodenal ulcers by streptococci. Collect. papers of Mayo clinic. 1916.
— J. amer. med. Assoc. **15** (1915).
— The causation of gastric and duodenal ulcer by streptococci. J. inf. Dis. **19** (1916).
— The specificity of the streptococcus of gastroduodenal ulcer and certain factors determining its localisation. J. inf. Dis. **23** (1923).
Saltzmann, F.: Studien über Magenkrebs mit besonderer Berücksichtigung der Veränderungen in der Schleimhaut usw. Arb. path. Inst. Helsingfors. Jena 1913.
Samelson: Die Selbstverdauung des Magens. Inaug.-Diss. Jena 1879 und Sammlung physiologischer Abhandlungen. Herausgegeben von W. Preyer. Bd. 2, H. 6. Jena 1879.
Scagliosi, G.: Beitrag zur Ätiologie des Duodenalgeschwürs (akzessorisches Nebenpankreas, Duodenaldrüsenadenom und Duodenaldrüsenadenocarcinom). Virchows Arch. **214** (1913).
Schmutziger: Gibt es ein Antipepsin? Arch. klin. Chir. **1927**, 146.
Schomberg, H.: Capillarmikroskopische Untersuchungen an resezierten Mägen. Dtsch. Z. Chir. **201** (1927).
Schönberg: Zur Frage der regionalen Disposition zum Magenulcus. Berl. klin. Wschr. **1912**, 2485.
Schulze, W. H.: Die Pathologie des Magens. Erg. Path. **20**, 1 (1922).
Schwarz: Zur Frage der Operation bei Gastritis. Arch. klin. Chir. **152** (1928).
Shapiro, Ph. F. und A. C. Ivy: Gastric ulcer. IV. Experimental produktion of gastric ulcer by local anaphylaxis. Arch. int. Med. **1926**, 38.
Simnitzky, S.: Neues über die Pathogenese der peptischen Geschwüre. Vrač. Delo (russ.) **1926**, 9. Ref. Z.org. Chir. **1927**, 39.
— Neues in der Pathogenese der peptischen Geschwüre. Klin. Wschr. **1926**, Nr 34.
Smirnow: Über Gastritis membranacea und diphtheritica. Virchows Arch. **113** (1888).
Smirnowa-Zambowa: Zur pathologischen Anatomie des Scharlachs. Virchows Arch. **261** (1926).
Solé, R.: Infiziertes Magen-Duodenalgeschwür. Semana méd. **1925**, 32.
Stahnke, Ernst: Experimentelle Untersuchungen zur Frage der neurogenen Entstehung des Ulcus ventriculi, zugleich ein Beitrag zur pathologischen Physiologie der Mageninnervation. Arch. klin. Chir. **139** (1924).
Starlinger: Versuche der Säureresistenz und Geschwürsbereitschaft des infrapapillären Duodenums usw. Arch. klin. Chir. **149** (1928).
— Ein Beitrag zum späteren Schicksal und zur klinischen Auswirkung der Seidenfäden in der Wand der Magen-Darmfistel. Zbl. Chir. **1927**, Nr 41.
Steinberg, M. E.: Stomach mucosa in ulcer and in carcinoma. Arch. Surg. **1927**, 14.
Steiner, Georg: Beobachtungen zur Pathogenese der Ulcuskrankheit. Med. Klin. **23**, Nr 12 (1927).
Stoerk, O.: Über Gastritis chronica. Wien. klin. Wschr. **1922**, Nr 44.
— Zur Pathogenese der akuten Gastritis. Wien. klin. Wschr. **1925**, Nr 1.
Strauch, Cl. B.: Histologische Untersuchungen über den Einfluß der Nahttechnik bei Magenoperationen auf die Heilung, besonders der Schleimhaut. Arch. klin. Chir. **1925**, 137.
Strauß, H.: Zur Frage des Säure-Basen-Gleichgewichts bei Magen- und Duodenalgeschwüren. Arch. Verdgskrkh. **46** (1929).
Strauß und Myer: Zur pathologischen Anatomie der Hypersecretio continua chronica des Magens. Virchows Arch. **154** (1898).
Stromeyer: Zur Pathogenese des Ulcus ventriculi usw. Beitr. path. Anat. **1912**, 54.
Stuber: Zur Ätiologie des Ulcus ventriculi. Münch. med. Wschr. **1914**; Z. exper. Path. u. Ther. **1914**, 16.
Théohari: Etude sur la structure fine des cellules principales de bordure et pyloriques de l'estomac etc. Archives Anat. microsc. **3** (1899).
— Structure fine des cellules glandulaires á l'état pathologique. Thèse de Paris **1900**.

Théohari und Babès: Etat de la muqueuse gastrique dans l'hyperchlorhydrie expérimentale. C. r. Soc. Biol. Paris **1903**.
— — Note sur une gastrotoxine. C. r. Soc. Biol. Paris **1903**.
— — Modifications histochimiques de la muqueuse gastrique sous l'influence de l'alcool. C. r. Soc. Biol. Paris **1901**.
— und Vagas: Note sur les modifications histochimiques de la muqueuse de chien sous l'influence de quelques substances medicamenteuses. C. r. Soc. Biol. Paris **1900**.
Treguboff, A. A.: Über die Wirkung der künstlichen Acidose auf den Verlauf der experimentellen Haut- und Magenschleimhautgeschwüre. Z. exper. Med. **65** (1929).
Virchow: Historisches, Kritisches und Positives zur Lehre der Unterleibsaffektionen. Virchows Arch. **5** (1853).
— Der Zustand des Magens bei Phosphorvergiftung. Virchows Arch. **31**, 399 (1864).
Virgillo, F.: Studio della flora batterica dello stomaco, del duodeno e delle vie biliari in malattie chirurgiche di questi organi. Arch. ital. Chir. **9** (1924).
Walls, E. G.: The etiology of peptic ulcer. New Orleans med. J. **1926**, 79.
Wanke: Über die Behandlung des chronischen Ulcusleidens und die Indikation zum chirurgischen Eingriff. Habil.schr. Kiel **1930**.
Westra, S. A.: Die Bedeutung des Bálintschen Phänomens bei Ulcusleiden. Klin. Wschr. **1929**, Nr 39.
Wiktorowsky: Über das Verhältnis der produktiv-entzündlichen Prozesse zu den ulcerösen im Magen. Beitrag zur Lehre vom sog. runden oder perforierenden Magengeschwür. Virchows Arch. **94** (1883).
Winkelbauer: Studien über die Verhütung des Ulcus pepticum postoperativum im Experiment. Arch. klin. Chir. **1926**, 143.
— und Hogenauer: Experimentelles zur Frage des postoperativen Geschwürs. Mitt. Grenzgeb. Med. u. Chir. **41** (1928).
Wolf: Ulcuskrankheit und Dienstbeschädigung. Ärztl. Mschr. **1926**.
Wolfer, J. A.: Chronic experimental ulcer of the stomach. J. amer. med. Assoc. **1926**, 87.
Wolffhardt: Gastritis chronica und Ulcus ventriculi. Diss. Erlangen 1926.
Wunderlich: Geschichte der Medizin. Stuttgart 1859.
Yano, A.: Experimentelle Untersuchungen über die Heilungstendenz des Magengeschwürs. Beitr. path. Anat. **73** (1925)[1].

Einleitung.

Die Entstehungsgeschichte des typischen Magengeschwürs, dem in den letzten Jahrzehnten auch das Duodenalgeschwür angegliedert werden mußte, beschäftigt als Problem seit einem Jahrhundert die ärztliche Welt. Zur Ruhe gekommen ist das Geschwürsproblem aber niemals, oder doch nicht für lange Zeit. Immer wieder hat das Unbefriedigende der mitgeteilten Forschungen und Meinungen gezwungen, dasselbe von neuem in Angriff zu nehmen. Es blieb spröde und unnachgiebig. Spekulation und Hypothese suchte vielfach theoretisch seine Lösung, da die spärlichen Tatsachen nicht ausreichten, einen festen Grund für eine gültige und endgültige Auffassung zu geben. Die auf die Morphologie gestützten Hoffnungen enttäuschten trotz der vielfachen durch sie gebrachten Förderung unserer Kenntnisse. Die Überzeugung, daß die pathologisch-anatomischen Grundlagen bei der Lösung des Ulcusproblems an erster Stelle stehen müssen, kam für viele ins Wanken. Man verlor mit Unrecht vielfach das Zutrauen zur pathologischen Anatomie als heuristischen Methode, und voreilige Unzulänglichkeit betrachtete in einseitiger Einstellung den anatomischen

---

[1] Die hier nicht angeführten Schriften sind in den zusammenfassenden Arbeiten von Hauser, Konjetzny und von Redwitz und Fuss zu finden.

Gedanken in der Medizin schon als antiquiert und nebensächlich. Der Fortschritt wurde im Experiment und in der klinischen Beobachtung gesucht. Das kam fast zwangsläufig, als die klinische Kenntnis des Geschwürsleidens in den letzten Jahrzehnten einen ungeahnten Aufschwung nahm. Aber es gelang nicht, das Geheimnis der Geschwürsentstehung im Magen und Duodenum durch unwiderlegliche Tatsachen zu lüften. Alles blieb flüssig und zweifelhaft. Man konnte nur ins Reich der Hypothesen und Theorien führen, wenn die für den Kliniker immer dringender werdende Frage nach Ursache und Werdegang der praktisch so außerordentlich wichtigen typischen Geschwürsbildung im Magen und Duodenum gestellt wurde.

Der kritische Betrachter war nach wie vor unbefriedigt. Er spähte immer wieder nach neuen Ausblicken, suchte alten Blickrichtungen durch Änderung des Gesichtswinkels eine größere und klarere Blickweite abzugewinnen. Und so wirbelt auch gegenwärtig wieder das Ulcusproblem auf einer erregten Wellenhöhe, die der frische Wind neuerer Untersuchungen aufgebracht hat.

Diese Untersuchungen haben sich im Laufe der letzten Jahre in einer bestimmten Richtung bewegt und ein schon heute beachtenswertes Schrifttum erzeugt. Übersicht und Zusammenfassung ist daher dringend besonders für den Arzt, für den alle ätiologische und pathogenetische Forschung immer nur Sinn hat, wenn sich aus ihren kritisch ausgewerteten Ergebnissen irgendein Fortschritt für die Behandlung ableiten läßt. Auf diesen Fortschritt hofft auch beim Geschwürsleiden des Magens und des Duodenum seit langem der Interne, vor allem aber der Chirurg; denn in den widerspruchsvollen chirurgisch-therapeutischen Erörterungen wiederspiegelt sich am eindruckvollsten, wie wenig uns die bisherigen Ulcustheorien in therapeutischer Hinsicht befruchtet und vor allem weitergebracht haben.

Das gestellte Thema begrenzt zweckmäßig die Aufgabe. Sie zielt auf die Darstellung der Untersuchungsergebnisse, welche die entzündliche Grundlage des typischen Geschwürsleidens des Magens und Duodenums beweisen. Daß hier vielfach Gegensätzlichkeit zu anderen Vorstellungen über die Entstehungsgeschichte des Magen-Duodenalgeschwürs zutage tritt, kann nicht verleiten, auch diese ausführlich zu schildern. Das ist erst in jüngster Zeit in umfassender Weise von Hauser und v. Redwitz und Fuß unternommen worden, so daß auf diese Autoren verwiesen werden kann. Es muß auf sie verwiesen werden, weil es nicht nur überflüssig wäre, das ungeheure Schrifttum über das Magen-Duodenalgeschwür nochmals literarisch zu verarbeiten, sondern auch, weil ein solches Unterfangen einen hier nicht gebotenen Raum verlangen würde. Nur soweit unbedingt notwendig für eine Ganzheitsbetrachtung soll das Wichtigste aus dem Ringen mit dem Ulcusproblem in wesentlichen Strichen entworfen werden.

Bei der Erörterung des Ulcusproblems hat sich die grundsätzliche Trennung der Frage nach der Entstehung der ersten geschwürigen Gewebszerstörung und der Frage nach der Weiterentwicklung dieser zu einem typischen chronischen Geschwür als unbedingt notwendig herausgestellt, da hier sehr verschiedenartige Ursachen zur Geltung kommen. Diese von Cohnheim bereits aufgestellte, von Aschoff immer wieder betonte Forderung ist als Selbstverständlichkeit heute allgemein anerkannt und hat sich als sehr fruchtbringend erwiesen. Allerdings muß hervorgehoben werden, daß dies in erster Linie der Frage der

Chronizität des Ulcus zugute gekommen ist. Hier sind bedeutungsvolle Aufklärungen gewonnen worden. Anders stand es lange mit der Frage der ersten Ulcusentstehung, die in zahlreichen Arbeiten klinischer, experimenteller und pathologisch-anatomischer Art immer wieder aufgeworfen worden ist. Bis vor noch nicht allzu langer Zeit lagen aber nur wenige systematische histologische Untersuchungen der ersten Erscheinungen des Ulcusleidens vor (Hurwitz und Beneke). Erst die letzten Jahre haben gerade in diesem Punkt wesentliche Fortschritte gebracht, durch Untersuchungen, über welche in dieser Abhandlung ein Überblick gegeben werden soll.

Es ist gleich ein Streitpunkt vorwegzunehmen, der sich darauf bezieht, ob die drei Formen der geschwürigen Bildung im Magen und Duodenum (Erosion, akutes und chronisches Ulcus) ineinander übergehen oder ob das typische Ulcus von vornherein in seiner Form vorausbestimmt ist, wie es vor allem Hauser annimmt. Dieser Streitpunkt kann heute als geklärt betrachtet werden: **das typische Ulcus des Magens und des Duodenum entsteht aus einer Erosion, der erste Vorgang der Geschwürsbildung spielt sich also in der Schleimhaut ab.**

Damit rückt die Frage: **Wie entsteht die Erosion?** in den Mittelpunkt der ursächlichen und entwicklungsgeschichtlichen Betrachtung des typischen Geschwürsleidens. Diese Frage hat eine verschiedene Beantwortung erfahren.

Theorien der Geschwürsbildung.

I. Chemische Theorie.

In der üblichen Bezeichnung „Ulcus pepticum" (Quincke) für das typische Magen-Duodenalulcus kommt die Ansicht zum Ausdruck, daß bei der Entstehung des typischen Magen-Duodenalulcus die peptische Einwirkung des Magensaftes ein zum mindesten notwendiger Faktor ist. Günzburg hat 1852 das Magengeschwür überhaupt aus der Einwirkung eines besonders wirksamen Magensaftes auf die Magenschleimhaut ableiten wollen. Die zur Geschwürsbildung führende Gewebsauflösung beruht nach seiner Ansicht „auf einer quantitativen Anomalie der Absonderung freier Säure, bedingt durch Alienation in der Energie der N. vagi". Die Ablehnung dieser Vorstellung durch Virchow (1853) ist bekannt. Für Virchow ist Voraussetzung der Andauung der Magenschleimhaut eine Störung oder Unterbrechung der Zirkulation an einer solchen Stelle, wodurch die Möglichkeit zu einer regelmäßigen Neutralisierung der eindringenden Säure durch die Alkalien des Blutes genommen werde und eine Anätzung zustande komme. Auch Pavy hat sich dem angeschlossen mit der Meinung, daß das zirkulierende Blut mit seiner alkalischen Reaktion die peptische Wirkung des sauren Magensaftes aufhebe.

Um diese Vorstellungen gruppiert sich eine Reihe von Ulcustheorien, die wir daher zusammenfassend und am besten als **chemische Ulcustheorie (Säure-Pepsintheorie)** bezeichnen können.

Katzenstein baut auf den Ideen von Frentzel und Weinland auf und sieht das Wesen der Geschwürsbildung im Magen in einer Störung des Pepsin-Antipepsingleichgewichts. Gegen die Experimente Katzensteins hat Hotz triftige Einwände erhoben (vgl. auch Gallagher S. 141). Wenn auch im

Magensaft die Pepsinverdauung hemmende Stoffe vorkommen (Aminosäuren), so ist doch die Vorstellung, daß es ein spezifisches Antiferment des Pepsins gibt, abzulehnen (Stolz, Lorber, Langenskjöld, Jarno, Schmutziger, Orator). Auch nach Hilarowicz und Mozołowski ist im Blut ein spezifisches Antipepsin nicht vorhanden. Ein Mangel an diesem kann also auch nicht zur Erklärung der Pathogenese des Magenulcus herangezogen werden.

Bálint konstruiert ein konstitutionelles Moment bei der Geschwürskrankheit, das er in chemisch-physikalischen Faktoren im Organismus der Ulcuskranken zu fassen sucht. Er sieht dieses in einer Störung des Säurebasengleichgewichts im Gewebe und kommt zu dem Ergebnis, daß der Ulcuskranke auf eine saure Reaktionslage eingestellt sei, daß vor allem auch die Gewebe des Ulcuskranken saurer seien als die des normalen Menschen. Infolgedessen halte der Ulcuskranke zugeführtes Alkali mehr zurück, als der Gesunde. Das letztere sucht Bálint vor allem durch den Vergleich der Ausscheidung der alkalischen Valenzen durch den Urin nach Zufuhr von Alkali bei Gesunden und Ulcuskranken zu beweisen. Er fand, daß die Reaktion des Urins der Ulcuskranken durch Alkalizufuhr weniger nach der alkalischen Seite verschoben wird, als die des gesunden Menschen. Aus der angenommenen Störung des Säurebasengleichgewichtes ergebe sich die verminderte Widerstandsfähigkeit der Magenwand gegen die verdauende Wirkung des Magensaftes und die mangelhafte Heilungsneigung einmal entstandener Gewebslücken.

Die Ansicht Bálints ist von Popper, Földes und seinen Mitarbeitern und Stuber abgelehnt worden. Auch Beck und Lauber haben nachgewiesen, daß schon rein methodisch nicht unwesentliche Bedenken gegen die Bálintschen Befunde zu erheben sind. Und zwar bestehen diese Bedenken gegen die Art der Gewinnung der Urinproben wie gegen die Bestimmung der aktuellen Reaktion. Die Nachprüfung an einem allerdings noch nicht so großen Material, wie Bálint zur Verfügung stand, konnte nicht die von Bálint angegebene Gesetzmäßigkeit zeigen. Das gleiche ist nach den Untersuchungen von Beck über die von Bálint festgestellten Unterschiede der Blutreaktion des Gesunden und Ulcuskranken zu sagen. Der Methode von Hollo und Weiß kommt nicht die absolute Genauigkeit zu, die Voraussetzung für die pathognomonische Bedeutung der gefundenen geringen Unterschiede wäre. Beck lehnt damit nicht prinzipiell die Möglichkeit eines Unterschiedes in der Ionenzusammensetzung des Blutes und der Gewebe beim Ulcuskranken und Gesunden ab, doch läßt, wie gesagt, die Bálintsche Beweisführung schon rein methodisch soviele Einwände zu, daß sie nicht ausreichend erscheint, die notwendige Unterlage für die Stützung der von Bálint aufgestellten Hypothese abzugeben. Auch Treguboff konnte sie bei experimentellen Untersuchungen nicht bestätigen. Auf Grund klinischer Untersuchungen kommen Glaeßner und Wittgenstein und ebenso Strauß zu dem Schluß, daß ihre Feststellungen nicht erlauben, die Bálintsche Hypothese von der Blut- und Gewebsdisposition Ulcuskranker durch ihr Verhalten bei der Alkalisierung zu stützen. Ebenso lehnt Westra auf Grund eingehender Untersuchungen die Bálintsche Hypothese ab.

Rassers sucht auf anderem Wege zu erklären, wie der Schutz der Magenschleimhaut gegen eine „Selbstverdauung" verloren gehen kann. Er geht von der Frage aus, wie die Sekretion der HCl erfolgt, und ist der Ansicht, daß bei der „hydrolytischen Trennung des Kochsalzes" NaOH von dem Protoplasma der Drüsenzellen adsorbiert wird und daß dadurch ein Schutz gegen die gebildete HCl und gegen das Pepsin, das ja nur in Gegenwart der HCl seine Wirkung entfalten kann, erzielt wird. Diese Hypothese hat Rassers durch Tierexperimente zu stützen versucht. Vier gesunde starke Hunde wurden mit in destilliertem Wasser gekochtem Reis gefüttert (destilliertes Wasser zum Trinken). In dem verfütterten Reis waren nur Spuren von Chloriden vorhanden. Der Chloridgehalt des Harns sank bei dieser Ernährung bald auf Null ab, der des Blutes hielt sich beinahe konstant auf $0,6\%$. Nach 14 Tagen wurde im Magensaft keine HCl mehr festgestellt. Jetzt wurde den Hunden 100 ccm stark wirksame saure Pepsinlösung in den nüchternen Magen mittels Magensonde eingebracht mit folgender Absicht: „Wenn unter dem Einfluß der salzlosen Diät die Salzsäureabscheidung im Magen aufgehört hat, ist in den für diese Sekretion bestimmten Drüsenzellen auch kein NaOH als „Schutz" mehr zurückgeblieben und die verabreichte saure Pepsinlösung wird dort, ohne einem Widerstand zu begegnen, ihre peptische Wirkung entfalten können." Die Hunde wurden nach 12—24 maliger Pepsingabe getötet. Sie zeigten ausnahmslos deutliche Veränderungen im Magen. Bei zweien waren zahlreiche stark hämorrhagische Erosionen über die ganze Magenschleimhaut verbreitet, bei zwei anderen zeigten sich zahllose kleine Ulcera im Antrum pylori und einige größere und tiefere im Duodenum. Kontrolltiere ohne Pepsingabe zeigten normale Schleimhaut. Avitaminotische Störungen konnten durch Kontrollversuche ausgeschlossen werden. Die leider nicht ausreichende histologische Untersuchung ergab eine Gastritis und daß die Geschwürsbildung eine ausgesprochen entzündliche war. Es liegt nahe, das erzeugte Krankheitsbild unter den Begriff der Gastritis bzw. Duodenitis ulcerosa einzureihen. Das ist für mich sicher, da ich durch die Freundlichkeit des Autors Gelegenheit hatte, die zu den gegebenen Befunden gehörenden Originalpräparate zu beurteilen. Nach meiner Ansicht ist mit diesen Untersuchungen ein wichtiger Beitrag zur Pathogenese der Gastritis und Duodenitis gegeben. Die histologische Auswertung der Magenpräparate durch Rassers läßt aber zu wünschen übrig. Über das Zustandekommen der beschriebenen Veränderungen lassen sich nur Vermutungen aussprechen. Daß sie auf die Magensaftwirkung zu beziehen sind, ist eine keineswegs irgendwie bewiesene Annahme.

Wenn wir von der Frage, die uns noch ausführlich beschäftigen wird (siehe S. 130 ff.), absehen, ob lebende Schleimhaut überhaupt vom Magensaft angegriffen werden kann, ist den genannten Theorien entgegenzuhalten, daß sie die Entstehung umschriebener Geschwürsbildung in der Schleimhaut nicht erklären können. Sie befassen sich daher auch gar nicht mit der formalen Seite der Geschwürsentwicklung.

Schon Virchow hat gegenüber der Günzburgschen Annahme von der ausschlaggebenden Bedeutung des Magensaftes bei der Geschwürsentstehung betont: „Fände eine solche Einwirkung auf die unversehrte lebende Magenschleimhaut statt, so könnte es gewiß nicht in Form eines meist sehr umgrenzten und beschränkten Geschwürs stattfinden, sondern müßte gerade die so oft in dieser Weise erklärte Magenerweichung hervorbringen." Aus gleichem Grunde hat Nikolaysen und Aschoff (1925) die Vorstellung von Katzenstein abgelehnt. Und sinngemäß gilt dies auch für die Hypothesen von Bálint und Rassers. In neuester Zeit sind aber Büchner und Aschoff wieder auf die Günzburgsche Vorstellung zurückgekommen, aber ohne über das Hypothetische dieser hinaus zu kommen.

II. Infarkttheorie.

Die aus den Vorstellungen von Rokitansky und besonders von Virchow hervorgegangene Infarkttheorie des Magen-Duodenalgeschwürs sieht das Wesentliche der Geschwürsbildung in einer durch organische oder funktionelle Gefäßsperre entstandenen hämorrhagischen oder anämischen Nekrose mit nachträglicher Verdauung des abgetöteten Gewebsbezirkes (Hauser, v. Bergmann).

Hämorrhagischer Infarkt, anämische Nekrose, einfach peptisch-korrosives Geschwür sind Schlagworte geworden, mit denen vielfach das Ulcusproblem als gelöst betrachtet worden ist.

Wenn auch aus dem beigebrachten Tatsachenmaterial geschlossen werden kann, daß Geschwüre durch organisch bedingte Kreislaufstörungen entstehen können, so ist doch eines sicher, daß es sich hier um ein zum mindesten sehr seltenes Vorkommnis handelt. Das geht schon daraus hervor, daß nicht zuletzt die Vertreter der pathologischen Anatomie, bei Anerkennung der Bedeutung sekundärer Gefäßveränderungen für die Chronizität des Ulcus, für die erste Ulcusentstehung nach anderen Erklärungsmöglichkeiten gesucht haben.

Diese glaubte man in nervösen Reflexvorgängen gefunden zu haben. Ein gedanklicher Mißgriff ist hierbei aber unterlaufen, insofern, als von dem doch zum mindesten sehr seltenen Vorkommen von Infarktgeschwüren auf der Grundlage organischer Gefäßveränderungen (das beim Menschen überhaupt nicht klar bewiesen ist) ohne weiteres geschlossen worden ist, daß auch funktionelle Störungen der Gefäße ähnliche umschriebene Ernährungsstörungen der Schleimhaut im Sinne anämischer oder hämorrhagischer Infarkte mit nachträglicher Verdauung und damit eine Geschwürsbildung verursachen können.

Dafür liegen direkte Beweise beim Menschen aber nicht vor. Über die Entstehung der hier postulierten abnormen nervösen Zustände gibt es nur Hypothesen, keine bewiesenen Tatsachen. Weder die Rößlesche noch die von Bergmannsche Lehre kann befriedigen.

Als indirekte Beweise für diese Art der Ulcusentstehung bleiben nur die positiven Ergebnisse der Tierexperimente, in denen es gelungen ist, durch Eingriffe am zentralen und visceralen Nervensystem Erosionen und Ulcera im Magen zu erzeugen. Aber erstens sind diese Experimente kritisch nicht so ausgewertet, wie es möglich gewesen wäre, zweitens widersprechen sich die Ergebnisse dieser Experimente vielfach und drittens bleibt immer der Einwand, daß die Art der angestellten Versuche nicht ohne weiteres gestattet, sie auf menschliche Verhältnisse zu übertragen.

Wie weit man sich hier zudem auf das dünne Eis der Hypothese vorgewagt hat, geht schon daraus hervor, daß über die Entstehung der abnormen reflektorischen Reize sehr verschiedene Ansichten geäußert sind. Sogar konstitutionelle Momente hat man hineingezogen und dabei den Fehler begangen,

Konstitution ohne weiteres mit Krankheit gleichzusetzen. Ich erinnere an das Schlagwort: „Ulcuskrankheit ohne Ulcus" (Morawitz), das vom entstehungsgeschichtlichen Standpunkt aus gewisse konstitutionelle Faktoren, die bei der Ulcusentstehung eine Rolle spielen können, zusammenfaßt zu einer hypothetischen Ulcusdiathese im Sinne ursächlich wirkender konstitutioneller Innervations- und Zirkulationsstörungen.

Im Gegensatz zu den sehr verschiedenen Ansichten über die hypothetische Reizentstehung wird die Art ihrer Auswirkung ziemlich einheitlich aufgefaßt im Sinne einer Gefäßsperre, entweder durch krankhafte Kontraktion der Gefäße oder der Muskulatur der Magenwand, woraus sich hämorrhagische oder anämische Nekrosen ergeben sollen.

Nimmt man eine konstitutionelle Innervations- und Zirkulationsstörung an, so ergeben sich, wie wir (Konjetzny und Puhl) hervorgehoben haben, ohne weiteres zwei Schwierigkeiten. Warum macht sich die durch sie bedingte Gefäßsperre nur am Magen bemerkbar und nicht auch an den anderen Organen? Selbst wenn man annehmen wollte, daß abnorme Nervenreize nur in bestimmten Nervengebieten sich auswirken (was man mit dem bequemen Wort der Organdisposition umschrieben hat), so müßten sich diese doch wohl an allen Gefäßen, bzw. an der Gesamtmuskulatur des Magens abspielen. Es müßten also im Anfang der Geschwürsbildung massenhafte ischämische Herde bestehen. Das wird zwar auch angenommen; ein Beweis hierfür findet sich aber nirgends. Daß immer nur ein einzelnes oder mehrere benachbarte Gefäße krampfen, wie Hauser meint, scheint sowohl bei Annahme einer allgemeinen als auch einer Organdisposition zum mindesten gezwungen zu sein; es läßt sich damit das Auftreten einer umschriebenen Ernährungsstörung nicht erklären.

Vom Standpunkte der sog. neurogenen Theorie macht ferner die Erklärung der typischen Lokalisation des Ulcus die größten Schwierigkeiten. Man hat aus diesen herauszufinden gesucht, unter Bezugnahme auf die bekannten anatomischen Arbeiten über die angeblich schlechtere Blutversorgung der Magenstraße, des Pylorus und des Bulbus duodeni, an welchen Stellen infolge mangelhafter Anastomosenbildung der engen marginalen Arterien Reflexischämien eher zustande kommen sollen. Diese Bezirke müßten dann aber mit ischämischen Herden geradezu übersät sein, was jedoch bisher niemand gesehen hat. Es ist hier zu betonen, daß besonders durch die Untersuchung von Djørup, Usadel u. a. erwiesen ist, daß das Verhalten der Gefäße an der großen und kleinen Kurvatur nicht unterschiedlich ist, daß größere funktionelle Endarterien im Magen nicht vorhanden sind. Strohmeyer und neuerdings Büchner haben im Aschoffschen Institut ferner gezeigt, daß Beziehungen zwischen Gefäßverteilung und Geschwür, insbesondere Geschwürsform nicht bestehen, ja, Büchner betont ebenso wie Puhl ausdrücklich die völlige morphologische Unabhängigkeit der Geschwürsform von der Gefäßverteilung. Auch die zahlreichen chirurgischen Erfahrungen bei ausgedehnten Unterbindungen von Magengefäßen ohne nachfolgende Ernährungsstörung sind hier heranzuziehen. Aus allem bleibt für den kritischen Betrachter nur ein Schluß: der Beweis für die Richtigkeit der sog. neurogenen Theorie ist bisher zum mindesten beim Menschen nicht geführt worden.

Die Infarkttheorie, die lange Zeit in Deutschland herrschend war, hat vollkommen an Boden verloren. Sie ist in den letzten Jahren besonders von mir und Puhl, Büchner und Aschoff bekämpft worden. Ich und Puhl haben ihr auf Grund umfassender Untersuchungen an einem sehr großen, lebenswarm fixierten Material jede Anerkennung versagen müssen. Auch Büchner kommt zu einer Ablehnung der Auffassung von Hauser und v. Bergmann. Und Aschoff, der noch 1925 in funktionellen und organischen Gefäßsperren mit nachfolgender Schleimhautnekrose die wichtigste Quelle für die Erosionen der Magenstraße und für die Funduserosionen in venöser Rückstauung sah, hat neuerdings (1928) klar ausgesprochen: „Ich lehne daher die Infarkttheorie ausdrücklich ab. Wenn überhaupt, so trifft sie nur für Ausnahmefälle zu."

III. Traumatische Theorie.

Naheliegend war es, traumatische Schädigungen (mechanische, thermische, chemische) der Magenschleimhaut als Grundlage der typischen Geschwürsbildung anzusehen. Es ist aber aus den zahlreichen experimentellen Versuchen in dieser Richtung und sonstigen Erfahrungen bekannt, daß aus traumatisch gesetzten Defekten oder Schädigungen der Schleimhaut im sonst gesunden Magen nie ein chronisches Geschwür sich entwickelt. Im Gegenteil gelangen diese oft in überraschend kurzer Zeit zur Heilung. Die ganze Magenchirurgie baut auf dieser Tatsache. Ohne ihre Gültigkeit wären Operationen am Magen ein Unding. Im übrigen hat die traumatische Theorie der Ulcusgenese ja auch niemals eine wesentliche Rolle gespielt.

IV. Entzündungstheorie.

Bleibt die Entzündungstheorie: Die Idee, daß das Magengeschwür eine entzündliche Grundlage hat, ist alt, ja sie stellt die älteste ursächliche und entwicklungsgeschichtliche Erklärung dar und ist zuerst von Broussais, Abercrombie und Cruveilhier ausgesprochen worden.

A. Bakterielle Ursache der Geschwürsbildung.

Sie ist zunächst in den Fällen durchaus gesichert, in welchen auf dem Blutweg zustande gekommene Bakterien- oder Pilzansiedlungen in der Magenwand zu Entzündungsherden mit nachträglichem geschwürigem Zerfall geführt haben[1]. Es liegen zahlreiche einwandfrei beschriebene Beobachtungen vor, aus denen hervorgeht, daß im Verlaufe verschiedener Infektionskrankheiten (Pyämie, Puerperalfieber, Pneumonie, Scharlach, Endocarditis ulcerosa u. a.) geschwürige Defekte der Magenschleimhaut auf embolisch-mykotischem Wege nach Abstoßung bzw. Auflösung der durch Bakterienwirkung entstandenen Gewebsnekrose zustande kommen können (Letulle, Quiroga, Nauwerck, Dieulafoy, Fraenkel, Foulerton, Askanazy, Schmilinsky, Soltmann, Glaus und Fritzsche, Rosenow, Smirnowa-Zamkowa u. a.).

---

[1] Im einzelnen muß ich hier verweisen auf meine Abhandlung: Die Entzündungen des Magens. In Henke-Lubarschs Handbuch der speziellen pathologischen Anatomie und Histologie. Bd. 4, 2. Teil. 1928.

Daß auch durch unspezifische Bakterienansiedlung in der Magenschleimhaut von der Magenhöhle aus unter bestimmten Bedingungen eine schwere herdförmige, hämorrhagisch nekrotisierende Gastritis (pseudomembranacea) entstehen kann, habe ich[1] klar beschrieben. Dieser Fall ist wichtig, weil er geeignet ist, eine für die makroskopische Diagnose am Leichenmagen beachtenswerte Bemerkung zu machen. Wäre in dem von mir beschriebenen Falle die Formalinfüllung des Magens nicht unmittelbar post mortem erfolgt, so hätte die Autopsie unter Berücksichtigung der gewöhnlichen kadaverösen Auflösungsvorgänge, sicher nur umschriebene hämorrhagische Herde ergeben, die den Eindruck sog. hämorrhagischer Infarkte hätte machen können. Vielleicht sind manche Mitteilungen von sog. hämorrhagischen Infarkten der Magenwand hier unterzubringen. Ich denke dabei vor allem an einige Abbildungen, die Hauser gegeben hat[2].

Spezifische Infektionskrankheiten können auch in der Magenschleimhaut zu spezifischen Auswirkungen im Sinne der Entwicklung spezifischer Geschwüre führen (Typhus und Paratyphus, Diphtherie, Milzbrand, Rotz, Pest, Tuberkulose, Syphilis). Ferner sind hier die Soor- und Schimmelpilzgeschwüre des Magens, auch parasitäre Erkrankungen der Magenschleimhaut zu nennen, die ich in meiner oben erwähnten Arbeit ausführlich besprochen habe.

Aber das sind Erkrankungen des Magens besonderer Art, die eine Sonderstellung verlangen, schon deswegen, weil sie im ganzen selten, zum Teil sogar sehr selten sind. Wir wollen hier nicht in den weit verbreiteten Fehler verfallen, Einzelerscheinungen und Ausnahmefällen zu großes Gewicht beizulegen. Die Fragestellung heißt nicht, welche geschwürige Bildungen kommen überhaupt im Magen und Duodenum vor, sondern welches sind die typischen pathologisch-anatomischen Grundlagen des dem Kliniker bekannten außerordentlich häufigen typischen Geschwürsleidens des Magens und Duodenum. Wird diese Frage gestellt, so sinken, wie schon gesagt, die oben genannten Beobachtungen zu Ausnahmefällen herab, die im Rahmen eines großen klinischen Materials als solche deutlich fühlbar werden.

Trotzdem hat der sichere Nachweis infektiöser Geschwürsbildungen im Magen zahlreiche Autoren veranlaßt, der bei den sonstigen unbefriedigenden Erklärungsversuchen naheliegenden Verlockung zu unterliegen und für das typische Geschwürsleiden mehr oder weniger allgemein bakterielle Ursachen anzunehmen. Es sind das Strömungen, denen wir besonders in Frankreich und in Amerika begegnen und die bis in die letzte Zeit hinein immer wieder durch neue Veröffentlichung Nahrung erhalten haben. In Frankreich, wo die Autorität Cruveilhiers noch wirkt, der geneigt war, der Lues als Ursache typischer Magengeschwüre eine große Bedeutung beizumessen, ist überhaupt die Rolle bakterieller Infektion bei der Geschwürsentwicklung anerkannt (Moutier und Gatellier, Duval und Moutier, Duval, Roux, Gatellier, Girault und Moutier, Brelet, Girault, Delore und Jouve u. a.). Das findet auch in therapeutischen Arbeiten seinen Niederschlag, in welchen die

---

[1] Henke-Lubarschs Handbuch der speziellen pathologischen Anatomie und Histologie. Bd. 4, 2. Teil, S. 950ff. 1928. Abb. 140—143.

[2] Henke-Lubarschs Handbuch der speziellen pathologischen Anatomie und Histologie. Bd. 4, 1. Teil,

Vaccinetherapie beim Ulcus behandelt wird (Duval, Solé, Desplas u. a.). In Amerika ist besonders Rosenow durch seine bekannten experimentellen Untersuchungen für die infektiöse Natur des Magen-Duodenalgeschwürs eingetreten und hat zahlreiche Anhänger gefunden (Bang, Judd, Carter u. a.). Auch die Arbeiten von Budarin, Goyena und Thenon u. a. sind hier zu erwähnen.

Es kann aber keinem Zweifel unterliegen, daß infektiöse Prozesse bei der Entstehung der ersten Schleimhautschädigung, von welcher die typische Geschwürsbildung ihren Ausgang nimmt, eine allgemeingültige Bedeutung nicht haben (Konjetzny, Puhl), so sicher diese Möglichkeit in Ausnahmefällen zugegeben werden muß, und so sehr sie für die Erklärung des Fortschreitens chronischer Geschwüre beachtenswert ist.

B. Nichtbakterielle Entzündung als Ursache der Geschwürsbildung.

1. Ältere Ansichten.

Aber auch ohne Betonung oder Berücksichtigung von infektiösen Ursachen ist die entzündliche Grundlage der Geschwürsbildung im Magen und Duodenum viel erörtert worden. Schon Broussais (1808) und Abercrombie (1824) haben die Geschwürsbildung im Magen als entzündlichen Vorgang aufgefaßt. Auch Cruveilhier vertritt diese Ansicht, freilich noch ganz im allgemeinen und stark schematisierend, indem er auf Hunters geschwürige Entzündung zurückgreift und für die Geschwürsbildung und die Gastritis die gleiche Ursache annimmt.

Förster teilt in seinem Lehrbuch der pathologischen Anatomie (1852) die Geschwüre des Magens in 4 Gruppen ein: 1. Einfache und entzündliche Geschwüre, meist seicht und klein, die selten das submuköse Zellgewebe erreichen, in einzelnen selteneren Fällen sich aber ausbreiten, in die Tiefe gehen und ausgedehnte Zerstörungen bewirken. Sie sind Folge der Steigerung einer chronischen oder akuten katarrhalischen Entzündung an umschriebenen Stellen. 2. Die hämorrhagischen Erosionen (Cruveilhier), die als einfache, flache Geschwüre mit hyperämischem und blutendem Grund, nicht selten in großer Menge, meist bei chronischem und akutem Magenkatarrh sich finden. 3. Follikulärgeschwüre, als welche gewöhnlich alle kleinen runden, trichterförmigen Geschwüre der Magenschleimhaut bezeichnet werden, ohne daß eine feinere anatomische Untersuchung ihren Ursprung aus verschwärenden Follikeln wirklich nachgewiesen hat. In seinem Handbuch der pathologischen Anatomie (1864) bezeichnet Förster sie als aus Entzündung und Ulceration der Lenticulärdrüsen des Magens hervorgegangen. 4. Das perforierende Magengeschwür (Rokitansky), das einfache chronische Magengeschwür (Cruveilhier), meist im Pylorusteil der hinteren Wand, nahe der kleinen Kurvatur gelegen, doch auch an allen anderen Stellen des Magens und im oberen Teil des Duodenum vorkommend. Als Ursache dieser Geschwüre sieht Förster eine Stockung der Zirkulation mit nachfolgender hämorrhagischer Infiltration und Korrosion an. Die Zirkulationsstörung kann durch verschiedene Gefäßveränderungen (Thrombose, Embolie, Entartung der Gefäße) bedingt sein, aber es kann sich auch bei katarrhalischen Entzündungen an einzelnen Stellen die Hyperämie bis zur Stase und Blutungen steigern. Welche der aufgeführten Veränderungen am häufigsten die Ursache des einfachen chronischen Geschwürs abgeben, läßt Förster unentschieden. Es ist ihm aber nicht unwahrscheinlich, daß zuweilen die Korrosion auf der Basis eines katarrhalischen Geschwürs eintreten und dieses sich so in ein Korrosionsgeschwür umwandeln kann. Auch da, wo sich diphtherische Schorfe gebildet haben, können Korrosionen eintreten.

Virchow (1853) sagt: „Akute und chronische Katarrhe, namentlich solche, welche mit starken Brechaktionen oder mit starken krampfhaften Zusammenschnürungen des Magens verbunden sind, können auch ohne Pfortaderstockung, auch ohne Rückstauung des Blutes, Hyperämie der Schleimhaut, hämorrhagische Erosionen und blutende Geschwüre mit sich bringen."

Auch Langerhans (1891) nimmt etwa denselben Standpunkt ein. Nach seiner Ansicht entstehen hämorrhagische Erosionen bei krampfartigen Kontraktionen und gleichzeitigen entzündlichen Prozessen.

Cannstadt (1865) schreibt: „Follikuläre Magengeschwüre durch oberflächliche Verschwärung der Schleimhautkrypten entstanden, findet man zuweilen als Residuum mehr oder minder heftiger Gastritis mucosa; ein großer Teil der inneren Magenfläche ist mit kleinen Geschwüren von verschiedener Ausbildung (die zum Teil schon vernarbt sind) übersät."

Nach Rokitansky (1861) prädisponiert die Gastritis („die Blennorrhöe der Magenschleimhaut", wie er sagt) zur Entstehung der hämorrhagischen Erosionen, die er als ein sehr häufiges Vorkommnis ansieht. Während sonst eine ziemlich diffuse Ausbreitung derselben erwähnt ist, weist Rokitansky darauf hin, daß ihr Vorkommen auf den Pylorusteil des Magens beschränkt ist.

Leudet (1863) und Gaillard (1876) sprechen der Gastritis eine große Bedeutung als Grundlage der Geschwürsbildung zu, ebenso Colombo (1877). Auf Grund von Tierversuchen, bei denen er durch subcutane Kantharideninjektion eine Gastritis und Geschwüre erzeugte, ist Aufrecht (1882) der Ansicht, daß das Magengeschwür aus einer primären „Gastroadenitis" sich entwickele. Nach Wiktorowski (1883) ist das Magengeschwür ein gewöhnliches entzündliches Geschwür, welches sich im wesentlichen in nichts von Geschwüren anderer Körperstellen unterscheidet. Es muß im Zusammenhang mit der chronischen Entzündung der Magenschleimhaut betrachtet und als eine ihrer Folgeerscheinungen aufgefaßt werden. Anfang der 90er Jahre haben Hayem und Mathieu in bestimmterer Form Stellung zu der Frage genommen, insofern, als sie darauf hingewiesen haben, daß bei der chronischen Gastritis sich entweder einfache follikuläre Erosionen oder sogar Geschwüre entwickeln, die sich mit dem runden Magengeschwür vergleichen und von diesen nicht unterscheiden lassen. Korczynski und Jaworski kommen auf Grund ihrer klinischen Beobachtungen und anatomischen Untersuchungen zu dem Schluß, daß der saure Magenkatarrh eine Ursache für die Entstehung des Magengeschwürs abgeben könne. Die anatomische Beweisführung der ursächlichen Bedeutung der Gastritis für die Geschwürsbildung ist aber nicht überzeugend. Sie haben, wie Nauwerck schon bemerkt, nur das Nebeneinander von Ulcus und Gastritis festgestellt, nicht aber, daß das Geschwür ein Folgezustand der Gastritis ist. Ziegler führt die Erosionen zum Teil auf zellige Infiltrationen beim Magenkatarrh, zum Teil auf Blutungen in die Schleimhaut zurück.

Die oben angeführten Arbeiten bringen ebenso wie die von Tuffier, Strauß und Myer, Sokolow, Cohnheim u. a. nur Ansichten und Meinungen. Die genannten Autoren bleiben in Vermutungen stecken. Eine wirkliche Beweisführung für ihre Ansicht sind sie schuldig geblieben.

2. Neuere und neueste Untersuchungen.

Von grundsätzlicher Bedeutung ist daher die Arbeit von Nauwerck aus dem Jahre 1897. Nauwerck hat in dieser als erster die ursächliche Beziehung der Gastritis zur Geschwürsbildung in zwei gleichartigen Fällen bewiesen. Von ihm ist das Krankheitsbild der „Gastritis chronica ulcerosa" geprägt und in ausführlicher Darstellung begründet worden. Diese prinzipiell wichtige Arbeit Nauwercks ist wenig oder gar nicht beachtet worden, wohl hauptsächlich, weil Nauwerck selbst das von ihm beschriebene Krankheitsbild von dem gewöhnlichen Magengeschwür gesondert hat, bei dem nach seiner Erfahrung die chronische Gastritis fehlt oder jedenfalls nicht als dessen Ursache angesehen werden darf.

Den Ausgang für seine Darlegungen bot der Magen einer 60jährigen an Perforationsperitonitis gestorbenen Frau. Der durch ein vernarbendes Ulcus der Vorderwand sanduhrförmig eingezogene Magen wies eine weit ausgebreitete chronische Gastritis mit massenhaft Ulcera rotunda auf, von denen zwei perforiert waren. Nauwerck konnte den Nachweis erbringen, daß zwischen diesen sich schon bei der makroskopischen Betrachtung aufdrängenden Geschwüren und gleichfalls in großer Menge vorhandenen Erosionen verschiedenster Entwicklung und Ausdehnung fließende Übergänge vorhanden waren. Zwischen kleinen und großen, oberflächlichen und tiefen, ja perforierenden Geschwüren war ein wesentlich durchgreifender Unterschied mikroskopisch nicht nachzuweisen. Als Vorläufer der Ulceration sieht Nauwerck in seinen Fällen von Gastritis chronica ulcerosa Nekrosen, als deren Ursache weder pathologische Veränderungen an den Gefäßen noch bakteritische Schädigungen festzustellen waren. Für ihre Entstehung ist vielmehr eine Anätzung der durch die chronische Entzündung in ihrer Ernährung gestörten Schleimhaut verantwortlich zu machen.

Hier muß gleich einem Einwand von Hauser begegnet werden. Hauser hält es für sehr unwahrscheinlich, daß in den von Nauwerck beschriebenen Fällen „die frischen hämorrhagischen Erosionen und typischen Geschwüre" sowie vollends das vernarbende für die Sanduhrform des Magens verantwortlich zu machende chronische Geschwür in der von Nauwerck angegebenen Weise entstanden und als Folgezustand einer Gastritis zu betrachten ist. Vielmehr dürfte es sich nach seiner Ansicht um eine einfache Verbindung von Ulcus und chronischer Gastritis gehandelt haben, wobei eher letztere sich sekundär an das alte Geschwür, welches zum Sanduhrmagen geführt hatte, angeschlossen haben mag.

Diese Bedenken könnten für das vernarbende Geschwür Berechtigung haben, nicht aber für die Erosionen und akuten Geschwüre, deren Entwicklung auf gastritischer Grundlage Nauwerck klar beschrieben hat. Hauser aber meint, „es können, wenn auch selten, sehr zahlreiche Geschwüre und Erosionen beobachtet werden, ohne daß gleichzeitig eine stärkere Gastritis oder überhaupt eine solche vorhanden wäre". Das ist eine Behauptung ohne Beweis. Sie widerspricht zudem durchaus unseren Feststellungen. Der Hinweis auf den Fall von

Berthold mit 34 tieferen Geschwüren und den Fall von Affleck mit 25 verschieden großen Geschwüren hat gar nichts im Sinne Hausers zu bedeuten,
da die unvollständige Beschreibung dieser beiden Fälle nicht mit der Sorgsam-
keit verglichen werden kann, mit der Nauwerck seine Befunde erhoben und
beschrieben hat. Und wenn Hauser ferner noch einen eigenen Fall gegen die
Schlußfolgerung Nauwercks ins Feld führt, in welchem sich „16 linsengroße
bis fast 1 cm messende hämorrhagische Erosionen und kleinere Geschwüre ohne
weitere makroskopische (! d. Verf.) Veränderungen der Magenschleimhaut" fanden,
so übersieht Hauser, daß auf die makroskopische Diagnose allein, besonders am
Leichenmagen, kein unbedingter Verlaß ist, wenn die Frage zur Beantwortung
gestellt wird, ob eine Gastritis ulcerosa vorliegt oder nicht.

Und noch eines: Hauser spricht bei den Befunden Nauwercks schlechthin
von hämorrhagischen Erosionen. Bei der Beschreibung der zahlreichen Nekrosen,
aus welchen er die Erosionen und Geschwüre ableitet, sagt Nauwerck ausdrücklich: „Anämische Nekrosen sind es sicher nicht. Vergeblich habe ich
mir Mühe gegeben, an den betreffenden Blutgefäßen Verengerungen oder Verschluß nachzuweisen: nichts von Endarteriitis oder Sklerose, nichts von Embolie
oder Thrombose; im Gegenteil, es erscheinen im allgemeinen die Gefäße eher
weit, mit Blut gefüllt. Ebensowenig handelt es sich um blutige In-
farzierung mit Nekrose, nicht einmal hämorrhagische Höfe um
das abgestorbene Gewebe haben sich gebildet." Von den Geschwüren
hatte sich allerdings ein Teil zu „hämorrhagischen Erosionen" dadurch um-
gewandelt, daß eine Blutung in den Rand und Grund erfolgt war. Nauwerck
sieht aber darin einen Folgezustand, wie er ihn auch bei bakteritisch-nekrotischen
Geschwüren beschrieben hat.

Das Fehlen geschwüriger Prozesse bei „schwerster chronischer Gastritis,
welche auch mit Superacidität vorhanden sein kann" (Hauser), kann ferner
keinesfalls gegen die Deutung, die Nauwerck seinen Fällen gibt, angeführt
werden. Ich komme auf Hausers Einwände noch bei der Kritik unserer eigenen
Untersuchungen zurück, möchte aber schon hier hervorheben, daß Hausers
autoritatives Urteil über Nauwercks Darlegungen, das er dahin zusammenfaßt, daß die Gastritis ulcerosa als besondere Form der chronischen Gastritis
überhaupt zweifelhaft erscheint und daß ihr keine Bedeutung für die Ätiologie
der typischen „peptischen" Schädigungen beigemessen werden kann, heute
nicht mehr haltbar ist.

Nauwerck selbst nahm an, daß es sich bei dem von ihm beschriebenen
Krankheitsbild der „Gastritis chronica ulcerosa" um eine seltene Krankheits-
form handele (er rechnete die Fälle von Langton-Parker, Affleck, Lange
hierher) und hat es auch daher, wie wir schon oben bemerkt haben, nicht für
geeignet gehalten, im allgemeinen die Entstehung des typischen Magengeschwürs
zu erklären. Es schien dies auch zutreffend, denn bis zum Erscheinen unserer
Arbeiten ist in der Literatur so gut wie nichts mehr über die Gastritis ulcerosa
Nauwerck mitgeteilt worden. Nur Borgbjärg beschreibt zwei klinisch und
anatomisch untersuchte Fälle von Gastritis chronica ulcerosa und in den
Arbeiten von G. B. Gruber und v. Redwitz findet sich je ein Fall angeführt,
die aber von beiden Autoren selbst nicht zu dem genannten Krankheitsbild
gerechnet werden. Gruber hat in seinem Falle eine subakute Gastritis feststellen können. K. Nicolaysen führt einen Fall an, in dem so zahlreiche

Geschwüre vorhanden waren, daß „man hier wohl den Namen ‚Gastritis ulcerosa‘ anwenden könnte". Moullin erwähnt in einer Arbeit über die Ätiologie des Magen- und Duodenalulcus die Möglichkeit der Entwicklung eines Ulcus aus infolge Entzündung geplatzten Follikeln und beschreibt ganz kurz follikuläre Geschwüre, die er in der Umgebung von typischen Magengeschwüren gefunden hat. Heyrovsky möchte die Frage, ob die follikulären Erosionen eine Rolle in der Pathogenese des Ulcus ventriculi spielen, nicht entscheiden, hält es aber doch nach seinen Befunden für möglich. v. Redwitz hält die Gastritis beim Ulcus stets für eine sekundäre Erscheinung. Die von Nauwerck beschriebene ulceröse Gastritis hat er niemals in Begleitung eines Ulcus gesehen; er hält aber nach seinen histologischen Erfahrungen (die nicht näher mitgeteilt werden) dafür, daß der Entstehungsweise des Magengeschwürs aus follikulären Erosionen (vgl. S. 52) größere Bedeutung zuzukommen scheint.

Eine fruchtbare Auswirkung auf die ganze Vorstellung von der Ulcusgenese hat also die Nauwercksche Arbeit zunächst nicht gehabt. Nauwercks Feststellungen mußten natürlich beachtet werden und sie haben von erfahrenen Klinikern auch ihren Platz bei der Erörterung über die Entstehungsgeschichte des Ulcus erhalten. Faber, der im allgemeinen die beim Ulcus ventriculi vorkommende Gastritis als sekundär ansieht, gibt zu, daß sich einzelne Fälle nur im Sinne der von Nauwerck beschriebenen ulcerösen Gastritis erklären lassen. Boas bemerkt auf Grund seiner klinischen Erfahrungen, daß Magengeschwüre sich bisweilen auf der Basis chronisch entzündlicher Prozesse der Magenschleimhaut entwickeln können. Auch Mathieu und Moutier glauben, daß die Gastritis eine ziemlich bedeutende Rolle für die Entstehung eines Ulcus spielt, betonen aber selbst die Schwierigkeiten der Entscheidung, ob die Gastritis primär oder sekundär sei. Sie halten es jedoch für wahrscheinlich, daß dem Ulcus häufig eine „hyperpeptische Gastritis" vorangeht. Stuber meint auf Grund der Ergebnisse experimenteller Untersuchungen, die er zum Beweis seiner tryptischen Ulcustheorie unternommen hat, daß manche Formen von Gastritis durch den Rückfluß von Pankreassekret in den Magen erklärbar scheinen. Er möchte deshalb die primäre Bedeutung der Gastritis für das Ulcus ventriculi, wenigstens für manche Fälle, nicht ablehnen.

Eine Belebung erfuhr die Frage erst wieder in neuerer Zeit durch die an Resektionsmaterial vorgenommenen Untersuchungen von Stoerk und Moszkowicz und mir und meinen Mitarbeitern Kalima und Puhl. Stoerk, Moszkowicz und wir haben etwa zu gleicher Zeit unabhängig voneinander die Arbeit, die sich hier dem Einsichtigen aufdrängte, in Angriff genommen.

Stoerk hat sich zwar nicht im besonderen mit den Beziehungen der Gastritis zur Geschwürsbildung befaßt, aber seine Arbeiten sind deswegen bedeutungsvoll, weil sie die Lehre von der Gastritis wesentlich bereichert haben. Was uns hier vor allem angeht, ist der Hinweis auf die schon von älteren Pathologen erwähnten Erosionen der entzündlichen Magenschleimhaut. Stoerk sieht die Neigung zur Bildung kleiner Schleimhautdefekte als eine Besonderheit der chronischen Gastritis an[1]. Die Beziehungen zwischen Gastritis und typischer Geschwürsbildung streift er aber nur mit wenigen Worten. Zwei Arten solcher Beziehungen

---

[1] Nach unseren Feststellungen handelt es sich hierbei nicht um die chronische Gastritis schlechthin, sondern um eine akute Gastritis bzw. den akut entzündlichen Schub in einer schon mehr oder weniger chronisch entzündlichen Schleimhaut (vgl. S. 57 u. 70).

kämen nach seiner Ansicht in Betracht. „Einerseits gibt es eine Gastritis, die sich an das Ulcus pepticum im zeitlichen und im ursächlichen Sinne anschließt. In reinster Form zeigt sie sich als Gastritis bei Ulcus duodeni; es gibt ferner eine Gastritis, die sich als ringförmige Zone rund um ein Ulcus pepticum des Magens entwickelt — ein sehr häufiger Befund. Andererseits aber scheint auch die Möglichkeit präexistenter Gastritis gegeben zu sein: mit sekundärer Entwicklung eines Ulcus pepticum im gastritischen Bereiche (vermutlich wohl aus kleinen Ulcerationen der früher erwähnten Art, und zwar an den bekannten Prädilektionsstellen der Ulcuslokalisation)."

In einer bemerkenswerten Arbeit befaßt sich Moszkowicz mit der „Histologie des ulcusbereiten Magens". Er beschreibt und bildet verschiedene Befunde ab, welche als zur Gastritis gehörig bekannt sind und als gastritische daher gedeutet werden müssen, vermeidet aber, sie als Ausdruck eines entzündlichen Prozesses zu bezeichnen: „Besonders die Veränderungen, die am Ulcusmagen gefunden werden, haben manche Autoren als entzündlich erklärt und sogar die Entzündung als Vorbedingung für die Entstehung der Ulcera angesehen (Hayem, Mathieu, Heyrovsky). Doch ist es sehr fraglich, ob mit einer solchen Annahme der Kern der Sache getroffen ist." Moszkowicz wendet sich gegen den Gebrauch des Begriffes „Gastritis" im Sinne entzündlicher Schleimhautveränderungen und will an Stelle des „begrifflich unklaren Ausdruckes ‚Gastritis'" die Ausdrücke „Umbau und Abbau" gesetzt haben. Andererseits betont er aber wieder in einer zweiten Arbeit unter Berufung auf Aschoff, Borst, Herxheimer, daß Entzündung und Regeneration beim Menschen untrennbar miteinander verbunden sind.

Ich konnte hier Moszkowicz nicht folgen, denn Abbau und Umbau und Neubau sind bei den hier in Betracht kommenden Gewebsvorgängen doch nichts Selbständiges, sondern ein Teil des entzündlichen Gewebsvorganges, sie sind überhaupt der Sinn der Entzündung (Rößle). Es ist ein Spiel mit Worten, wenn Moszkowicz den Gastritisbegriff mit den zudem noch den Entzündungsbegriff einschließenden Umschreibungen umgehen will. Ich glaube, daß es nicht mehr notwendig ist, den Gastritisbegriff zu verteidigen. Es ist Kalima beizupflichten, wenn er eine Festlegung bei Moszkowicz vermißt, was in pathologisch-anatomischer Beziehung unter dem Schlagwort „ulcusbereiter Magen" zu verstehen ist, mit anderen Worten, durch welchen pathologischen Zustand die „Ulcusbereitschaft" bedingt wird. Das ändert aber nichts an der Bedeutung der von Moszkowicz erhobenen Befunde. Großen Wert scheint er darauf zu legen, daß er in einem auffallend großen Prozentsatz seiner Fälle Belegzellen an atypischer Stelle (Duodenum und Pars pylorica) gefunden hat. Ich möchte dies als etwas Untergeordnetes ansehen und kann hierin keine Eigentümlichkeit des Ulcusmagens sehen (vgl. meine Abhandlung über die Entzündungen des Magens im Handbuch der speziellen pathologischen Anatomie und Histologie Bd. 4, 2). Von größter Wichtigkeit sind aber die auch von Moszkowicz oft beobachteten Erosionen, die nach der Beschreibung und den beigegebenen Abbildungen ganz zweifellos als entzündlich zu bezeichnen sind, wenn auch Moszkowicz an dieser Tatsache merkwürdigerweise vorbeigeht. Sie stimmen mit unseren hundertfältig erhobenen Befunden durchaus überein. Dasselbe gilt von den Folgezuständen des akuten Prozesses. In eine klare Beziehung zur Ulcusentstehung bringt

Moszkowicz die von ihm erhobenen Befunde nicht. Er sieht als Ursache der Geschwürsbildung embolische, thrombotische Prozesse, toxische Schädigungen und Zerstörung durch Blutung und hebt ausdrücklich hervor, „daß, was an sog. entzündlicher Reaktion, kleinzelliger Infiltration und Lymphknotenbildung zu sehen ist, in keiner gesetzmäßigen Beziehung zu den ulcerösen Stellen zu stehen scheint. Wir finden nicht ausnahmslos in der nächsten Nachbarschaft des callösen Geschwürs oder der Erosionen oder der sog. Darminseln entzündliche Veränderungen. Im Gegenteil, es ist auffallend, daß die chronischen Geschwüre nur von einem ganz schmalen Wall von Leukocyten begrenzt sind, darüber hinaus sehen wir nur Ödeme. Die Abwehrreaktion der Gewebe scheint eine viel geringere zu sein, als wir sie an anderen Schleimhäuten bei so tiefgehenden Ulcerationen zu sehen gewohnt sind." Das Ödem der Schleimhaut könnte nach Ansicht von Moszkowicz die Folge einer einfachen physikochemischen Wirkung des Magensaftes sein.

3. Untersuchungen der Kieler Klinik.

Auf breiter Grundlage habe ich und meine Mitarbeiter Kalima und Puhl lange vor Stoerks und Moszkowiczs Veröffentlichungen und daher unabhängig von diesen das in der Luft liegende Problem in Angriff genommen.

Die Anfänge meiner eigenen Untersuchungen liegen weit zurück. Sie hängen innig zusammen mit meinen Studien über die Schleimhautveränderungen beim Magencarcinom und sind durch den Krieg unterbrochen worden. Sie waren auch nicht recht fruchtbar in einer Zeit, in welcher bei der Behandlung des Magen-Duodenalulcus die Gastroenterostomie bevorzugt und höchstens die Querresektion ausgeführt wurde. Als aber bald nach dem Kriege eine ausgesprochen radikale Einstellung bei der chirurgischen Behandlung des Magen-Duodenalgeschwürs mit erweiterter Operationsanzeige und Bevorzugung der Resektion nach einer der Billrothmethoden durchdrang, wurde Material in Hülle und Fülle gewonnen, das für unseren Zweck nutzbar gemacht werden konnte. Und das war für den pathologisch-anatomisch interessierten Chirurgen, dem die Lücken in der Kenntnis der pathologisch-anatomischen Grundlagen des Ulcusleidens fühlbar waren, eine selbstverständliche Pflicht. Lebenswarm fixierte Objekte, die bei ausgedehnter Magen-Duodenumresektion gewonnen worden waren, gaben willkommene Möglichkeit, noch fehlende anatomische Untersuchungen nachzuholen und bereits angestellte zu ergänzen. Das vom Chirurgen bei radikalen Eingriffen gewonnene Material erwies sich bald als Fundgrube, wie unsere Feststellungen zeigen.

Eine kritische Betrachtung konnte an der Tatsache nicht vorübergehen, daß die meisten Theorien wenig oder gar kein vom Menschen gewonnenes Beweismaterial beigebracht haben. Und doch kommt es gerade auf dieses an; denn es gilt zu ergründen, was als Grundlage der dem Kliniker geläufigen, so außerordentlich häufigen und daher praktisch wichtigen Ulcuskrankheit festzustellen ist.

Bei unseren Bemühungen um die Klärung des Ulcusproblems drängten sich vor allem zwei Fragen als bisher ungenügend oder gar nicht beantwortet auf:

1. Entwickelt sich das Magen-Duodenalgeschwür in vorher unveränderter oder in bereits erkrankter Magen- bzw. Duodenalschleimhaut?

2. Handelt es sich beim Magen-Duodenalgeschwür wirklich um einen einfach peptisch korrosiven Defekt im Sinne Virchows, Hausers und v. Bergmanns, oder liegt eine entzündliche Geschwürsbildung vor, die in Zusammenhang mit einer vorangehenden Schleimhautentzündung zu bringen ist?

a) Verhalten der Magen-Duodenalschleimhaut beim Geschwürsleiden.

Mein Augenmerk war zunächst auf die Beantwortung der ersten Frage gerichtet. Hier lag es nahe, zu untersuchen, ob eine Gastritis und Duodenitis auch vom Geschwür entfernter Schleimhautgebiete überhaupt regelmäßig beim Magen- bzw. Duodenalulcus zu beobachten ist und in welcher Ausdehnung und Anordnung sie sich findet.

Daß die Schleimhaut in der unmittelbaren Nähe eines Magengeschwürs entzündliche Veränderungen zeigt, ist seit langem bekannt. Eine ausführliche Beschreibung dieses Zustandes hat schon Hauser (1883) in seiner Darstellung über den anatomischen Bau des chronischen Magengeschwürs gegeben.

Über das Verhalten der ulcusfernen Schleimhaut waren dagegen bis zu unseren Untersuchungen nur spärliche und widersprechende Angaben in der Literatur vorhanden. Eine große Zahl älterer und neuerer Forscher leugnen überhaupt das Vorkommen einer Gastritis beim chronischen Magengeschwür. Nach Fleiner z. B. sind gastritische Schleimhautveränderungen nur in den Randpartien callöser Geschwüre zu finden, beim Ulcus simplex sind sogar die Ränder normal, gar nicht zu sprechen von den entfernteren Schleimhautgebieten. Demgegenüber ist zu betonen, daß Angaben über das Nebeneinander von Ulcus und Gastritis schon bei älteren Autoren (Abercrombie, Cruveilhier, Rokitansky, Förster, Krukenberg, Sachs) sich finden und in neuerer Zeit häufiger gemacht worden sind (Hauser, Ewald, Hayem, Boas, Mathieu, Moullin, Korczynski und Jaworski, Nauwerck, Strauß und Myer, Boekelmann, Matti u. a.). Diese Untersuchungen stützen sich im allgemeinen auf vereinzelte Fälle, die zum Teil noch nicht einmal einwandfreies Untersuchungsmaterial darstellen. Aus ihnen wurde gefolgert, daß ein chronisches Magenulcus gelegentlich von einer Gastritis begleitet sein kann und daß diese Gastritis als eine rein sekundäre Erscheinung aufzufassen ist (Rokitansky, Hauser, Orth, Lebert, v. Leube, Faber u. a.). Am gewöhnlichen Obduktionsmaterial war diese Frage aus bekannten Gründen überhaupt schwer oder gar nicht zu entscheiden, sie ist außerdem lange als durchaus nebensächlich betrachtet worden. Aber auch die Untersuchung kleiner mit dem Magenschlauch gewonnener oder bei der Gastroenterostomie herausgeschnittener Magenschleimhautstückchen (Craemer, Heyrovsky, Boekelmann, Korczynski und Jaworski) konnten nur ein sehr ungenaues Bild von dem Zustand der Magenschleimhaut beim Magengeschwür geben.

Trotzdem zeigten diese Untersuchungen, daß die Gastritis vom Geschwür entfernter Schleimhautbezirke beim Magengeschwür keine Seltenheit ist. Heyrovsky schätzt die Häufigkeit einer ausgesprochenen Gastritis beim Magengeschwür auf $51,5^0/_0$ (beim Ulcus duodeni auf $42,9^0/_0$). Lange fand unter 25 Fällen von Ulcus mit normaler und erhöhter Sekretion in 13 Fällen eine ganz normale Schleimhaut, in 12 Fällen ($48^0/_0$) hingegen leichtere und stärkere Schleimhautentzündungen, die namentlich bei alten Geschwüren, die zu Stenose und Stauung geführt hatten, stark ausgeprägt war. Busch teilt aus dem Erlanger Institut mit, daß von 132 Geschwürsfällen 38 ($28,8^0/_0$) eine Gastritis makroskopisch (!) boten. Er meint, daß auch die mikroskopische Feststellung die Zahlen wohl nicht anders gestaltet haben würde (!).

Ein sicherer Weg zur Entscheidung über Vorkommen und Häufigkeit gastritischer Veränderungen der ulcusfernen Schleimhaut war in der anatomischen Untersuchung lebenswarm fixierter Magenresektionspräparate gegeben. Diesen Weg sind wir (Konjetzny, Kalima) mit der erwähnten Fragestellung zuerst gegangen. Es wurden ganze Serien von Resektionspräparaten nach der bei Kalima beschriebenen Methode einer sorgfältigen mikroskopischen Untersuchung unterzogen. Hierbei zeigte sich, daß die bisherige Auffassung von Vorkommen und Häufigkeit der Gastritis beim chronischen Ulcus irrig war, denn wir fanden eine mehr oder weniger ausgesprochene Gastritis (vorwiegend des Antrumteiles) in $100^0/_0$ der Fälle. Diese Beobachtung ist bisher von Schmincke, Duschl, Orator, J. C. Lehmann, Puhl, Bohmansson, Büchner, J. Nicolaysen bestätigt worden. Bei unseren Untersuchungen an dem großen Material der Kieler Klinik haben wir keine Ausnahme feststellen können; auch beim Ulcus duodeni ist neben einer Duodenitis eine Gastritis in $100^0/_0$ der Fälle gefunden worden (Konjetzny, Kalima, Puhl). Beim Ulcus ventriculi ist neben der stets vorhandenen Gastritis auch eine Duodenitis sehr häufig (Puhl).

Die Unstimmigkeit der zahlenmäßigen Angaben von Heyrovsky und Lange einerseits und uns andererseits über die Häufigkeit der Gastritis des Ulcusmagens beruht wohl darauf, daß den erstgenannten Autoren zur Untersuchung von ulcusfernen Schleimhautstellen vielfach Fundusschleimhaut vorgelegen hat. Daß hierbei normale Schleimhaut angetroffen werden kann, überrascht nicht; denn erstens ist die Gastritis sehr häufig herdförmig und zweitens haben wir die Gastritis des Ulcusmagens immer am ausgesprochensten im Antrumteil, genauer gesagt, im Bereich der Pylorusdrüsen- und meist auch in der angrenzenden Fundusdrüsenregion gefunden, während im übrigen Fundusdrüsenabschnitt wenig oder sehr oft sogar gar nichts von gastritischen Veränderungen festzustellen war[1].

Diese eigentümliche Lokalisation der banalen Gastritis (Abb. 1), die schon den älteren Pathologen (Schläpfer, Förster, Klebs, Birch-Hirschfeld, Wiktorowsky) bekannt war und neuerdings auch von Stoerk, uns und Orator betont worden ist, muß mit allem Nachdruck hervorgehoben werden, da sie

---

[1] Die „Ulcusgastritis" ist also in der Regel eine Antrumgastritis. Ich habe aber hervorgehoben, daß ich in allerdings ganz seltenen Fällen auch eine schwere nicht wiederherstellungsfähige Allgemeingastritis mit mehr oder weniger vollständigem Schwund auch der Fundusdrüsen gefunden habe. Das ist für die Prognose von Wichtigkeit. In solchen Fällen handelt es sich, was im Hinblick auf den Begriff des „chirurgisch unheilbaren Ulcus" große Bedeutung hat, unter Berücksichtigung unserer Ansicht über die Ulcusgenese bzw. die Ulcuskrankheit tatsächlich um ein chirurgisch unheilbares Ulcusleiden.

auch heute noch nicht allgemein bekannt ist, trotzdem dies praktisch von
größter Wichtigkeit ist[1].

Die Feststellung, daß die Gastritis eine regelmäßige Erscheinung beim
Magen-Duodenalulcus ist, verdient größte Beachtung. Die wichtigste Frage
dabei ist die nach der primären oder sekundären Natur der Gastritis

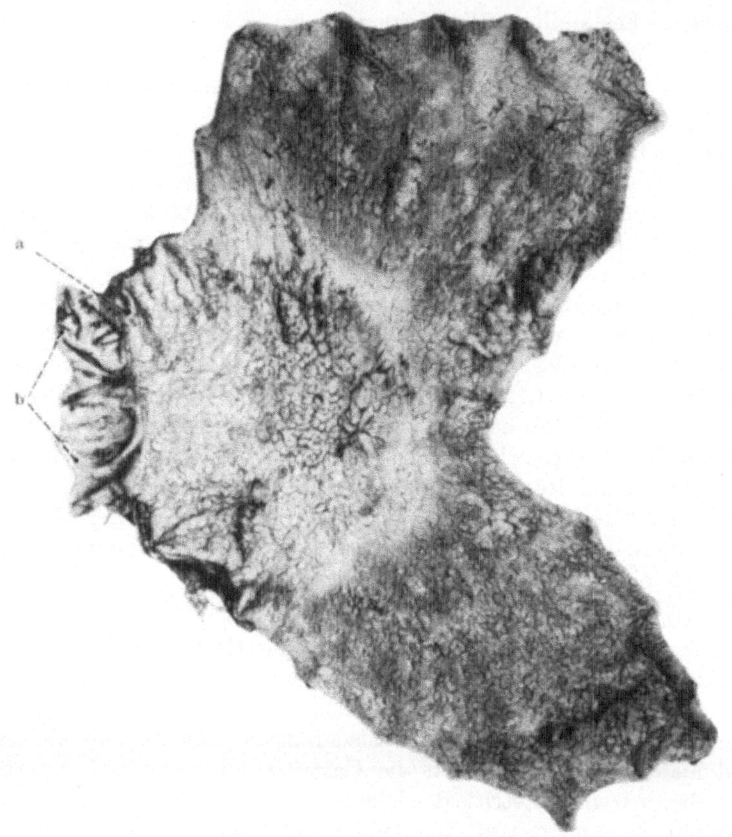

Abb. 1. Typische Antrumgastritis mit zahlreichen Erosionen; akutes Ulcus duodeni. Duodenitis
mit einigen Erosionen. Das an der großen Kurvatur aufgeschnittene Resektionspräparat zeigt die
typische Ausbreitung der Gastritis (Dreiecksform), die entsprechend dem Verlauf der Pylorus-
drüsen-Fundusdrusengrenze an der kleinen Kurvatur weiter kardiawärts reicht als an der großen
Kurvatur. Im Gegensatz zu dem unregelmäßigen Oberflächenrelief der gastritischen Pylorus-
drüsenregion zeigt die Fundusdrüsenregion regelmäßige Felderung und histologisch normale
Verhältnisse. a Pylorus. b Duodenum. (Nach Konjetzny.)

und Duodenitis. Man hat schon früher die Annahme, daß die Gastritis
eine Rolle bei der Entstehung eines Magenulcus spielen könne, durch den Hinweis
als irrig zu erweisen versucht, daß die gelegentlich beim Magenulcus festgestellte

---

[1] Nicht weniger wichtig ist dabei die fast regelmäßig vorhandene Hypertrophie der
Wandmuskulatur im Bereich des Antrum. Sie nimmt pyloruswärts zu und ist am Pylorus
am deutlichsten. Diese Muskelbeteiligung bei der chronischen Gastritis ist, wie ich an anderer
Stelle auseinandergesetzt habe, für die anatomische Diagnose bedeutungsvoll. Sie ist aber
auch klinisch sehr beachtenswert, da sie geeignet ist, gewisse motorische Abweichungen
und Störungen des Magens bei bestehender Gastritis zu erklären. Über spastische Zustände
(Dauerspasmus) im Bereich des Pylorus und Isthmus vgl. S. 76.

Gastritis eine sekundäre Erscheinung oder ein zufälliger Befund sei. Dieser Einwand ist auch heute noch billig. Er ist natürlich in den Fällen naheliegend, in welchen ein callöses oder überhaupt ein chronisches Ulcus vorhanden ist. In solchen Fällen ist es, wie ich selbst betont habe, allerdings schwer, die Frage bestimmt zu beantworten. Aber es spricht auch in diesen Fällen, wenn man sie unvoreingenommen betrachtet, zum mindesten ebensoviel für die primäre wie für die sekundäre Natur der Gastritis. Das läßt sich schon daraus ableiten, daß wir fast regelmäßig in akut bzw. subakut gastritischer Schleimhaut entzündliche, oberflächliche Defekte (Erosionen) antreffen, welche unbestritten als Folge der Schleimhautentzündung aufzufassen sind. Daß aus diesen entzündlichen Erosionen mit Sicherheit wieder akute und chronische Ulcera im eigentlichen Sinne hervorgehen können, dafür haben wir (Konjetzny und Puhl) reichlich einer Kritik zugängliches Material beigebracht, an welchem sich leicht alle Entwicklungsstadien des typischen Magenulcus von der beginnenden Erosion bis zu den ersten Stadien des chronischen Ulcus zeigen lassen. Unbedingt beweisend aber sind die von uns beschriebenen Fälle von Gastritis und Duodenitis ulcerosa, in welchen ein chronisches Ulcus fehlte und fließende Übergänge zwischen zahlreichen entzündlichen Erosionen und akuten Geschwüren vorhanden waren.

b) Gastritis ulcerosa.

Ich habe im vorangehenden, bereits das Folgende vorwegnehmend, von entzündlichen Schleimhautdefekten bzw. Erosionen gesprochen. Der Beweis, daß es sich tatsächlich um entzündliche Defektbildung der Schleimhaut handelt, ist bei der histologischen Untersuchung leicht zu führen. Diese Schleimhautdefekte (die wir auch Erosionen nennen können, worunter wir, mit Hauser, oberflächliche Schleimhautdefekte bzw. Geschwüre verstehen, welche die Muscularis mucosae noch nicht durchbrochen haben), bieten auch bei der mikroskopischen Untersuchung, wie schon makroskopisch festzustellen ist, alle Entwicklungsstadien. Die makroskopischen nnd histologischen Befunde sind so typisch, daß sie an Dutzenden von Resektionspräparaten in der gleichen Form und in allen Entwicklungsphasen von uns demonstriert werden konnten.

Gerade durch unsere Untersuchungen ist das Krankheitsbild der Gastritis und Duodenitis ulcerosa als ein durchaus typisches und sehr häufiges dargetan worden. Sie kommt in unserem Material, zumal wenn wir die Ausheilungsstadien hinzunehmen, noch häufiger vor, als wir in unseren ersten Arbeiten erwähnt haben (Kalima, Puhl). Puhl hat zur genaueren Errechnung eine lückenlose Serie von über 100 Resektionspräparaten statistisch verfolgt, in der jeder Fall sofort nach der Fixation eingehend beschrieben und genau protokolliert worden ist. Das Ergebnis dieser Erhebung ist, daß in 45% der Fälle (die von Puhl in seiner ersten Arbeit angegebene Zahl von 27% ist demnach zu niedrig) bereits bei makroskopischer Betrachtung eine ausgesprochen ulceröse Gastritis und Duodenitis festzustellen war, daß aber vereinzelte Erosionen sogar in 80% der Fälle gefunden wurden. Nehmen wir die nur bei der mikroskopischen Untersuchung festzustellenden kleinsten oberflächlichen Erosionen hinzu, so kann man wohl sagen, daß im Ulcusmagen und -duodenum Erosionen nie fehlen, wenn nicht ausnahmsweise durch langdauernde sachgemäße Vorbehandlung die akute und subakute Schleimhautentzündung vollkommen zum Schwinden gebracht worden ist. Wir haben die Erosionen in einzelnen Fällen ganz außerordentlich zahlreich (bis 100 und mehr) gefunden (Abb. 4). Entsprechend

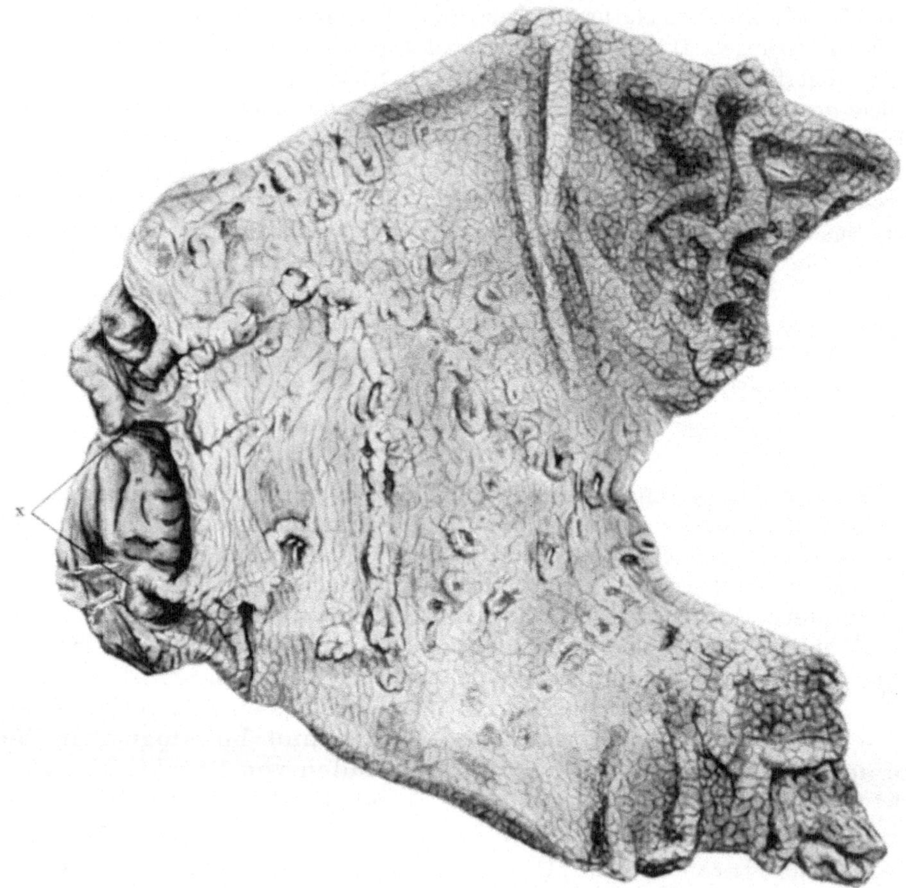

Abb. 2. Typische ausgesprochene ulceröse Gastritis und Duodenitis. Im Duodenum zwei frische, mit Fibrinfetzen bedeckte Ulcera (x), Antrum übersät mit oberflächlichen Schleimhautgeschwüren (Erosionen). Unter anderem an der Grenze zwischen Pylorus- und Fundusdrüsen auf der Magenhinterwand eine ganze Reihe mit Fibrinmembranen bedeckter oberflächlicher Schleimhautgeschwüre (Erosionen). Der Fundusdrüsenteil zeigt regelmäßige Felderung. (Diese und die folgenden makroskopischen Abbildungen zeigen Präparate, die an der großen Kurvatur aufgeschnitten sind.) (Nach Konjetzny.)

der erwähnten Lokalisation der Gastritis im Antrumteil des Magens waren sie im wesentlichen auf das Gebiet der Pylorusdrüsenschleimhaut beschränkt, aber auch in der benachbarten Fundusdrüsenschleimhaut und im Bulbus duodeni vorhanden.

α) Makroskopisches Verhalten der Erosionen.

Die Erosionen stellen sich dar als kleine punkt- und trichterförmige oder in Form und Größe verschiedene rundliche, längliche, streifenförmige, auch unregelmäßig flächenhafte Substanzverluste der Schleimhaut.   Es sind von uns alle Zwischenformen von eben sichtbaren bis zu einer großen landkartenartigen Schleimhautzerstörung beschrieben worden (Abb. 2—5). Fast regelmäßig bildet die solche Defekte umgebende Schleimhaut einen deutlich erhabenen, geschwollenen und geröteten Rand, der allseitig geschlossen sein kann, aber auch an der einen oder anderen Stelle verschiedene Abflachungen erkennen läßt (Abb. 2, 3, 4). Die Unterschiede in der Randbildung sind oft auffallend, insofern

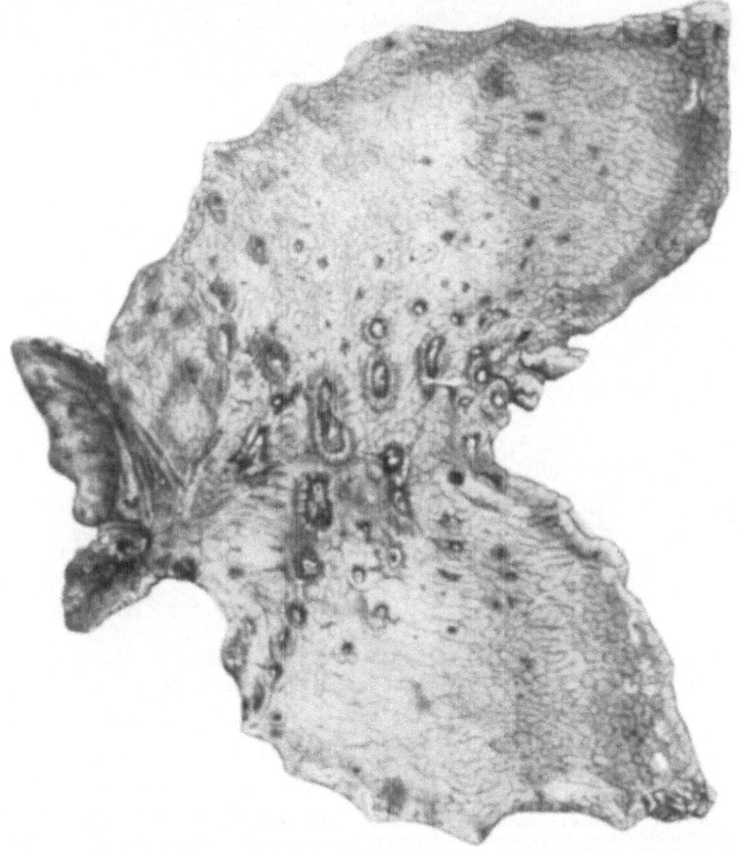

Abb. 3. Ulceröse Gastritis und Duodenitis mit kleinem chronischen Ulcus duodeni der Vorder- und Hinterwand. Zahlreiche Erosionen verschiedener Entwicklung und mehrere subakute Geschwüre der Magenstraße.

sie, was schon in einer Abbildung meiner ersten Arbeit zu sehen ist, bereits Anklänge an die überhängende Randbildung beim chronischen Ulcus erkennen lassen. Dabei liegt, wie Puhl weiter festgestellt hat, der überragende bzw. abgeflachte Rand in dicht nebeneinander gelegenen Erosionen oft nach ganz verschiedenen Richtungen. Man könnte aus diesen Befunden für die große Verschiedenheit der Rand- und Trichterbildung chronischer Geschwüre, die heute noch in bezug auf ihre Entstehung umstritten ist, eine befriedigende Erklärung geben.   Der Grund der Erosionen ist meist mit grauweißlichen (fibrinösen) Beschlägen bedeckt (Abb. 2, 3, 5). Geringfügige fibrinöse Ausschwitzungen

in Form einer dünnen, oft schleierartigen Schicht, welche mit Schleim vermischt, auch die benachbarte Schleimhaut in mehr oder weniger großer Ausdehnung bedeckt, sind häufig (Konjetzny, Puhl). Selten waren in unserem
Material schon makroskopisch durch ihre Dicke sehr auffallende flächenhafte
Pseudomembranbildungen zu beobachten (Abb. 6).

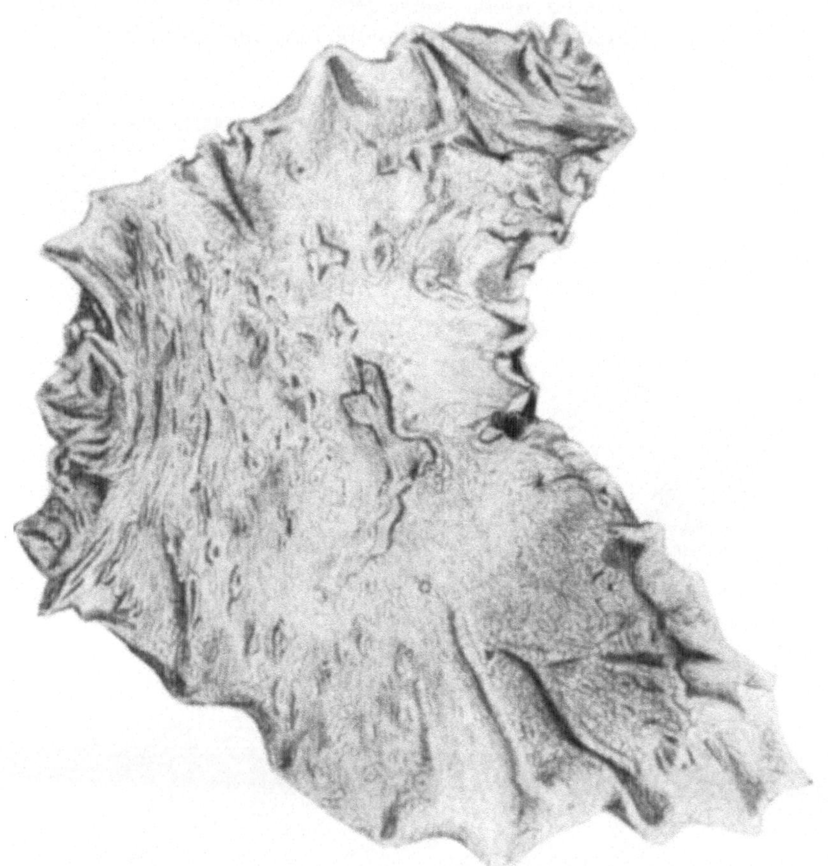

Abb. 4. Frisches Ulcus duodeni der Hinterwand. Schwere gastritische Veränderung des Antrum mit
zahlreichen typischen, trichterförmigen, streifenförmigen und unregelmäßig flächenhaften, mit Fibrinmembranen belegten Erosionen, vielfach auf der Höhe von Schleimhautfalten. Fundusdrusenabschnitt
außer der Grenzgegend bis auf einzelne Erosionen nahezu unverändert. (Nach Konjetzny.)

Schon bei der makroskopischen Betrachtung ist besonders auf Durch-
schnitten festzustellen, daß die Erosionen nicht bloß in den obersten Schichten
der Schleimhaut liegen, sondern daß sie in vielen Fällen alle Schichten der
Schleimhaut durchsetzen, ja bereits in die Submucosa hineinreichen (also nach
dem üblichen Wortgebrauch bereits als akute Geschwüre zu bezeichnen sind).

Die formale Entwicklung dieser Erosionen haben wir mehrfach beschrieben
und durch zahlreiche Abbildungen erläutert (Konjetzny, Kalima, Puhl).
Vor allem ist hier auf die Arbeiten von Puhl zu verweisen, die eine sorgfältige Durcharbeitung unseres Materials enthalten und dadurch besonders
beachtenswert sind.

β) Mikroskopische Befunde bei akuter Gastritis.

Wir müssen hier in erster Linie von der Veränderung ausgehen, die sich bei einem akut entzündlichen Schleimhautzustand im Bereich der Leisten und Grübchen (besonders am Deck- und Grübchenepithel) und auch im Drüsenparenchym finden. Daß diese solange in vielen Punkten unbekannt geblieben

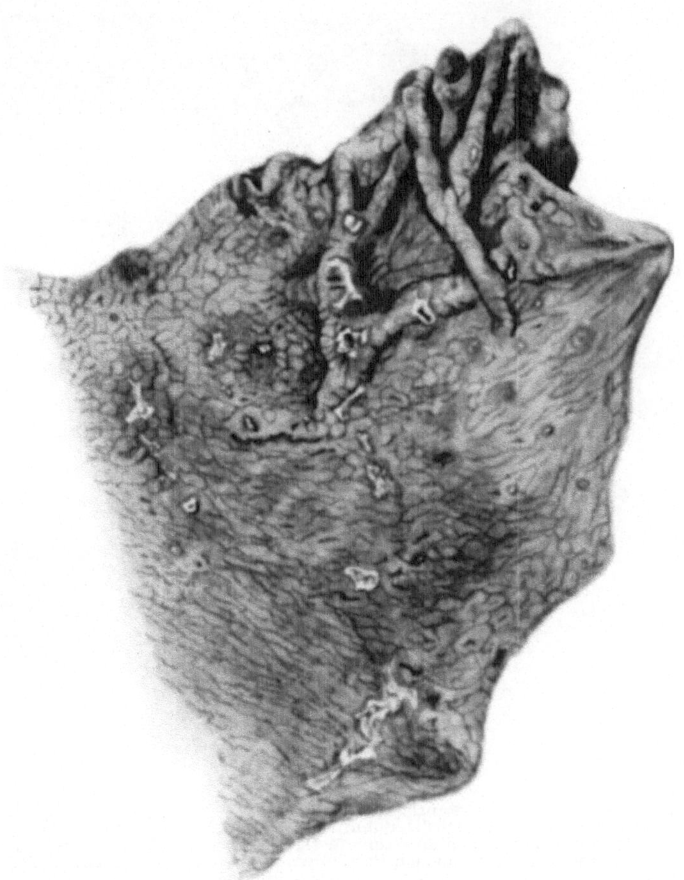

Abb. 5. Typische akute erosive bzw. ulceröse Gastritis, auch des Fundusdrüsengebietes, Schleimhaut fleckig gerötet. Erosionen mit weißlichen Membranen (fibrinös - leukocytäres Exsudat) bedeckt. Teil der Hinterwand des an der großen Kurvatur aufgeschnittenen Resektionspräparates. Oben Resektionsgrenze, links Gegend nach der kleinen Kurvatur zu.

sind, erklärt sich ohne weiteres daraus, daß beim Leichenmaterial aus bekannten Gründen von diesen Veränderungen wenig oder gar nichts zu sehen ist, jedenfalls nicht viel, was eine einwandfreie Deutung gestattet. Abgesehen von den tierexperimentellen Untersuchungen, auf die man lange Zeit angewiesen war, wenn man sich überhaupt eine Vorstellung von den morphologischen Veränderungen der akuten Gastritis machen wollte, haben beim Menschen erst systematische Untersuchungen operativ gewonnener lebenswarm fixierter Magenpräparate befriedigende und übersichtliche Ergebnisse gezeitigt (Kalima,

Konjetzny, Moszkowicz, Lehmann, Puhl, Orator, Stoerk). In den allermeisten bei der operativen Behandlung des Magen-Duodenalulcus gewonnenen Resektionspräparaten sind neben ausgesprochen chronischen Schleimhautveränderungen auch als akut und subakut entzündlich zu bezeichnende zu finden. Es ist also bei der Untersuchung solcher Präparate auch eine klare

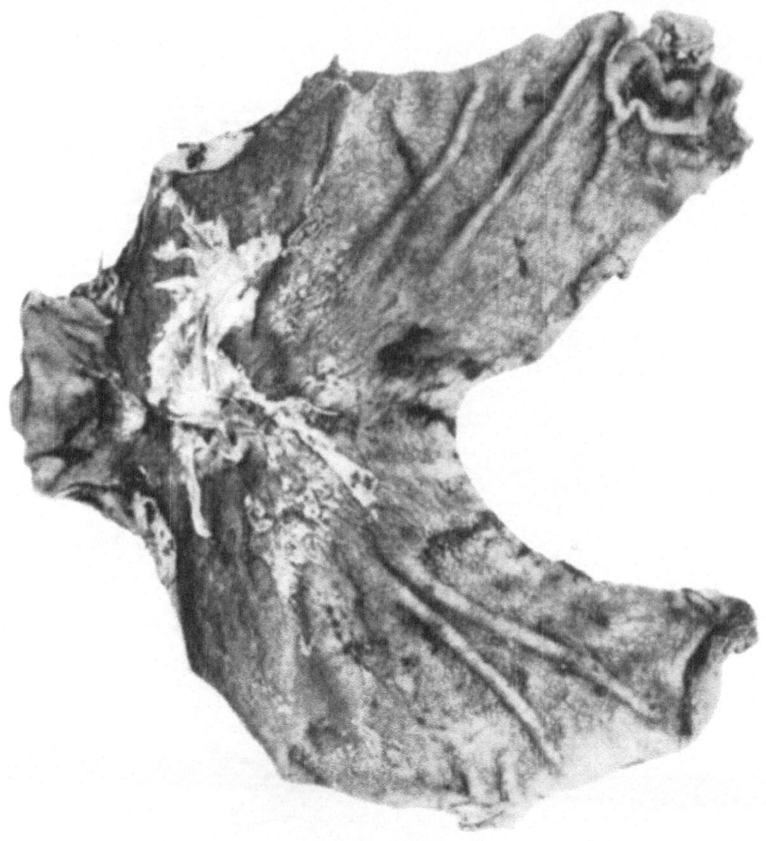

Abb. 6. Gastritis ulcerosa pseudomembranacea (fibrinosa). 47jähriger Mann. Zahlreiche entzündliche Erosionen und zwei akute bis in die Submucosa reichende Ulcera im Antrum. Kleienförmige Auflagerungen und große zusammenhängende fetzige, leicht ablösbare Membran, bestehend aus Fibrin, Leukocyten, wenigen abgestoßenen Epithelien, zahlreichen Bakterien. (Nach Konjetzny.)

Vorstellung der akut entzündlichen Erscheinungen, wie sie sich gewöhnlich abspielen, zu gewinnen.

I. Veränderungen des Stützgewebes und Parenchyms.

Im akut entzündlichen Zustand der Schleimhaut sind charakteristische entzündliche Erscheinungen im Zwischengewebe, an den Drüsen, am Epithel der Leisten und Grübchen, meist weniger ausgesprochen und nicht immer vorhanden auch in der Submucosa und Muscularis propria, selbst bis in die Subserosa hinein festzustellen. Der makroskopisch bemerkbaren fleckigen Rötung, besonders in der Umgebung von Erosionen, entspricht bei der mikroskopischen Untersuchung eine entzündliche Hyperämie. Die Capillaren, besonders des Randschlingennetzes, sind erheblich erweitert, stark gefüllt und vielfach abweichend geschlängelt. Auch große Unterschiede bezüglich der Weite ein und derselben Capillarenschlinge sind festzustellen (Puhl). Solche geschlängelten unregelmäßigen Capillaren finden sich immer bei der akuten Gastritis. Wir konnten daher Duschl, der gleichfalls solche Capillarformen beschreibt, nicht beistimmen, wenn er darin den teilweisen Ausdruck eines „spastisch-atonischen Symptomenkomplexes" (O. Müller) sieht und diesen Zustand als typisch für den Ulcusmagen auffaßt im Sinne einer lokalen, morphologisch faßbaren Krankheitsbereitschaft, die der allgemeinen Stigmatisierung (Vasoneurose O. Müllers) ulcuskranker Menschen entsprechen soll (vgl. S. 98f.). Solch geschlängelte

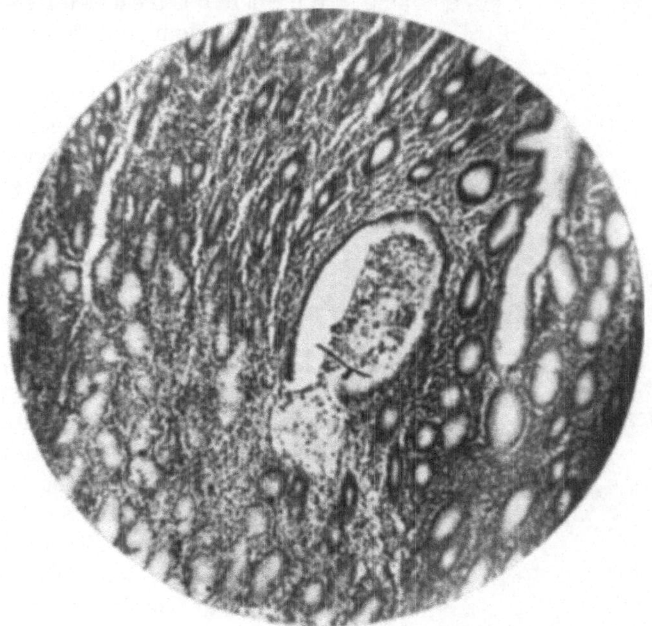

Abb. 7. Glanduläre Erosion. (Nach Puhl, aus Virchows Arch. 260.)

Gefäße hat schon Popoff bei experimentell erzeugter Gastritis beschrieben, ebenso neuerdings Fr. Kauffmann (S. 102 ff.).

Daß es sich hier um eine zum Entzündungsprozeß gehörige Erscheinung handelt, hat an menschlichen Präparaten Puhl ausführlich und überzeugend dargetan. Hier sind von besonderer Wichtigkeit Leukocytenansammlungen in den Gefäßen und um diese herum. Zu den Zeichen akuter Entzündung gehören entzündliche Exsudatmassen in der Umgebung der Gefäße im interglandulären Gewebe, in den Leistenspitzen (Konjetzny, Puhl). Die entzündliche Infiltration im Stützgewebe der Mucosa und in der Muscularis mucosae ist in der Regel sehr bedeutend. An der zelligen Durchsetzung sind, wie Puhl in Oxydasepräparaten gezeigt hat, in erster Stelle Leukocyten beteiligt. Öfter ist eine ausgesprochene Lymphangitis festzustellen (Hayem, Konjetzny, Puhl, Büchner).

Auf die Veränderungen am Drüsenparenchym kann ich hier nicht näher eingehen. Ich habe sie in meiner Abhandlung über „die Entzündungen des Magens" ausführlich geschildert. Auch Puhl hat bemerkenswerte Beiträge zu diesem Punkte gebracht. Die von ihm beschriebenen Befunde spielen bei der entzündlichen Zerstörung des Drüsenparenchyms eine große Rolle. Neben degenerativen Vorgängen am Drüsenepithel ist die Durchwanderung von Leukocyten durch das Drüsenepithel und die Einwanderung derselben in die Drüsenlichtungen hervorzuheben. Die Drüsenlichtungen können dann ganze Leukocytenpfröpfe aufweisen [„catarrhe purulent des tubes" (Hayem)] und außerdem mit fibrinösem Exsudat angefüllt sein (Abb. 11). In ausgeweiteten Drüsenschläuchen kann es zu teilweisem oder völligem Verlust der epithelialen Wandauskleidung kommen [„glanduläre Erosion" (Konjetzny)] (Abb. 7).

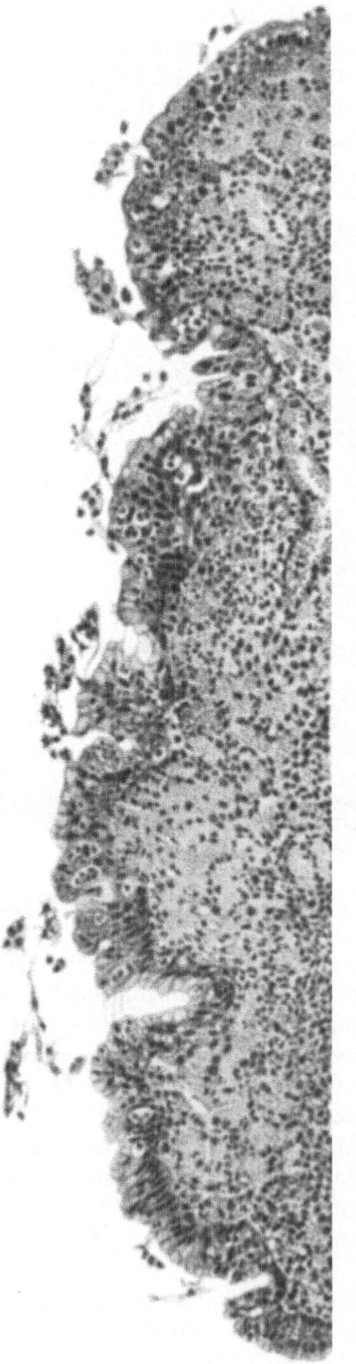

II. Veränderungen des Deck- und Grübchenepithels.

Die für unsere Frage wichtigsten Veränderungen spielen sich am Deck- und Grübchenepithel ab. Die leukocytäre Durchsetzung ist beim akuten gastritischen Zustand im Stützgewebe der Magenleisten in der Regel am intensivsten. Besonders im subepithelialen Lager sind polynucleäre Leukocyten in großer Menge vorhanden. Von hier aus erfolgt eine Einwanderung und Durchwanderung derselben durch das Epithel[1], die in verschiedenen Stadien

---

[1] Es wird öfters erwähnt, daß schon normalerweise eine Leukocytenauswanderung durch die Magenschleimhaut vorkommt. Die Angaben in der Literatur widersprechen sich aber vielfach. In neuester Zeit hat sich Loeper und Marchal in einer großen Anzahl von Arbeiten mit der „Leukopedese" in der Magenschleimhaut befaßt und diese Frage im wesentlichen klinisch studiert, indem sie durch Leukocytenzählung im Magensaft den Einfluß verschiedener Mittel auf die Leukopedese prüften. Nach der Meinung der genannten Autoren ist die Leukopedese, also die Leukocytenwanderung durch die Schleimhaut in das Magenlumen eine gewöhnliche Erscheinung, womit allerdings nicht gesagt ist, daß es

Abb. 8. Akute Gastritis. Leukocyteneinwanderung und -durchwanderung durch das an diesen Stellen stark verfettete, aber nirgends nekrotische Epithel. Große mit Leukocyten gefüllte Vakuolen im Epithel. Viel Mitosen und bereits regenerative Wucherung des Epithels. Fibrinös-leukocytäres Exsudat im Leistenstützgewebe, Beimengung zahlreicher Erythrocyten. Prall gefüllte, stark erweiterte Capillaren. (Nach Konjetzny aus Virchows Archiv 275.)

zu verfolgen ist. Das ist schon bei experimentellen Untersuchungen (Ebstein, Sachs, Popoff) immer sehr deutlich gewesen, beim Menschen schon von Hayem und Lubarsch beschrieben worden. Vielfach sind die Leukocyten

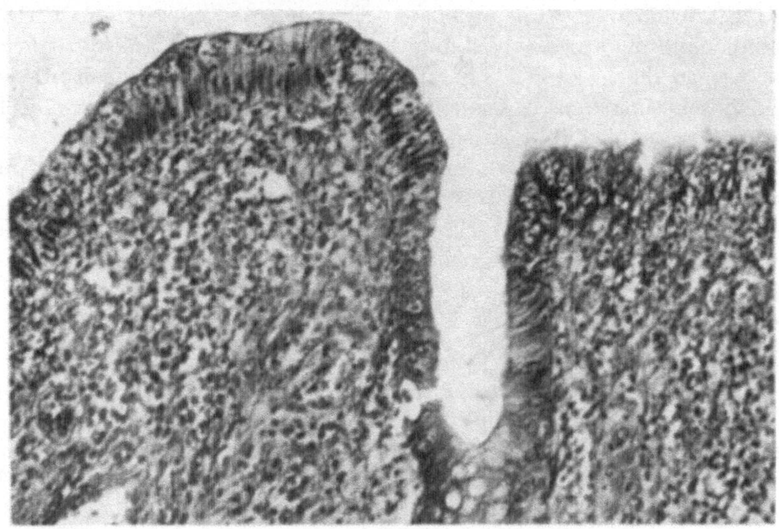

Abb. 9.

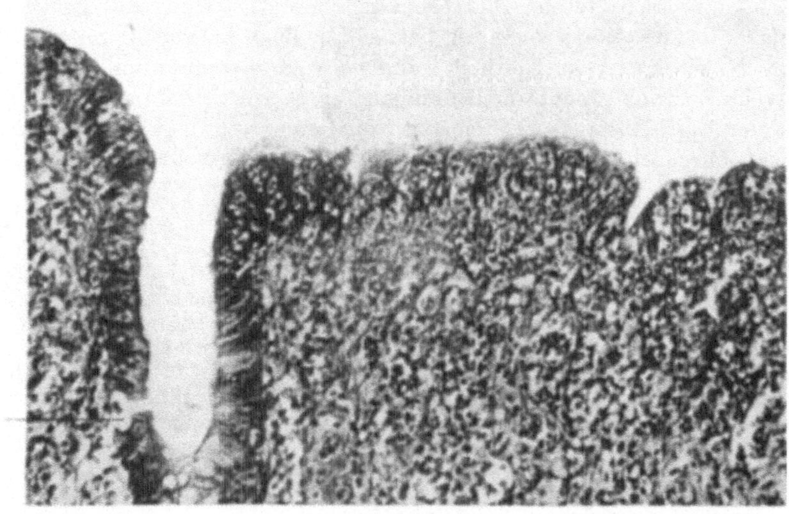

Abb. 10.

Abb. 9 und 10. Akute Gastritis. Fibrinös-leukocytäres Exsudat im Leistenstützgewebe. Leuko-cyteneinwanderung und -durchwanderung durch das Epithel. Mit Leukocyten gefüllte Vakuolen in Epithelzellen, rechts so dicht, daß die Epithelschicht gitterartig erscheint. Hier unscharfe basale Begrenzung des zwar gequollenen und verfetteten, aber nirgends nekrotischen Deckepithels. Abb. 10 x Leukocytenstraße im Grunde eines Grübchens. (Nach Konjetzny aus Virchows Archiv 275.)

sich um gesunde Mägen gehandelt hat. Daß auch im normalen Magen auf der Höhe der Verdauung eine Durchwanderung von Leukocyten stattfindet, ist aus Tieruntersuchungen bekannt. Daß sie aber so erheblich ist, wie vielfach behauptet wird, muß ich intraepithelial gelegen, bilden dann größere und kleinere Vakuolen (Abb. 8, 9, 10), die an Größe öfter die normalen Epithelien übertreffen. In solchen Vakuolen können bis zu sechs und mehr Leukocyten liegen, oft läßt sich in ihnen eine bei der H.-E.-Färbung rotgefärbte Flüssigkeit nachweisen, die in allem mit dem noch zu beschreibenden subepithelialen Exsudat übereinstimmt. Puhl führt die Vakuolenbildung auf die Wirkung des proteolytischen Leukocytenfermentes zurück. Liegen die Vakuolen dicht nebeneinander, so kann die Epithelschicht dadurch ein schaumartiges Aussehen gewinnen (Abb. 9 u. 10). Auch eine Durchwanderung von Leukocyten zwischen den Epithelzellen ist vielfach zu sehen. Manchmal sind direkte Leukocytenstraßen vorhanden, die zwischen Epithelien hindurchführen (Abb. 9 und 10). Gleichzeitig folgt den durchwandernden Leukocyten ein oft erheblicher Exsudatstrom. Die durchgewanderten Leukocyten[1] liegen mit fibrinösem Exsudat und kleinen Schleimschlieren vermischt in mehr oder weniger dickem Rasen auf dem Epithel. Drüsen und Grübchen sind von diesen oft ganz ausgefüllt [„Catarrhe mucopurulent" (Hayem)] (Abb. 11 und 12).

Im Bereich dieser Leukocytendurchwanderung zeigt das Epithel regelmäßig mehr oder weniger augenfällige Veränderungen. Was schon Loesch und Popoff in ihren experimentellen Untersuchungen klar gezeigt haben, daß nämlich das Deckepithel selbst bei sehr starker akuter Entzündung der Magenschleimhaut sehr widerstandsfähig ist, haben wir bei der akuten Gastritis des Menschen immer wieder feststellen können. Das Deckepithel ist das widerstandsfähigste epitheliale Gebilde der Magenschleimhaut. Eine das ganze anatomische Bild beherrschende Abstoßung des Epithels, wie sie vielfach als zur Gastritis gehörig betrachtet wird, kommt kaum vor. Es ist erstaunlich, wie lange das Epithel, wenn es auch Degenerationserscheinungen aufweist, im Bezirk leukocytärer Durchdringung gut färbefähig sich hält. Manchmal ist der Epithelbelag so durchsetzt von Leukocyten, daß die veränderten Epithelien nur noch gitterartige Gebilde darstellen, welche die oft in Haufen

---

entschieden bestreiten. Auch wir haben eine große Anzahl Mägen von Hunden im nüchternen Zustand und nach reichlicher Mahlzeit auf der Höhe der Verdauung, vor allem auch mit Hilfe der Oxydasereaktion untersucht und dabei festgestellt, daß sich im allgemeinen, wenn überhaupt, nur vereinzelte, die Schleimhaut durchwandernde Leukocyten finden. Außerdem geht es nicht an, bei den jeweiligen Versuchstieren ohne weiteres anzunehmen, daß sie immer einen gesunden Magen haben. Auch Tiere können, wie wir (Konjetzny und Puhl) gezeigt haben und auch sonst bekannt ist, an einer Gastritis leiden. Die Befunde, die Bonnet und Kokubo am Magen eines Hingerichteten erhoben hat, dürften sicher als pathologisch zu bezeichnen sein. Bei geringfügiger Leukocytenwanderung kann es, wenn nicht der Befund der Schleimhaut sonst bestimmte Anhaltspunkte bietet, schwer sein, zwischen physiologischem und pathologischem Zustand zu entscheiden. Als brauchbares Kriterium für die pathologische Natur des besprochenen Vorganges gibt Lubarsch, der sich ausführlich mit dieser Frage befaßt hat, an: „Das Vorkommen mehrerer Leukocyten in einer und derselben Epithelzelle stellt sicher eine pathologische Erscheinung dar; ebenso deutet die Einwanderung der acidophilen Leukocyten ins Epithel auf einen pathologischen Vorgang."

[1] Diesen in die Magenhöhle gelangten Leukocyten muß auch klinisch größte Beachtung zugewandt werden. Sie klinisch nachzuweisen und diagnostisch zu verwerten, liegt nahe (Loeper). Auf die Bedeutung der Leukocytenbefunde im ausgeheberten Mageninhalt für die klinische Diagnose der akuten Gastritis hat erst kürzlich von Bergmann im Anschluß an die Untersuchungen von Loeper und Marchal hingewiesen.

liegenden Leukocyten umrahmen (Abb. 10).   Die Epithelien sind vielfach auffallend langgestreckt mit einem sehr langen Oberende.   Sie sehen dann viel
heller aus als die übrigen Epithelzellen, sie sind oft auch unscharf begrenzt.

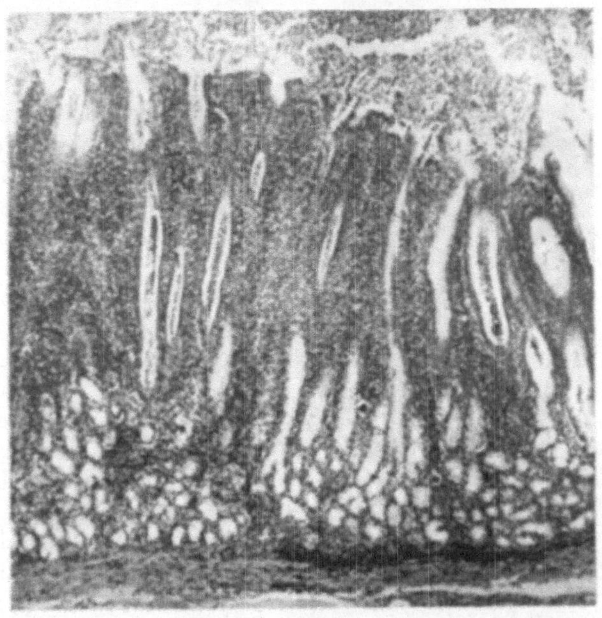

Abb. 11.

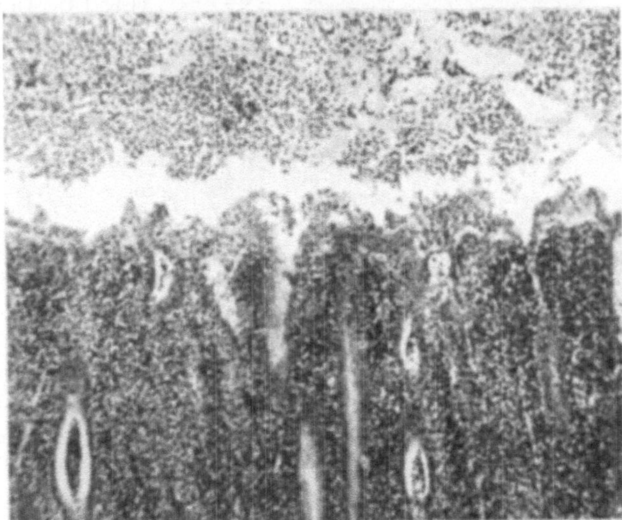

Abb. 12.

Abb. 11 und 12. Akute Gastritis. Dichteste leukocytäre Durchsetzung der ganzen Schleimhaut und
der Muscularis mucosae (auch die Submucosa und die Muscularis propria zeigte akut entzündliche
Veränderung mit fibrinös-leukocytärer Exsudatbildung). Leukocytenwanderung durch das verfettete aber nirgends nekrotische Epithel. Epithelschicht nirgends durchbrochen. In Abb. 11
(etwa Mitte) kleine Leistenspitzenerosionen. Mächtiges fibrinös-leukocytäres Exsudat (auch ab-
geschwemmte, verfettete Epithelien enthaltend) auf der Schleimhaut. In den Grübchen, hier und
da auch in den Drüsenlichtungen Leukocytenpfröpfe. (Nach Konjetzny aus Virchows Archiv 275.)

Wo eine stärkere Leukocytendurchwanderung vorhanden ist, sind meist deutliche degenerative Veränderungen im Sinne einer Verfettung nachweisbar, die wohl auf eine durch die entzündlichen Vorgänge bedingte Ernährungsstörung zurückzuführen ist. Viele Epithelien zeigen dabei deutliche Mitosen mit regenerativer Wucherung. Wo diese in breiterer Ausdehnung erfolgt, nähern sich die Epithelzellen mehr rundlichen Formen und sehen vielfach wie verschmolzen, syncytiumähnlich aus (Moszkowicz, Puhl, Konjetzny) (Abb. 13). Ihre mitotischen Kerne sind groß, liegen nicht mehr basal, sondern in der Mitte der Zellen; die Kern- und Protoplasmafärbung ist kräftig. Oft ist das Epithel hier mehrschichtig und bildet kleine pyramiden- oder knospenförmige Gruppen (Abb. 13). Die Verwaschenheit der Epithelgrenzen wird in solchen Fällen noch dadurch vermehrt, daß die basale Begrenzung, die bei normalem Zustand immer eine scharfe, in einer Linie liegende ist, unscharf und unregelmäßig ist. Eine deutliche Basalmembran fehlt dann (Abb. 8, 10, 13). Ihre Zellen haben an der allgemein entzündlichen Zellreaktion teilgenommen: sie ist als solche verschwunden. Das Ödem des entzündlichen Leistenstromas erstreckt sich oft bis in das Deckepithel hinein, wodurch sein verschwommenes Aussehen noch verstärkt wird (Puhl). Es ist dann wirklich manchmal schwer, festzustellen, wo die Grenze zwischen Epithel und entzündlichem Bindegewebe liegt. Ganz ähnliche Vorgänge sind auch im Bereiche der Grübchen und

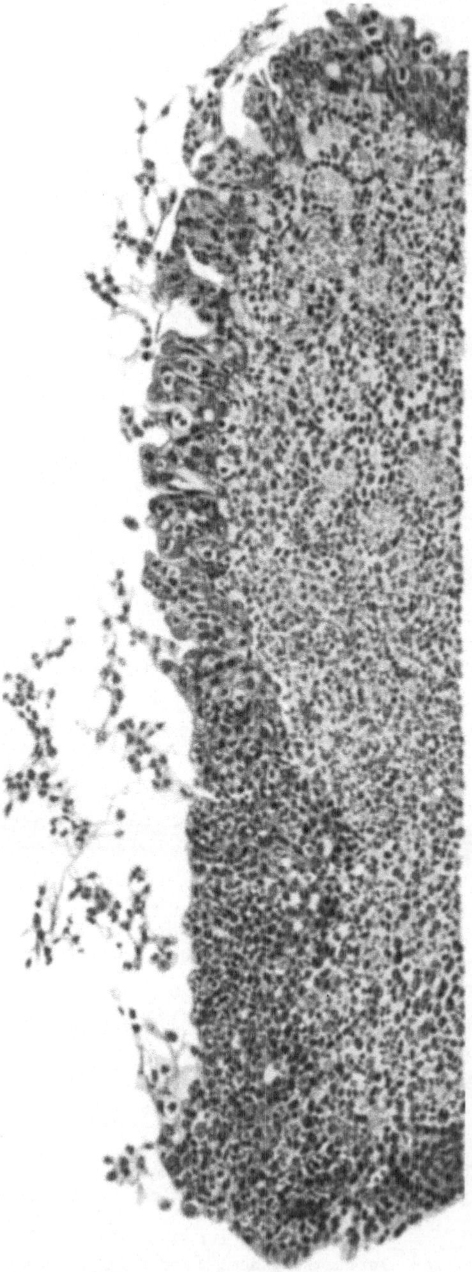

Abb. 13. Akute Gastritis. Eine der in Abb. 8 wiedergegebenen benachbarte Magenleiste. Leukocyteneinwanderung und -durchwanderung durch das Epithel. Zahlreiche Mitosen in Epithelzellen. Basalmembran fast überall geschwunden. Links unregelmäßige regenerative Wucherung des Deckepithels mit dichter Leukocytendurchsetzung. Epithelverband stellenweise (rechts) gelockert. Epithel zum größten Teil stark verfettet, aber nirgends Nekrosen. Fibrinös-leukocytäres Exsudat im hyperämischen Leistenstützgewebe. (Nach Konjetzny aus Virchows Archiv 275.)

Drüsen zu beobachten.   Epithelnekrosen sind uns auch bei ausgesprochener Hyperacidität niemals zu Gesicht gekommen.

III. Entzündliche Erosionen.

Zu den augenfälligsten Veränderungen an den Leistenspitzen und auch in den Grübchen gehört das Auftreten entzündlicher Epitheldefekte (Erosionen). Diese sind, wenn wir die auch mikroskopisch nachweisbaren berücksichtigen, bei der akuten und subakuten Gastritis eine geradezu regelmäßige Erscheinung, wie das die Untersuchungen von Kalima, Konjetzny, J. C. Lehmann, Moszkowicz, Puhl, Stoerk gezeigt haben.   Vor diesen Untersuchungen

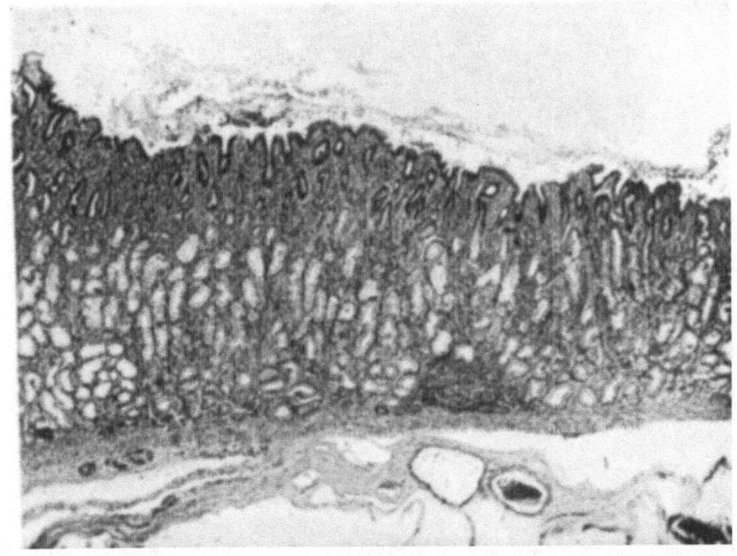

Abb. 14. Leistenspitzenerosionen; aus diesem Hervordringen von polynucleären Leukocyten und fibrinösem Exsudat, das membranartig auf der Oberfläche der Schleimhaut lagert.   Dichte interstitielle Leukocyteninfiltration der Schleimhaut, geringere auch der Submucosa.
(Nach Konjetzny.)

herrschten unklare Vorstellungen über diesen Punkt, obwohl schon Nauwerck (1897) in seiner bedeutsamen Arbeit als erster die Zusammenhänge zwischen Gastritis und geschwürigen Prozessen bewiesen hatte.   Auch Heyrovsky hat wertvolle Befunde mitgeteilt.

Der Werdegang dieser Erosionen ist folgender: Die Einwanderung und Durchwanderung von polynucleären Leukocyten und das Hindurchtreten von entzündlichem Exsudat durch das Deck- und Grübchenepithel kann außerordentlich hochgradig sein.   Dadurch kann sich eine so erhebliche Epithelschädigung ergeben, die sich morphologisch in Veränderungen am Protoplasma und Zellkernen (Verfettung, Pyknose, Kernwandhyperchromatose, Chromatolyse) zeigt, daß das Epithel in seinem Zusammenhang gelockert wird und durch Abschwemmung in meist kleineren Bezirken der Magenleisten bzw. Grübchen verschwindet (Abb. 11, 14, 15).   Die Epitheldecke kann auch ohne Einbuße an Zellen entsprechend den oben beschriebenen Leukocytenstraßen durch das herausströmende Exsudat einfach auseinandergedrängt werden (Abb. 9 und 10). In beiden Fällen entsteht so eine kleine, vielfach nur mikroskopisch nachweisbare

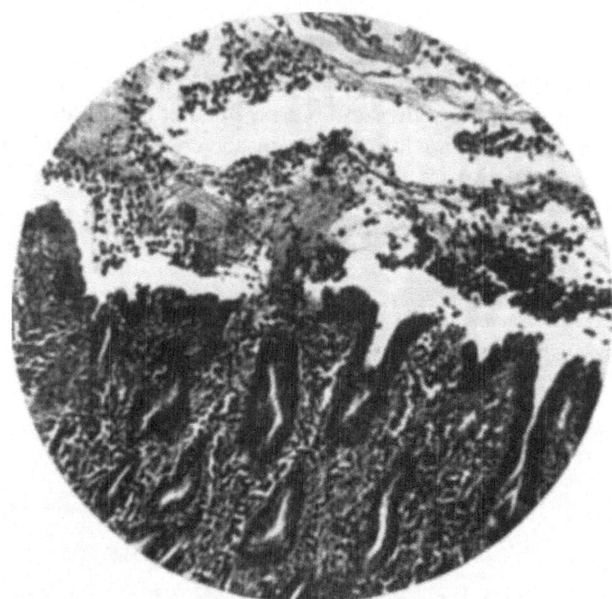

Abb. 15. Leistenspitzenerosion. Stärkere Vergrößerung. Zu Abb. 14. (Nach Konjetzny.)

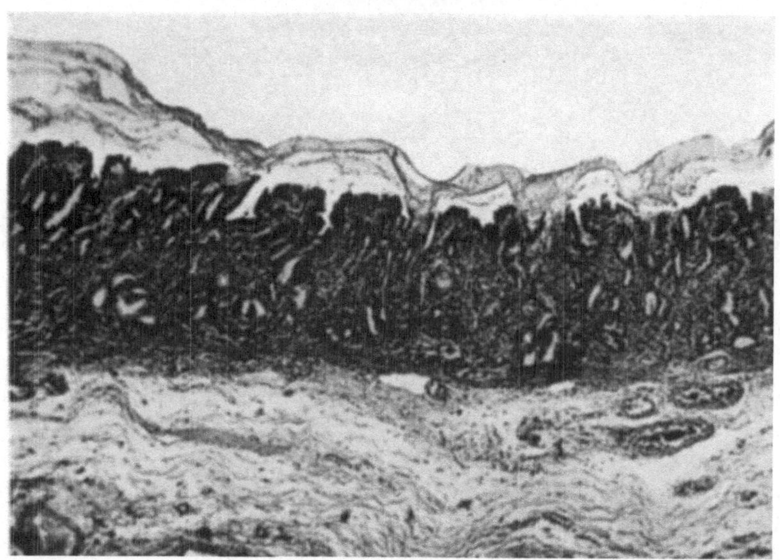

Abb. 16. Mehrere typische düsenförmige Leistenspitzenerosionen im Bereich atrophischer Schleimhaut mit akut entzündlichem Schub. Ödematöse Auflockerung der Submucosa. Perivasculäre Leukocytenansammlungen. Erweiterte Lymphgefäße.

entzündliche Erosion. Daneben ist aber noch ein anderer Vorgang, der die Art der Epithelschädigung noch eindringlicher zeigt, in allen Entwicklungsstufen zu verfolgen (Konjetzny, Puhl). Das in den Leistenspitzen subepithelial sich anhäufende fibrinös-leukocytäre Exsudat kann die Epithelschicht einer Leistenspitze im Zusammenhang abheben und flächenhaft vorbuchten (Abb. 17

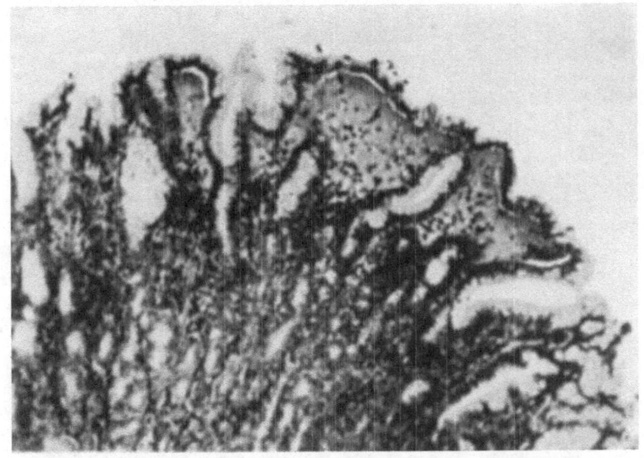

Abb. 17. Entzündliches subepitheliales Leistenspitzenexsudat (fibrinös-leukocytär) bei akuter Gastritis. Die abgehobene Epithelschicht ist völlig erhalten, sie zeigt Leukocyteneinwanderung und -durchwanderung.

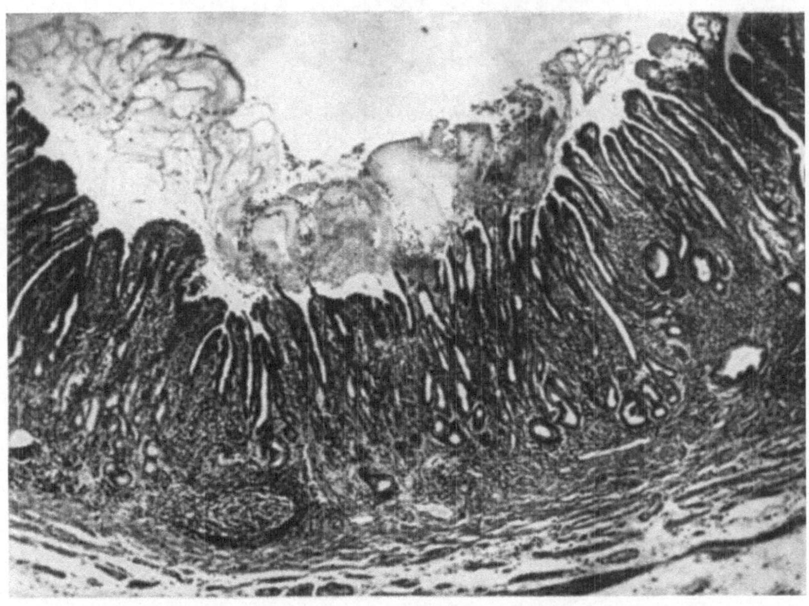

Abb. 18. Mehrere Leistenspitzenerosionen nebeneinander, aus denen, wie die Rauchschwaden aus einer Esse, das fibrinös-leukocytäre Exsudat hervorquillt. Rechts oben subepithelial angehäuftes Exsudat in drei Leistenspitzen. Dichte leukocytäre Durchsetzung der Schleimhaut und Muscularis mucosae. Verlust der spezifischen Drüsen, cystische Erweiterung derselben. Verbreiterung und Aufteilung der Muscularis mucosae durch entzündliches Ödem. (Hierzu Abb. 19.) (Nach Konjetzny.)

und 18). Wir haben das mehrfach beschrieben und abgebildet. Daß dieser typische Befund kein Kunstprodukt oder etwa ein während der Operation entstandener Zustand ist, das geht ganz sicher daraus hervor, daß das

Epithel in solchen Bezirken abgeplattet ist, auch daraus, daß das subepitheliale
Exsudat mit eigentümlicher albuminöser Degeneration nach Abklingen der
akuten Entzündung bestehen bleiben kann (vgl. S. 122). Daß sich unter solchen

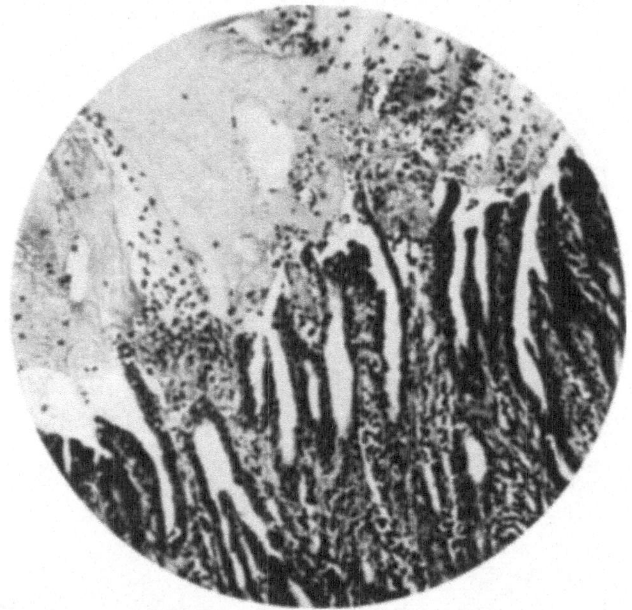

Abb. 19. Leistenspitzenerosionen. Tulpenförmige Auslegung der Epithelränder. Stärkere
Vergrößerung zu Abb. 18. (Nach Konjetzny.)

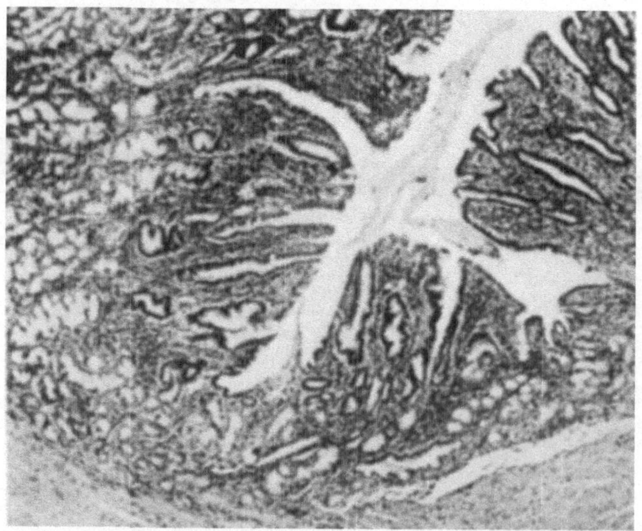

Abb. 20. Akut entzündliche Furchenerosion; keine Nekrose.

Bedingungen das Epithel auch im hyperaciden Magen überhaupt hält, das
beweist die schon erwähnte Tatsache der großen Widerstandsfähigkeit des
Deckepithels in eindrucksvollster Weise. Lange kann allerdings unter solchen

Bedingungen der Zusammenhang der Epitheldecke meist nicht bewahrt bleiben. Unter dem Einfluß der Leukocytendurchwanderung und des Exsudatdruckes kann leicht eine Sprengung ihres Zusammenhanges eintreten: eine typische Leistenspitzenerosion mit einer tulpenförmigen Auslegung der Epithelränder ist die Folge (Abb. 18 und 19).

Die beschriebenen Vorgänge spielen sich zunächst an einzelnen Leistenspitzen und Grübchen, oft auch in den Sulci ab (Abb. 20 und 21). Aus den Leistenspitzenerosionen quillt fibrinös-leukocytäres Exsudat, wie die Rauchschwaden aus einer Esse und lagert sich in mehr oder weniger umfangreichen Rasen auf der Schleimhautoberfläche (Abb. 18). Durch Zusammenfließen dicht

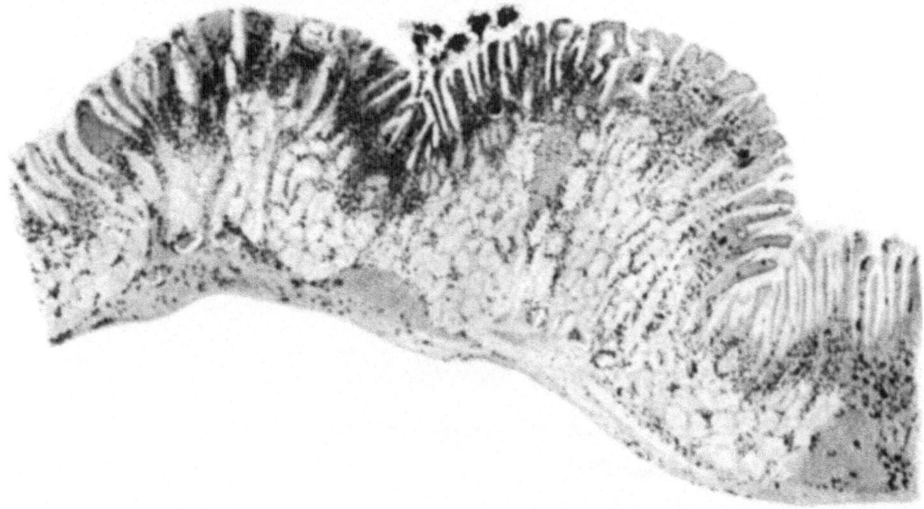

Abb. 21. Oberflächliche Erosion in einer Furche. Zunehmender Leukocytengehalt gegen diese zu. Mehrere Lymphocytenhaufen (Follikel) mit spärlichen polynucleären Leukocyten. Oxydasereaktion. (Nach Puhl, aus Virchows Arch. 260.)

gelegener Leistenspitzenerosionen entwickeln sich mit der weiteren Ausbreitung der entzündlichen Zerstörung mehr ausgebreitete Erosionen. Weitere Zerstörungen treten durch Degeneration und Zerfall[1] des Drüsenparenchyms und durch erosive Prozesse in Drüsenschläuchen (glanduläre Erosionen) ein (Abb. 7). So entstehen flächenhafte, verschieden tiefgreifende, oft die ganze Schleimhautschicht durchsetzende Schleimhautgeschwüre (Erosionen), die von entzündlicher mehr oder weniger veränderter Schleimhaut wallartig eingerahmt werden (Abb. 26, 27 u. a.). Auch diese Erosionen lassen im akuten Stadium eine oft mächtige, fibrinös leukocytäre Exsudatmasse hervortreten, welche die weißlichen Membranen bildet, die wir fast regelmäßig bei der makroskopischen Betrachtung eines lebenswarm fixierten Magens im Grunde der Erosionen und

---

[1] Diesen sieht man am deutlichsten im Fundusdrüsengebiet. Den entzündlichen Vorgängen fallen zunächst die Hauptzellen zum Opfer. Am widerstandsfähigsten sind die Belegzellen, die auch nach völliger Zerstörung der Drüsenstruktur noch erhalten sein können und dann ohne Beziehung zu Drüsenschläuchen mitten im entzündlichen Gewebe liegen (vgl. Abb. 25 u. 29 und meine Darstellung der Entzündungen des Magens im Handbuch von Henke-Lubarsch Bd. IV, 2).

auf der benachbarten Schleimhaut sehen können (Abb. 5). Das Bild der mehr
flächenhaften und tiefer reichenden Erosionen weicht in keiner Weise grundsätzlich von dem durchaus typischen und geradezu monoton typischen der
oberflächlichen Erosionen ab. Immer finden sich im wesentlichen die gleichen
Bilder, die in allen Präparaten wiederkehren. Aus unseren Beschreibungen
(Konjetzny, Puhl) geht hervor, daß die Erosionen in allen Größen und Formen
vorhanden sind, von den oberflächlichsten Leistenspitzenerosionen (Abb. 11,
14, 16) bis zu solchen, welche die Muscularis mucosae bereits erreicht haben
(Abb. 22) und durch entzündliche Auflockerung derselben das weitere Vordringen des entzündlichen Zerstörungsprozesses in die Submucosa, die ebenso

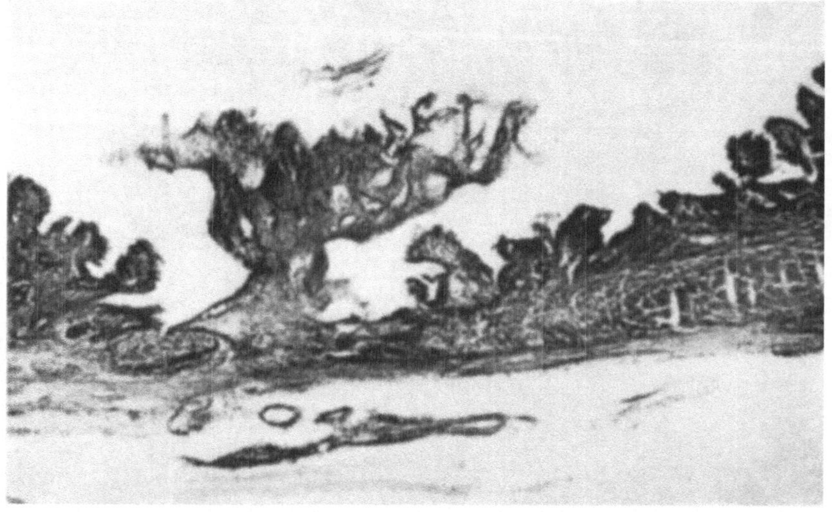

Abb. 22. Bis an die Muscularis mucosae reichende Erosion mit Ausschüttung von fibrinös-leukocytärem Exsudat. Entzündliche Auflockerung der Muscularis mucosae und der Submucosa. Nirgends
Nekrosen.

wie die Muscularis propria und sogar die Subserosa von vornherein entzündliche Veränderungen aufweisen kann, vorbereiten (Abb. 23) — alles in
fließenden Übergängen, wie wir zur Genüge beschrieben und
demonstriert haben.

Wir können hier von einer pseudomembranösen Entzündung im Sinne der
fibrinösen Form sprechen. Die erwähnten Membranen enthalten, wie Schleim-
und Fibrinfärbungen dartun, nur sehr wenig oder gar keinen Schleim, im wesentlichen bestehen sie aus Fibrin, in welches zahlreiche Zellen eingelagert sind.
Die Hauptmasse dieser wird von polynucleären neutrophilen Leukocyten
gebildet, daneben finden sich in wechselnder Menge fast immer gut färbbare
und gut erhaltene Epithelien und Lymphocyten; Plasmazellen und eosinophile
Zellen fehlen oder sind nur vereinzelt nachweisbar. Die im Exsudat liegenden
Zellen sind meist stark verfettet, aber sonst gut färbbar. Rote Blutkörperchen
sieht man in der Mehrzahl der Erosionen fast gar nicht oder sehr spärlich.

In anderen Fällen erfolgt aus den Erosionen eine oft deutliche capilläre
Blutung. Solche Erosionsblutungen, die in allen Entwicklungsstadien der

Erosionen erfolgen können, sind in der Regel harmlos, sie können aber auch schwer, ja sogar tödlich sein (Konjetzny, Puhl, Finsterer). Außerordentlich selten und als Ausnahme haben wir bei Erosionen einen durchbluteten Grund feststellen können. Diese Durchblutung mußte als sekundär im Sinne einer hämorrhagischen Entzündung aufgefaßt werden, wie sie als hämorrhagische Gastritis (Lubarsch) bekannt ist. An den Gefäßen sind krankhafte Wandveränderungen niemals nachgewiesen worden.

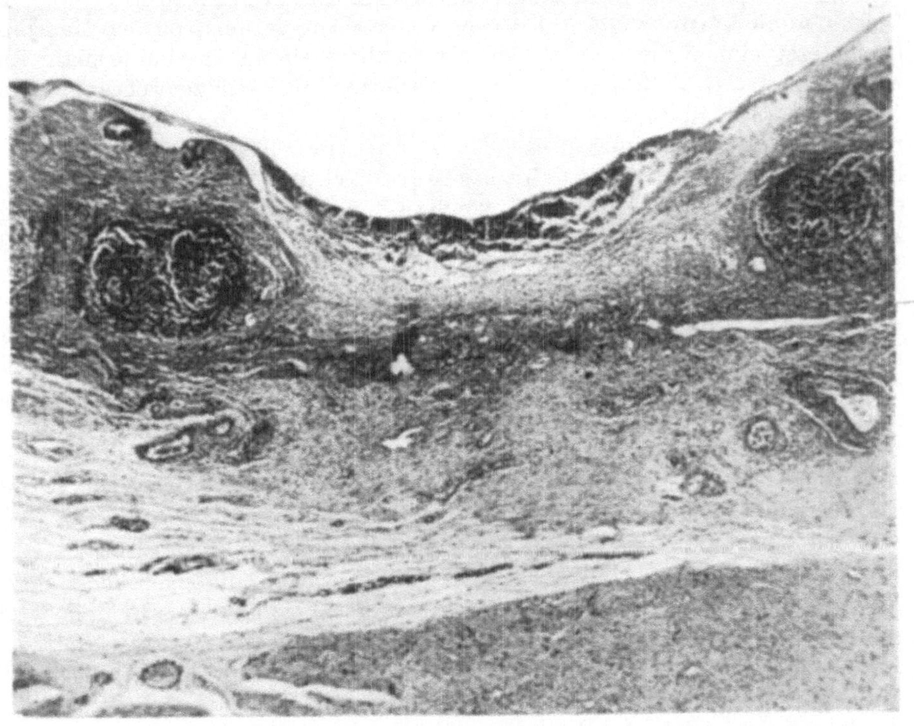

Abb. 23. Übergangsphase zum akuten Ulcus. Akute Erosion mit Durchbrechung der Muscularis mucosae, von der nur noch Reste degenerierter Muskelfasern zu sehen sind. Nirgends Nekrosen. Fibrinös-leukocytäres Exsudat ober- und unterhalb der teilweise schon zerstörten Muscularis mucosae (x). Die oberste Schicht des aufgelagerten Exsudates besteht fast nur aus Leukocyten. Die Submucosa ist verbreitert durch ein mächtiges fibrinös-leukocytäres Exsudat. Erweiterte Lymphgefäße. Perivasculäre Leukocytenanhäufungen. Im Zwischengewebe der Muscularis propria fibrinös-leukocytäres Exsudat und erweiterte Lymphgefäße. Verfettung und degenerative Veränderungen der Muskelfasern.

Neben unseren positiven Erhebungen ist eine negative Feststellung von größter Bedeutung. Wie wir mehrfach ausdrücklich betont haben, haben wir niemals anämische Nekrosen oder hämorrhagische Infarkte gesehen, desgleichen niemals Epithelnekrosen oder oberflächliche Verschorfungen. Für eine Mitwirkung des Magensaftes beim Zustandekommen der Erosionen haben wir niemals in den histologischen Bildern irgendeinen Anhaltspunkt gewinnen können.

Auch die viel erörterten sog. „hämorrhagischen Erosionen", die am Leichenmagen eine bekannte Erscheinung sind, haben wir am lebenswarm fixierten Resektionspräparat niemals zu Gesicht bekommen. Wir sind daher zu dem

Schluß gekommen, daß bei der Entstehung und Weiterentwicklung der Erosionen die Wirkung des Magensaftes zum mindesten eine wesentliche Rolle nicht spielt und haben den Vorschlag gemacht, die Bezeichnung „Ulcus pepticum" als in ätiologischer und vor allem praktisch-therapeutischer Hinsicht irreführend überhaupt fallen zu lassen.

Wenn ich damit eine Einwirkung des Magensaftes auf die lebende Magenschleimhaut und überhaupt auf lebendes Gewebe im Sinne einer Anätzung oder gar Andauung ablehnen muß (vgl. hierzu auch S. 130ff.), so wird dabei die, freilich noch keineswegs geklärte, Frage nicht berührt, ob der Magensaft (wenn erst einmal die Epitheldecke der Schleimhaut durch eine primäre Entzündung zerstört und dadurch eine Berührung des Stützgewebes mit dem Magensaft ermöglicht ist) im weiteren Verlauf der Geschwürsentwicklung nicht doch als entzündungserregender oder entzündungsunterhaltender Schädling, allerdings mit physikochemischer Wirkung — also nicht im Sinne einer Anätzung oder Andauung, sondern einer Erzeugung von Quellungszuständen des Stützgewebes — in Betracht gezogen werden kann (vgl. S. 131). Eine schon vorhandene erosive oder ulceröse Entzündung könnte dadurch noch gesteigert oder am Abklingen gehindert werden. Freilich spricht sehr vieles (vgl. S. 132) auch gegen diese Annahme (denn um mehr kann es sich nach Lage der Dinge nicht handeln), die an und für sich einen Ausgleich zwischen meinem Standpunkt und der fast allgemein vertretenen und eingesessenen Ansicht geben könnte — wenn sie bewiesen würde. Aber dieser Punkt ist, wie schon gesagt, noch keineswegs geklärt. Er wird durch weitere, vorläufig noch ausstehende exakte Untersuchungen klarzustellen sein, so weit das überhaupt möglich ist.

Noch eine kurze Bemerkung über die sogenannten „follikulären Erosionen". Ganz selten fanden wir follikuläre Erosionen[1] im eigentlichen Sinne, d. h. Schleimhautdefekte über oder im Bereich follikulärer Lymphocytenanhäufungen. Wilson Fox, Gerhardt, Müller, Heyrovsky, Kalima, v. Redwitz u. a. messen den Follikeln an und für sich eine Bedeutung für die Entstehung der Erosionen zu. Auch ich habe in meiner ersten Arbeit follikuläre Erosionen abgebildet und habe sie zunächst auch als besondere Form der Erosion aufgefaßt. Unsere weiteren Erfahrungen haben keine Berechtigung hierfür erbracht. Schon Nauwerck und später Moszkowicz haben den Follikeln nur eine zufällige Rolle beim Zustandekommen von Erosionen beigemessen. Puhl hat sorgfältige Untersuchungen mit Hilfe der Oxydasereaktion angestellt und dabei niemals eine Verschwärung oder Vereiterung der Follikel festgestellt, wie sie ältere (Wunderlich, Marfan, Förster, Dieulafoy u. a.) und auch neuere Autoren (Steinmann, Moullin, Miller, v. Redwitz) als Ursache von Erosionen oder Geschwüren angenommen haben. Es hat sich im Gegenteil gezeigt, daß in den Follikeln niemals eine nennenswerte leukocytäre Durchsetzung festgestellt werden konnte. Auch in Follikeln, die in nächster Nachbarschaft von akuten Erosionen sich fanden, konnten in den Oxydasepräparaten nur vereinzelte blaue Punkte festgestellt werden oder sie fehlten überhaupt ganz (Abb. 21). Aus diesen Feststellungen geht hervor, daß der Begriff der follikulären

---

[1] Ausführliche Literatur über die follikulären Erosionen findet sich bei Hauser und v. Redwitz und Fuß.

Erosionen überhaupt fallen zu lassen ist, da die Lymphknötchen an dem akut
entzündlichen Prozeß eben nicht teilnehmen. Die Lymphknötchen spielen
also beim Zustandekommen der Erosionen nur eine untergeordnete, zufällige
Rolle. Auch die sog. follikulären Erosionen sind den oben beschriebenen ohne
weiteres gleichzusetzen. Es handelt sich um dieselben akut entzündlichen

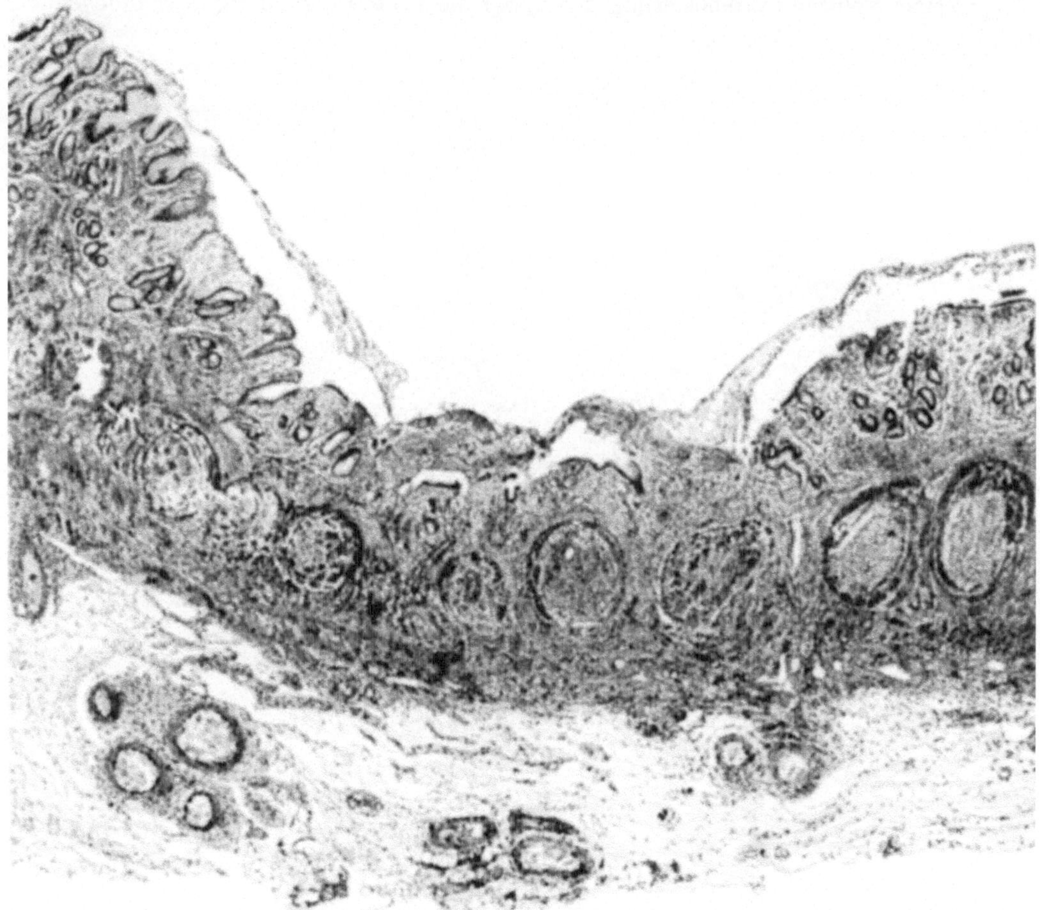

Abb. 24. Typische, akut entzündliche oberflächliche Erosionen mit Ausströmen eines fibrinös-
leukocytären Exsudates als Erscheinung eines akuten gastritischen Schubes bei schon bestehender
Gastritis atrophicans follicularis. Keine Spur von Nekrosen. Dichte leukocytäre Durchsetzung der
Schleimhaut (ohne Beteiligung der Follikel) und der entzündlich aufgelockerten Muscularis mucosae.
Fibrinös-leukocytäre Exsudatbildung in der Submucosa mit perivasculärer Leukocytenanhäufung.
(Diese Abbildung und die Abb. 43—47 betreffen den gleichen Fall.)

Vorgänge, die sich nur in diesem Falle über Lymphknötchen abgespielt haben
(Abb. 24), wie sie sehr oft gehäuft als Ausdruck bereits vorliegender chronischer
Veränderungen (Gastritis chronica follicularis) auftreten. Beim Verschwinden
der akuten Entzündung können dann allerdings Bilder sich ergeben, die es
fälschlich nahelegen, den Follikeln an sich eine Rolle für das Zustandekommen
der Erosionen zuzusprechen (Konjetzny). Puhl nimmt an, daß es sich
gewöhnlich um Abheilungsformen der in Sulci lokalisierten Erosionen handelt.

IV. Heilungsvorgänge an den Erosionen.

Das führt uns zu den Heilungsvorgängen an den Erosionen. Es kommt unter dem Einfluß einer Schonung der Magenschleimhaut durch therapeutisch-diätetische Maßnahmen oder durch die infolge der subjektiven Beschwerden verringerte Nahrungsaufnahme für gewöhnlich, wahrscheinlich in kurzer Zeit, zu einer völligen Epithelisierung der durch die akute Entzündung entstandenen

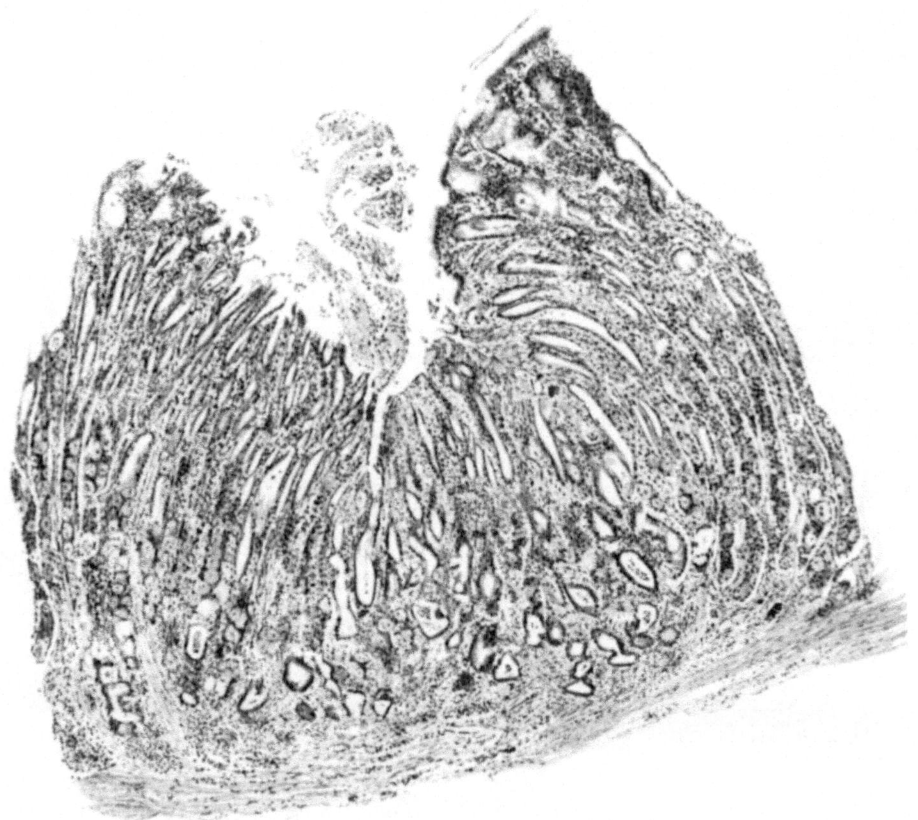

Abb. 25. Beginnende pseudopylorische Umwandlung bei abheilender Erosion des Fundusdrüsengebietes. Überall weisen vereinzelt und in Säulen liegende Belegzellen auf die geschwundene Struktur der Fundusschleimhaut hin. Die regenerierenden unspezifischen Drüsen treten deutlich in Erscheinung. Leukocytenpfröpfe in Drüsenlichtungen. [Nach Puhl, aus Arch. klin. Chir. 158 (1930).]

Erosionen. Der entzündliche Exsudatstrom hört allmählich auf, die starke leukocytäre Durchsetzung des betroffenen Schleimhautbezirkes wird geringer. Es tritt die für subakute oder chronisch-entzündliche Prozesse charakteristische Zellinfiltration (eosinophile Zellen, Plasmazellen, Lymphocyten) in den Vordergrund. Gleichzeitig sind deutliche Epithelisierungsvorgänge an den Rändern der erosiven Schleimhautlücken zu sehen. Bei oberflächlichen Erosionen ist dabei eine Bindegewebsneubildung sehr geringfügig, so daß man kaum von einer „Narbe" im eigentlichen Sinne reden kann. Es kommt nur zu charakteristischen Abbiegungen der benachbarten Grübchen nach der Stelle der geheilten

Erosion.   Doch haben wir bei tiefen, die Muscularis mucosae erreichenden abheilenden Erosionen (besonders der Magenstraße und des Isthmus) auch reichlich Bindegewebsneubildung beobachtet, die oft in Form eines Polsters der Muscularis mucosae aufsaß.

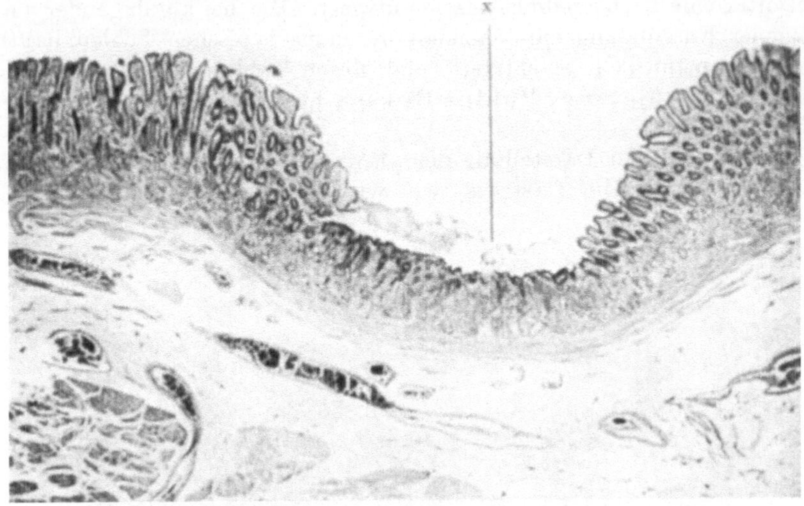

Abb. 26. Abgeheilte flächenhafte Erosion (Pylorusdrüsenabschnitt), an einer Stelle (x) kleiner Defekt mit Ausströmen von fibrinös-zelligem Exsudat (frisch entzündlicher Schub, rezidivierende Erosion). (Nach Konjetzny.)

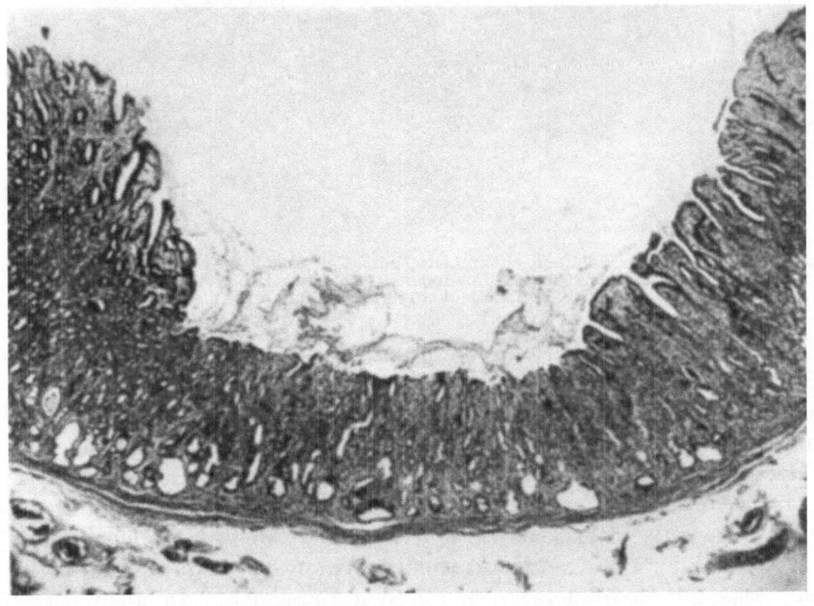

Abb. 27. Typische flächenhafte, dellenförmige Erosion im Fundusdrüsengebiet mit älteren und akut entzündlichen Veränderungen (rezidivierende Erosion). Der dellenförmige Schleimhautdefekt ist zum größten Teil epithelisiert. An mehreren Stellen akut entzündliche Epithellücken, aus denen fibrines leukocytäres Exsudat hervorquillt. Schwund der spezifischen Fundusdrüsen im Bereich der Erosion mit Bildung indifferenter Drüsenschläuche (pseudopylorische Drüsen), die zum Teil cystisch erweitert und mit fibrinös-leukocytärem Exsudat ausgefüllt sind. Perivasculäre Leukocytenansammlung in der Submucosa.

Auch bei oberflächlichsten Erosionen gehören verschieden ausgesprochene Veränderungen des Drüsenparenchyms zur Regel:
Degeneration und Zerfall der spezifischen Drüsen, Bildung unspezifischer Drüsen,
Cystenbildung, Vorwuchern der Grübchen, deren Epithel ebenso wie das Deckepithel öfter eine Becherzellmetaplasie aufweist. Die bei abklingender und abgeklungener Entzündung entstehenden durchaus typischen Schleimhautbilder
haben wir ausführlich geschildert und durch zahlreiche Abbildungen ver-
anschaulicht (Konjetzny, Puhl). Es kann hier nur das Wichtigste herausgegriffen werden.

Ich habe in meiner Darstellung der „Entzündungen des Magens" besonders
hervorgehoben, daß die Gastritis, wie wir sie beim erwachsenen Menschen

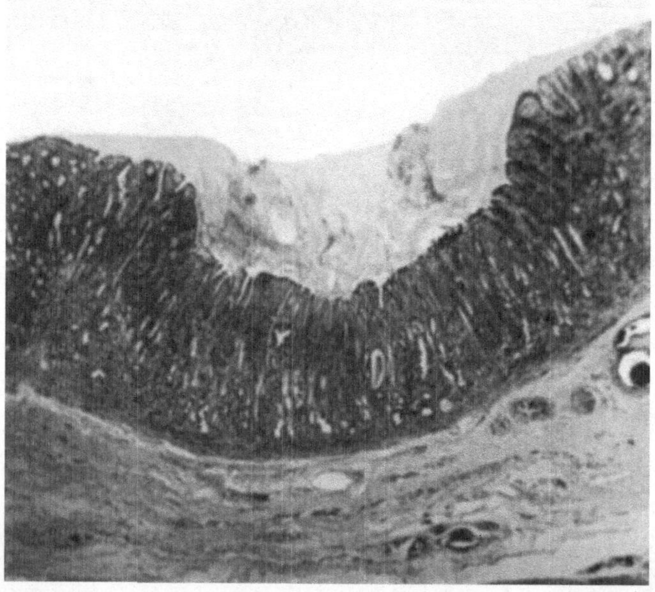

Abb. 28. Dellenförmige, in Schüben entwickelte, zum Teil abgeheilte Erosion des Fundusdrüsengebietes mit akut entzündlichen feinen Erosionen (rezidivierende Erosionen), aus denen mächtige
Schwaden von fibrinös-leukocytärem Exsudat herausströmen.

gewöhnlich beobachten, meist eine Verquickung von chronisch und akut entzündlichen Veränderungen darstellt. Das entspricht durchaus dem bekannten periodischen klinischen Verlauf der Erkrankung. Jeder akut entzündliche Schub
hinterläßt, wenn er einigermaßen erheblich war, nach dem Abklingen gewisse
Veränderungen der Schleimhautstruktur [Degeneration und Schwund der Drüsen
oder Ersatz durch indifferente Regenerationsprodukte (Abb. 25)], die wir als
chronische Gastritis zu bezeichnen gewohnt sind. Jede neue Schädigung kann
aber in so veränderter Schleimhaut wieder zu akut entzündlichen Erscheinungen
führen. Das gilt besonders auch von den Erosionen. In allen Resektionspräparaten haben wir in allen Formen und Entwicklungsphasen frisch entzündliche Erosionen, verheilende mit Abklingen der akut entzündlichen Gewebsreaktion und reaktionslose Abheilungsstadien derselben gefunden (Konjetzny,
Puhl). Das Bild wird noch verwickelter dadurch, daß in abgeheilten

Erosionen durch einen neuen akuten Entzündungsschub wieder typische entzündliche Erosionen auftreten können[1] (rezidivierende Erosion) (Abb. 26, 27, 28, 29, 58, 59).

Welche Bedeutung diesen wechselnden Vorgängen für den Schleimhautumbau zukommt, haben wir ausführlich erörtert. Das verschiedenartige Verhalten der Erosionen muß besonders betont werden, da Aschoff (1925) gegen unsere Ansicht von der Entstehung der Erosionen den Einwand gemacht hat: „Die bekannte Tatsache, daß die Schleimhauterosionen, besonders die multipel auftretenden, einen ganz frischen Charakter zeigen,

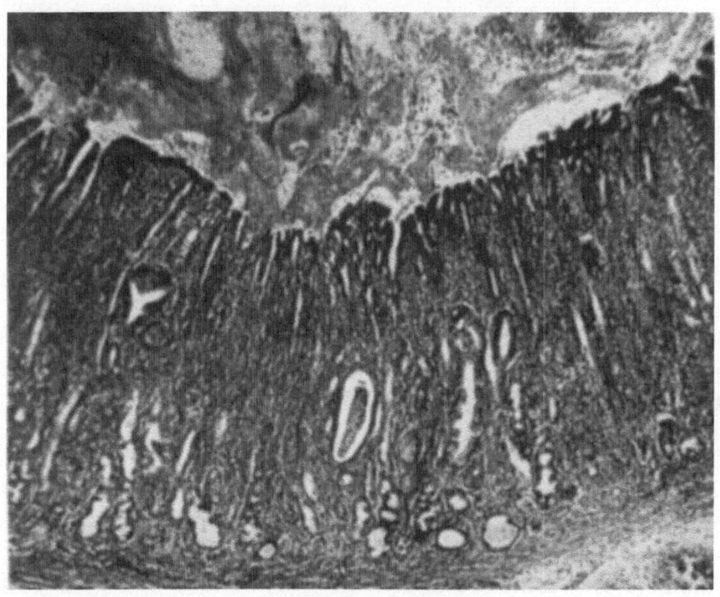

Abb. 29. Stärkere Vergrößerung zu Abb. 28. Umbau der Fundusdrüsenschleimhaut. Bildung unspezifischer Drüsen (pseudopylorische Drüsen) mit cystischer Erweiterung. In den erweiterten Drüsenlichtungen fibrinös-leukocytäres Exsudat, in einem größeren cystischen Hohlraum besonders deutlich. Im leukocytär durchsetzten Zwischengewebe noch hier und da freiliegende Belegzellen als Reste zugrunde gegangener Fundusdrüsen. Die Muscularis mucosae ist entzündlich aufgelockert.

weist schon darauf hin, daß andere Momente als ein chronischer Katarrh die Hauptrolle spielen müssen." Obwohl Aschoff damals unsere Ansicht ausdrücklich bekämpft hat, gibt er aber andererseits zu, daß unter besonderen Bedingungen auch entzündliche Veränderungen der Schleimhaut zur Erosionsbildung und schließlich zur Geschwürsbildung führen können (vgl. hierzu S. 111).

---

[1] Wenn ich trotzdem vielfach schlechthin von chronischer Gastritis gesprochen habe, so war das, wie ich schon mehrfach betont habe, pathologisch-anatomisch nicht ganz richtig. Es geschah dies erstens in Anlehnung an die Wortprägung Gastritis chronica ulcerosa von Nauwerck, dann aber wollte ich damit vor allem auf den dem Kliniker geläufigen chronisch rezidivierenden Verlauf der Gastritis hinweisen. Es sei nochmals ausdrücklich betont, daß es bei der Erosionsbildung auf den akut entzündlichen Schub und die daraus sich ergebenden akut entzündlichen Gewebszustände ankommt.

Die Tatsache, daß die Gastritis und Duodenitis ulcerosa eine sehr häufige und durchaus typische Erkrankung darstellt, steht heute fest. Im wesentlichen ist, wie schon betont, das Antrumgebiet von dem entzündlichen Schleimhautprozeß befallen (Abb. 1). Das ließe in erster Linie an eine exogene Entstehung der Gastritis denken, wenn selbstverständlich die Bedeutung auch endogener Faktoren von uns nicht vernachlässigt worden ist. Die histologische Untersuchung konnte natürlich einen sicheren Nachweis für die exogene Natur der Gastritis nicht erbringen. Es gibt aber genug experimentelle und klinische Erfahrungen, die als beweisend angeführt werden können.

Nahe lag es, trotz des reichlichen, am Menschen gewonnenen überzeugenden Materials auch experimentell eine weitere Stütze für unsere Ansicht von der entzündlichen Ursache der Erosions- und Geschwürsbildung zu gewinnen. Wir haben diesen Versuch gemacht, ihn aber wieder zurückgestellt; es war schwierig, die notwendigen Reizabstufungen herzustellen, auch sonst waren diese Versuche uns nicht sympathisch. Wir brauchten uns aber eigentlich auch gar nicht nach dieser Richtung zu bemühen, denn der von uns beabsichtigte Versuch war, wenn man so sagen darf, im großen Stil, allerdings unbeabsichtigt, bereits gemacht worden und wird noch gemacht — vom Landwirt.

c) Gastritis ulcerosa der Absetzkälber.

In der Tierpathologie ist das Vorkommen oft zahlreicher Geschwüre im Labmagen der Absetzkälber bekannt. Die Erkrankung stellt sich bei den Kälbern zur Zeit der Umstellung (der zu frühen Umstellung) von der Milch- auf die Rauhfutterernährung ein, hat also ihre Ursache in einem Nährschaden. Die Kälber zeigen verminderte Freßl st, magern zum Teil sehr stark ab, es treten Durchfälle und gelegentlich Blut erbrechen auf. Einige erliegen ganz plötzlich der Erkrankung: sie gehen an den Folgen einer Geschwürsperforation zugrunde, wie sie Bloch beschrieben hat. Der Viehzüchter kennt diese Krankheit und seine Ursache sehr gut, er kennt auch die Heilmittel: Diät, d. h. Rückkehr zur Milch- und Suppenfütterung und als Vorbeugung, die Vermeidung des aus wirtschaftlichen Gründen naheliegenden zu frühen Absetzens von der Milchernährung.

Diese Erkrankung der Absetzkälber hat für die Erklärung der Ursachen auch des menschlichen Magengeschwürs Bedeutung, auf die zuerst Bloch (1905) hingewiesen hat. In umfangreichen Untersuchungen an 1500 Kälbermägen haben Bongert und Tantz (1912) diese Erkrankung der Absetzkälber studiert. Sie wird bei Milchkälbern nie beobachtet, dagegen in zunehmender Häufigkeit von der 4. Woche an, in der gewöhnlich das Absetzen der Kälber erfolgt: im Alter von 4—5 Wochen bereits in $78,4\%$ geschwürige Defekte der Labmagenschleimhaut, im Alter von 12—14 Wochen sogar in 98% der Fälle. Bei dieser letzten Gruppe ließen sich neben den Ulcerationen bereits „sternförmige Narben" nachweisen, die eine vollkommene Übereinstimmung in ihrem Aussehen und mikroskopischen Bau mit den sternförmigen Narben des Menschenmagens boten. Beim Jungrind im Alter von $1/2$—$1^1/2$ Jahren wurden dagegen Geschwüre nicht mehr beobachtet, sternförmige Narben ließen sich aber in $68,7\%$ der Fälle nachweisen. Die Häufigkeit des geschwürigen Magenprozesses bei den abgesetzten Kälbern und das Fehlen von Ulcerationen beim Jungrind veranlaßte Tantz, die Ulcusentstehung mit der physiologischen Entwicklung des Gesamtmagens der Wiederkäuer in Verbindung zu bringen. Infolge der bekannten mangelhaften Entwicklung der Vormägen bei der Geburt (Schmaltz und Auernheimer) ist nach Tantz ein geordnetes Wiederkäuen unmöglich. Das spielt natürlich keine Rolle, solange die Kälber mit Milch gefüttert werden. Erfolgt aber die Umstellung auf Rauhfutter zu früh, so können die noch unvollkommenen Vormägen dieses nicht genügend bewältigen, dem Labmagen werden unvollkommen gekaute und ungenügend erweichte Futtermassen zugeführt. Der

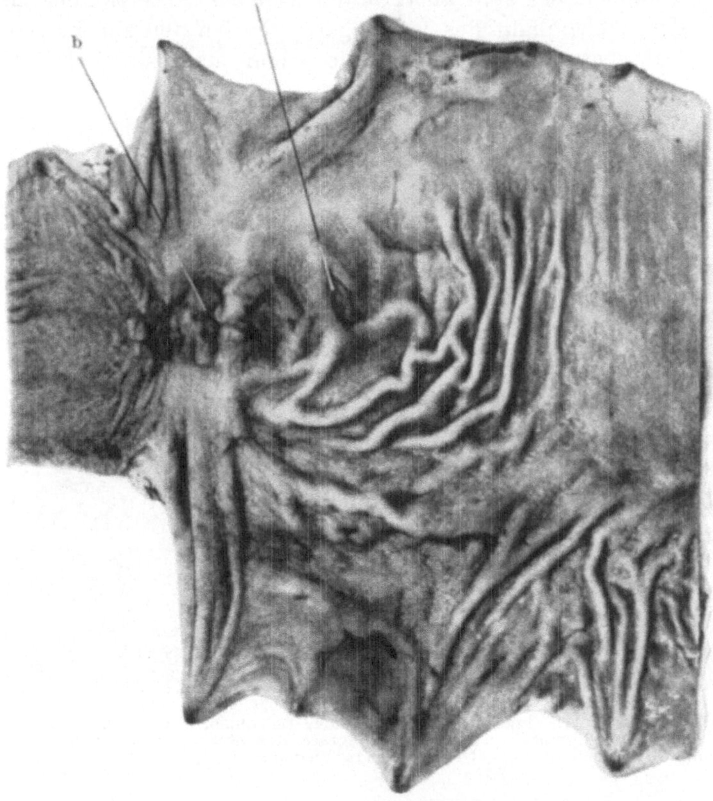

Abb. 30. Labmagen eines Absetzkalbes. Zahlreiche trichterförmige und streifenförmige Erosionen besonders auf dem Schließwulst. a Größere flächenhafte Erosion. b Schließwulst mit zahlreichen kleineren Erosionen. (Nach Konjetzny und Puhl, aus Virchows Arch. 262.)

Zusammenhang der Geschwürsbildung im Labmagen der Absetzkälber mit der Umstellung der Milch- auf die Rauhfutterernährung ist durch die oben angeführten Untersuchungen von Tantz erwiesen. An den erkrankten Mägen ließen sich stets die Zeichen des akuten Katarrhs nachweisen. Die Bewertung dieses augenfälligen Befundes ist aber keine einheitliche. Während Kitt geneigt ist, bei solchem Mitbefund von hyperämischen Flecken, punktförmigen Blutungen, sulzig gequollener Beschaffenheit der Submucosa, Schwellung der Schleimhaut, „katarrhalischen Belägen", den ganzen Zustand als „Gastritis ulcerosa" anzusprechen, sieht Joest in dem Katarrh lediglich eine Begleiterscheinung der Geschwürsbildung, keineswegs aber ein ursächliches Moment derselben.

Bei der Wichtigkeit dieser Erkrankung war es geboten, durch eigene Untersuchungen einen Einblick in das Wesen der Erkrankung zu gewinnen; das schon deswegen, weil die vorliegenden histologischen Untersuchungen uns nicht ausreichend erschienen. Solche Untersuchungen habe ich gemeinsam mit Puhl an dem reichlich zur Verfügung stehenden Material des Kieler Schlachthofes ausgeführt. Die Mägen wurden an Ort und Stelle sofort nach der Schlachtung an der großen Kurvatur aufgeschnitten, aufgespannt und lebenswarm in Formalin eingelegt.

Auch wir fanden bei dem allergrößten Teil der Absetzkälber geschwürige Defekte in der Schleimhaut des Labmagens, die bei den zur Kontrolle untersuchten Milchkälbern stets fehlten. Die schon makroskopisch erkennbaren,

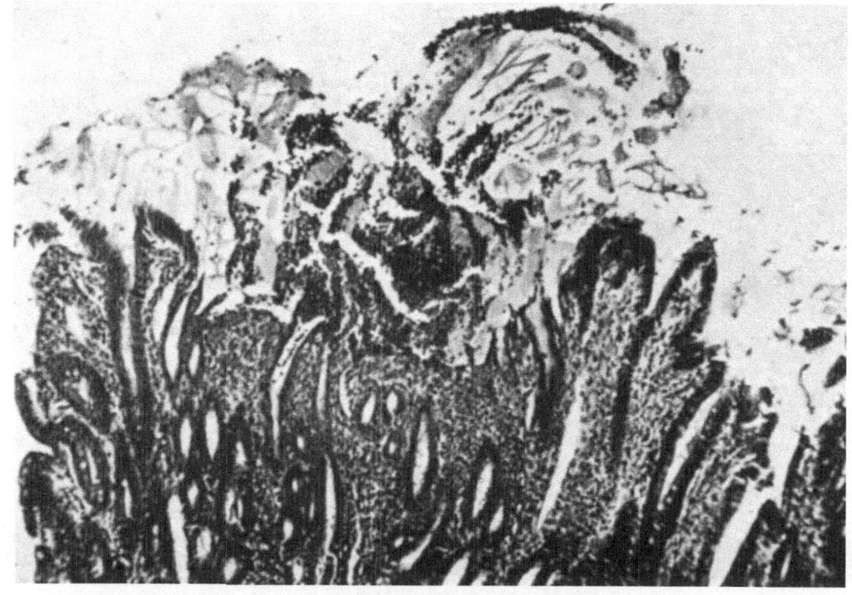

Abb. 31. Labmagen eines Absetzkalbes. Oberflächliche Leistenspitzenerosionen mit ausgeströmtem fibrinös-leukocytärem Exsudat. Dichte leukocytäre Durchsetzung der Schleimhaut und des Deck- und Grübchenepithels. (Nach Konjetzny und Puhl, aus Virchows Arch. 262.)

meist zahlreichen Schleimhautdefekte (wir haben bis 15 gezählt) sind fast ausschließlich in der präpylorischen Labmagenschleimhaut vorhanden. In dieser Zone bevorzugen sie besonders das Gebiet um die kleine Kurvatur am Schließwulst, wo sie in einzelnen Fällen ausschließlich zu finden sind. Sie sind von verschiedener Form und Größe (Abb. 30). Neben rundlichen und streifenförmigen, ganz oberflächlichen Erosionen liegen runde, ellipsenförmige, doch auch häufig unregelmäßige viereckige oder sternförmige, bis in die Submucosa hineinreichende Geschwüre. Daneben sind vielfach kleine Schleimhautdellen oder -einziehungen vorhanden; die akut entzündlichen und abgeheilten Erosionen und Geschwüre liegen in allen Übergängen inmitten einer mehr oder weniger stark geröteten Schleimhaut.

Bei der mikroskopischen Untersuchung zeigte sich, daß es sich hier um einen einheitlichen, entzündlichen Prozeß in der Labmagenschleimhaut handelt:

akute, subakute und chronische Gastritis mit entzündlichen Defekt-
bildungen der Schleimhaut in allen Stadien nnd mit fließenden
Übergängen derselben. Ich zitiere hier als Zusammenfassung die
Befunde unserer Arbeit:

„In allen Fällen zeigt sich im mikroskopischen Bild eine lebhafte Proliferation
des Deckepithels fast auf der ganzen Schleimhaut in Form langer bizarrer
Knospenbildungen. Das Oberende der Deckzellen ist stark verschleimt. Auf
diese Weise ist die Schleimhaut mit einer dichten Schleimschicht bedeckt,
die infolge des Festhaltens der Epithelsprossen der Schleimhaut fest ansitzt.
Die leukocytäre Infiltration ist fleckförmig, teilweise so stark, daß man an kleine
Absceßbildungen denken könnte. Das können unseres Erachtens keine bloßen

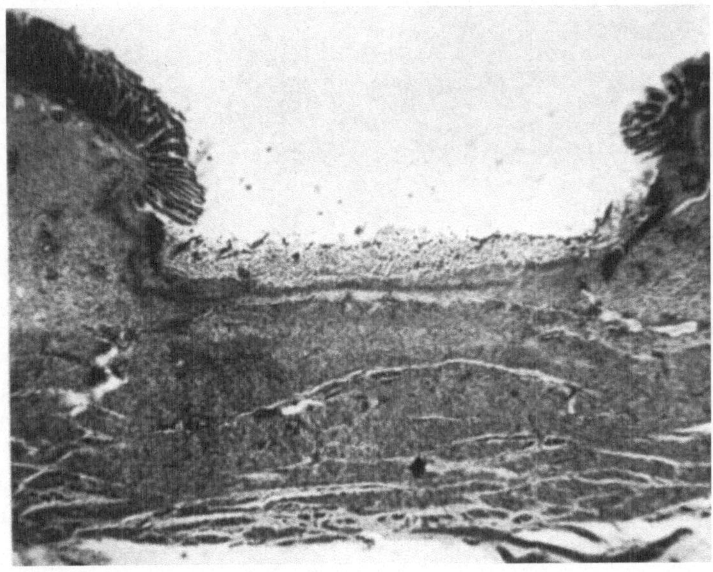

Abb. 32. Akutes Ulcus im Labmagen eines Absetzkalbes. (Nach Konjetzny und Puhl, aus
Virchows Arch. 262.)

Reaktionsvorgänge auf erlittene Traumen sein, die wir auch an unserem Material
nicht beobachten konnten. Nie haben wir an umschriebenen Stellen der Schleimhaut Gewebstrümmer mit Blutungen gesehen, die auf ein größeres Trauma
schließen ließen. Das sagt nun aber nicht, daß ein solches nicht vorhanden
gewesen ist. Es ist sogar nach den Feststellungen von Bongert und Tantz
über den Inhalt der Mägen damit zu rechnen, daß diese mechanischen Läsionen
vorkommen. Jedoch lassen die Mehrzahl unserer Erosionen die Anzeichen für
ein stattgehabtes Trauma vermissen. Als wesentlich müssen wir die Beobachtung
an den beginnenden Erosionen ansehen. An diesen fehlen Nekrosen vollständig.
Durchblutung sind eine außerordentliche Seltenheit, ebenso werden Bakterien
vermißt. An den im Bereich der Erosionen gelegenen Gefäßen sind keinerlei
Veränderungen im Sinne der Thrombose, Embolie und Arteriosklerose festzustellen. Wandverdickungen der Gefäße treten erst auf, wenn bereits ein tiefer
reichendes Geschwür mit einer Granulationsgewebsschicht entstanden ist. Alle

beobachteten Erosionen, die deutlich eine fortlaufende Reihe von Entwicklungsstadien eines Ulcus darstellen, zeigen ebenfalls im Rand und Grund eine akut
entzündliche Reaktion. Wir möchten daher annehmen, daß Schleimhautentzündungen und Ulcerationen aufs innigste zusammenhängen und den Prozeß

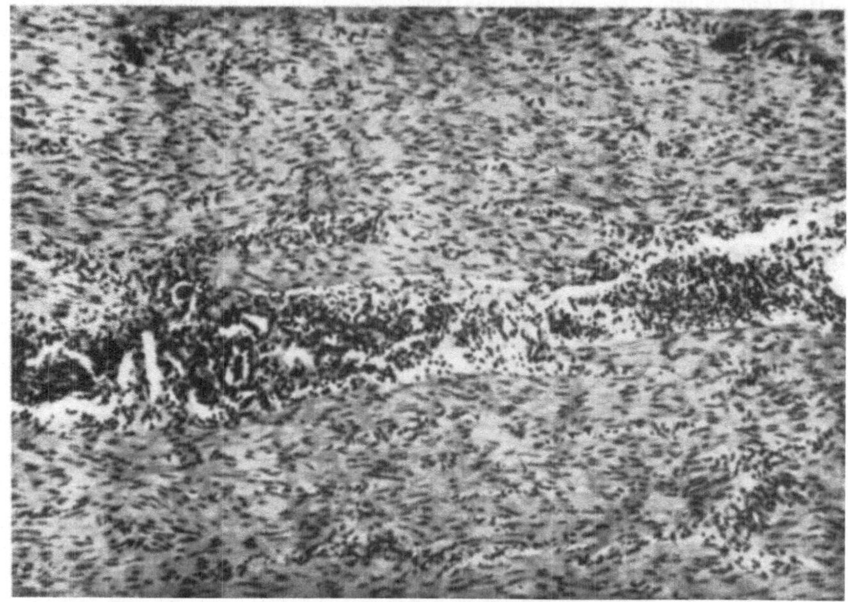

Abb. 33. Stärkere Vergrößerung zu Abb. 32. Muscularis propria unter dem Geschwürsgrund. Schwere interstitielle Myositis (fibrinös-leukocytär). Degenerative Veränderungen der Muskelfasern. (Nach Konjetzny und Puhl.)

deshalb als „ulceröse Gastritis" bezeichnen. Da das Ulcusleiden beim Kalb
nur in dem Lebensabschnitt eintritt, in dem infolge der ungenügenden Entwicklung der Vormägen ein geordnetes Wiederkauen unmöglich ist, da ferner

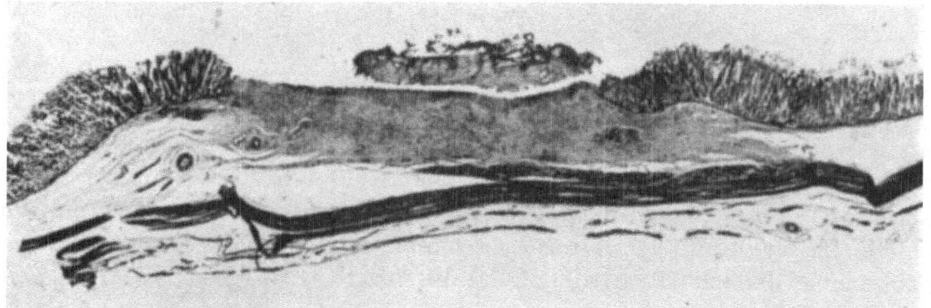

Abb. 34. Subakutes Ulcus mit Übergang zum chronischen Zustand in der Submucosa (aus dem Labmagen eines Absetzkalbes).

die Krankheitserscheinungen bei den Tieren schneller wieder schwinden, wenn
statt Rauhfutter wieder Milch gefüttert wird, so liegt die exogene Entstehung
dieser ulcerösen Gastritis wohl auf der Hand. Wahrscheinlich handelt es sich
um eine vorwiegend mechanische Irritation der Pylorusdrüsenschleimhaut durch

eine Nahrung, an die dieser Magenabschnitt noch nicht gewöhnt ist. Ob tatsächlich eine Zurückstauung der Ingesta am Pylorus dazu nötig ist, wie Tantz es annimmt, wollen wir nicht weiter diskutieren. Auffallend ist nur, daß wir mehrfach Ulcera an dem zum Duodenum abfallenden Schenkel des Schließwulstes und sogar vereinzelte Erosionen auch im Duodenum fanden. Das Fortschreiten der Ulcera ist, wie unsere Untersuchungen zeigen, eine Folge der auf die äußeren Wandschichten übergreifenden akuten Entzündung (Abb. 32, 33). Auf die vollkommene Analogie im Auftreten der Zone der fibrinoiden Degeneration bei dem bis zur Muscularis propria reichenden Ulcus des Kalbes und dem chronischen Ulcus des Menschen machten wir oben schon aufmerksam. Ein chronisches

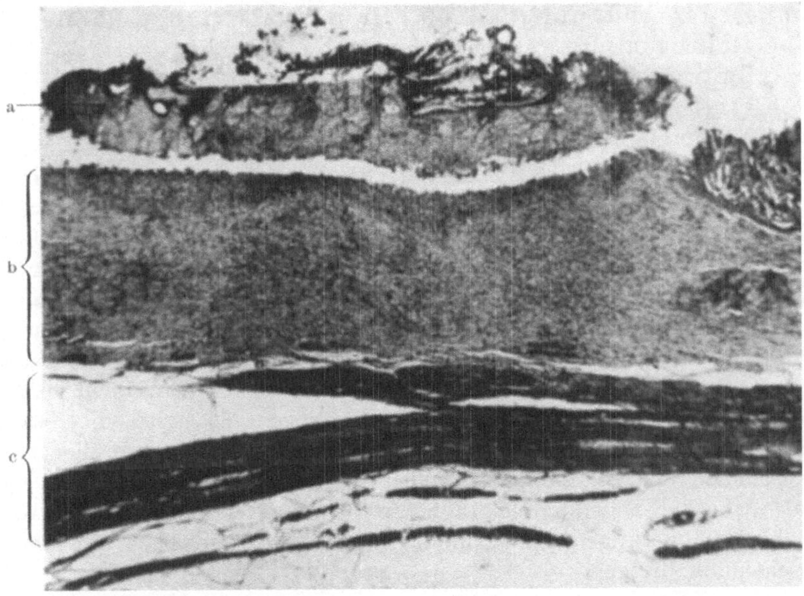

Abb. 35. Stärkere Vergrößerung von Abb. 34. a Dem Geschwürsgrund aufgelagertes, bei der Einbettung etwas abgehobenes fibrinös-leukocytäres Exsudat. b Darunter dicht leukocytär durchsetztes Granulationsgewebe mit Übergang zu zellreichem, mit neutrophilen und eosinophilen Leukocyten durchsetztem Bindegewebe. c Muscularis propria mit geringer interstitieller Entzündung.

Ulcus mit seinem charakteristischen Narbengewebe haben wir dagegen nicht beobachtet und ist auch nach Joest bei Tieren außerordentlich selten. Worauf das zurückgeführt werden könnte, soll hier nicht näher untersucht werden."

Bei weiteren Untersuchungen, welche die schon erhobenen Befunde bestätigt haben, habe ich aber doch in einem Falle mit zahlreichen verschieden großen Erosionen in verschiedenen Entwicklungs- und Heilungsstadien in der Nähe des Schließwulstes ein größeres Geschwür getroffen, das als Übergang einer akuten zur chronischen Geschwürsbildung bezeichnet werden muß. In diesem ist, wie die Abb. 34 und 35 zeigt, eine mächtige Bindegewebswucherung in der Submucosa vorhanden, welche den Geschwürsgrund umgibt. Der Geschwürsgrund besteht aus jugendlichem Granulationsgewebe, das allmählich in Bindegewebe übergeht. Auf dem Geschwürsgrund, der jedes Zeichen einer Nekrose vermissen läßt, liegt eine mächtige fibrinös leukocytäre Exsudatschicht [vgl.

hierzu die ganz analogen Bilder vom menschlichen Magen (Abb. 54 u. 55)]. Zu erwähnen wäre noch, daß wir auch bei den Absetzkälbern alle möglichen Heilungsstadien der Erosionen feststellen konnten.

Die von uns erhobenen Befunde am Labmagen der Absetzkälber entsprechen also vollkommen unseren Feststellungen am menschlichen Magen. Auch hier handelt es sich um einen entzündlichen Prozeß der Magenschleimhaut mit ausgesprochen entzündlichen, oberflächlichen Schleimhautdefekten in allen Entwicklungs- und Heilungsstadien und mit fließenden Übergängen von akut entzündlichen Erosionen zu akut entzündlichen und chronischen Geschwüren. Anhaltspunkte für eine nachweisbare Mitwirkung des Magensaftes im Sinne einer Anätzung oder Andauung haben wir niemals finden können. Anämische Nekrosen oder hämorrhagische Infarkte mit nachträglicher Andauung, also einfach peptisch-korrosive Lückenbildungen der Schleimhaut haben wir nie gesehen. Das Krankheitsbild ist also als Gastritis ulcerosa zu bezeichnen.

Für unser Wissen von der Ätiologie der Gastritis sind die beschriebenen Befunde am Labmagen der Absetzkälber von größter Wichtigkeit. Daß beim Menschen die Überladung des Magens mit schwerverdaulichen Stoffen zur Gastritis führen kann, ist von alters her unter den Ursachen des Magenkatarrhs geläufig. Es handelt sich hier allerdings um ein rein klinisches Urteil. Die Untersuchungen der Kälbermägen haben für dieses eine anatomische Grundlage gegeben. Sie tun einwandfrei dar, daß auf der Basis rein exogener Schädigung durch ungeeignete Ingesta eine Gastritis mit multiplen Erosionen bzw. Geschwüren entstehen kann, daß es also eine exogene Gastritis ulcerosa gibt. Wir können die Befunde am Labmagen der Absetzkälber um so eher auch in der menschlichen Pathologie berücksichtigen, weil sie zeigen, daß ungeeignete aber natürliche Lebensbedingungen mit ihren besonderen Einflüssen am Kälbermagen die Veränderungen hervorrufen, die sie ebensooft auch am Menschen zur Erscheinung bringen.

d) Duodenitis ulcerosa.

Dem Krankheitsbild der Gastritis ulcerosa entspricht im Bulbus duodeni ein durchaus analoges: die Duodenitis ulcerosa. Von mir sind schon in meiner ersten Arbeit entzündliche Veränderungen der Duodenalschleimhaut im Sinne der Duodenitis ulcerosa beim Ulcusleiden nachgewiesen und mit der Ulcusentstehung in Zusammenhang gebracht worden. Judd hat allerdings bereits 1921 in mir erst durch die Arbeit von J. Nikolaysen (1928) bekannt gewordenen Untersuchungen die Duodenitis beschrieben. Bei ganz gleichen klinischen Erscheinungen und Röntgenbefunden hat er zweierlei pathologisch-anatomische Befunde am Duodenum erheben können: 1. Das chronische Duodenalgeschwür mit den gesamten Erscheinungen und dem histologischen Befund des typischen Magengeschwürs, das sog. wahre Duodenalgeschwür, 2. die Duodenitis mit Rundzellendurchsetzung der Mucosa und Submucosa und mit ein oder mehreren punktförmigen Geschwürchen. Bei der zweiten Gruppe ließ die äußere Betrachtung und Abtastung zunächst nichts Krankhaftes erkennen, erst die mikroskopische Untersuchung (Probeexcision) deckte die entzündlichen Veränderungen auf. Die Untersuchung von 64 Fällen der letzten Art brachte Judd zu dem Schluß, daß die Duodenitis kein Früh-stadium des wahren Duodenalulcus ist. Judd stand damals auch auf dem Standpunkt, daß das Ulcus ventriculi und duodeni zwei getrennte und voll-kommen verschiedene Krankheiten seien. Bezüglich der Ätiologie des Duodenal-geschwürs mißt er mit Rosenow der Streptokokkeninfektion eine erhebliche Bedeutung bei. In einer späteren Arbeit[1] ergänzt Judd mit Nagel seine Unter-suchungen über die Duodenitis. Er hebt die leichte Wandverdickung im ent-zündlich veränderten Gebiet hervor. Diese ist nicht sehr ausgedehnt und betrifft meist die vordere Duodenalfalte nahe dem Pylorus (2—3 cm im Umfange). Die Leukocytendurchsetzung kann durch die Muscularis hindurch bis an die Serosa reichen. Es kommen aber auch ausgedehntere entzündliche Veränderungen vor, gelegentlich mit einer Gastritis vergesellschaftet. Unter Bezugnahme auf unsere Untersuchung betonten nun auch Judd und Nagel in dieser Arbeit den engen Zusammenhang zwischen Duodenitis und chronischem Duodenalulcus. „Alle chronischen Geschwüre entstehen wahrscheinlich aus der Duode-nitis.“ Gleichfalls aus der Mayo-Klinik hat McCarty über 534 Fälle von Duodenalerkrankungen berichtet. Neben 425 Ulcera duodeni wurden in 97 Fällen ohne nachweisbares Ulcus ein Stück Duodenum herausgeschnitten, in dem ledig-lich eine Duodenitis nachzuweisen war. Die akuten Veränderungen scheinen, soweit es aus der kurzen Beschreibung hervorgeht, von McCarty in gleicher Weise beobachtet worden zu sein wie von uns. Nach McCarty macht die diffuse Duodenitis dem Chirurgen keine Schwierigkeit in der Erkennung, die umschrie-bene Form bietet dagegen an der Serosa ein Bild, das nicht zu unterscheiden ist von demjenigen, das in Verbindung mit kleinen Geschwüren gesehen wird. Gemeint ist die Hyperämie der Serosa, die auch in den durch Erosionen und kleine Geschwüre ausgezeichneten Fällen vorhanden ist. Mit seiner kurzen Darstellung, die auf einem großen Material fußt, in dem Frühfälle des Ulcus-leidens außerordentlich häufig sind — ein Teil der abgebildeten Ulcera möchte Puhl noch als Erosionen ansehen —, will McCarty die Aufmerksamkeit auf die ersten Schädigungen im Duodenum lenken, weil er glaubt, daß nur dadurch ein Eindringen in die wahren ursächlichen Einflüsse der Geschwürsbildung möglich ist. Nagel hat erst letzthin im Überblick die Duodenitis geschildert. Sie stellt ein in sich geschlossenes selbständiges Krankheitsbild dar, das häufig mit einem Duodenalgeschwür vergesellschaftet ist. Die klinischen Symptome der Duodenitis sind dieselben wie die des typischen Duodenalgeschwürs. Die Periodizität der klinischen Erscheinungen kann viel besser durch die Duodenitis als durch das chronische Geschwür erklärt werden. Daß die Entzündung eine wichtige Rolle im Ulcusproblem spielt, beweist nach seiner Ansicht die Tatsache, daß eine mehr oder weniger ausgedehnte Gastritis, auch ohne Geschwür bei Kranken mit typischer Geschwürsanamnese vorkommen kann (vgl. hierzu S. 70f.).

Puhl hat in einer sorgfältigen Arbeit die Schleimhautveränderungen des Bulbus duodeni beim Geschwürsleiden des Duodenum und des Magens einer umfassenden systematischen Untersuchung unterzogen. Es gibt diese Arbeit erst den eigentlichen wissenschaftlichen Untergrund für unsere seit dem Jahre

---

[1] Judd und Nagel: Duodenitis. Annals of surg. **1927,** 85.

1923 betonte Bedeutung entzündlicher Schleimhautprozesse auch für die Entwicklung des Ulcus duodeni. Sie enthält neue Gesichtspunkte und neue Feststellungen, die für die Beurteilung der morphologischen Grundlagen des Ulcus duodeni von größter Wichtigkeit sind.

Die von Puhl beschriebenen Befunde der Duodenalschleimhaut wurden in regelmäßiger Weise sowohl neben einem chronischen Ulcus als auch ohne dieses im Sinne der oben schon ausführlich beschriebenen Gastritis ulcerosa erhoben (Duodenitis ulcerosa). Puhl konnte zeigen, daß selbst die makroskopisch sichtbaren Erosionen zum mindesten ebenso häufig vorkommen wie das chronische Ulcus duodeni. Das charakteristische Schleimhautbild der Duodenitis

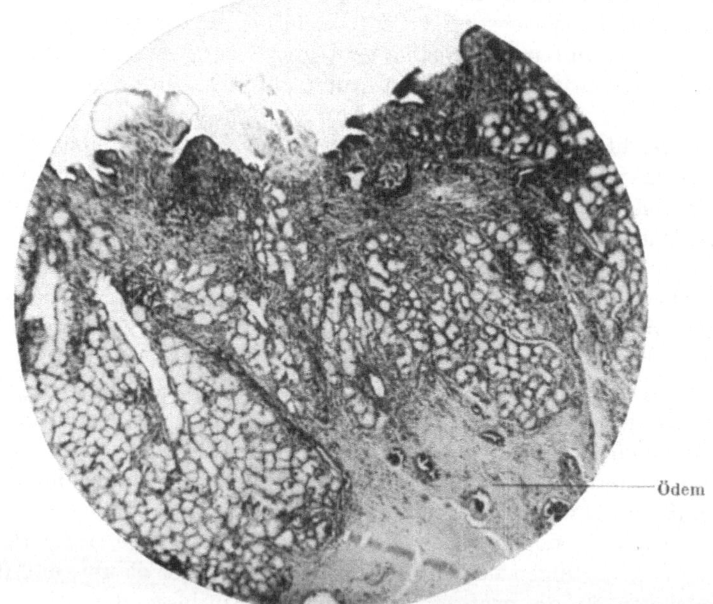

Abb. 36. Frische Erosion im Bulbus duodeni bei ulceröser Gastritis und Duodenitis. Starker Drüsenschwund. Erhebliche Infiltration des Zwischengewebes und der Zotten mit Leukocyten und Rundzellen. Fibrinös-leukocytäres Exsudat. (Nach Puhl, aus Virchows Arch. 265.)

ist auch sehr häufig beim Ulcus ventriculi beobachtet worden, selbst wenn das Ulcus oberhalb des Angulus saß. In jedem Falle von Ulcus duodeni ist, wie ich schon oben gesagt habe, eine Antrumgastritis gefunden worden. Es ist ein völliger Parallelismus in dem histologischen Bild der Duodenitis und Gastritis vorhanden, das nur vereinzelte, im anatomischen Bau bedingte Unterscheidungsmerkmale erkennen läßt. Die Übereinstimmung bezieht sich sowohl auf die akut entzündlichen als auch auf die chronischen Veränderungen der Schleimhaut.

Bei der akuten Entzündung: Starke Erweiterung und Füllung der Capillaren vor allem in den subepithelialen Schichten, leukocytäre Durchsetzung und Exsudatbildung im interstitiellen Gewebe, degenerativer Parenchymschwund an den Brunnerschen Drüsen, entzündliche Infiltration oft

auch der Muscularis propria bis zur Serosa. Die Vorgänge der Leukocytenwanderung in und durch das Epithel vollziehen sich in der gleichen Weise wie

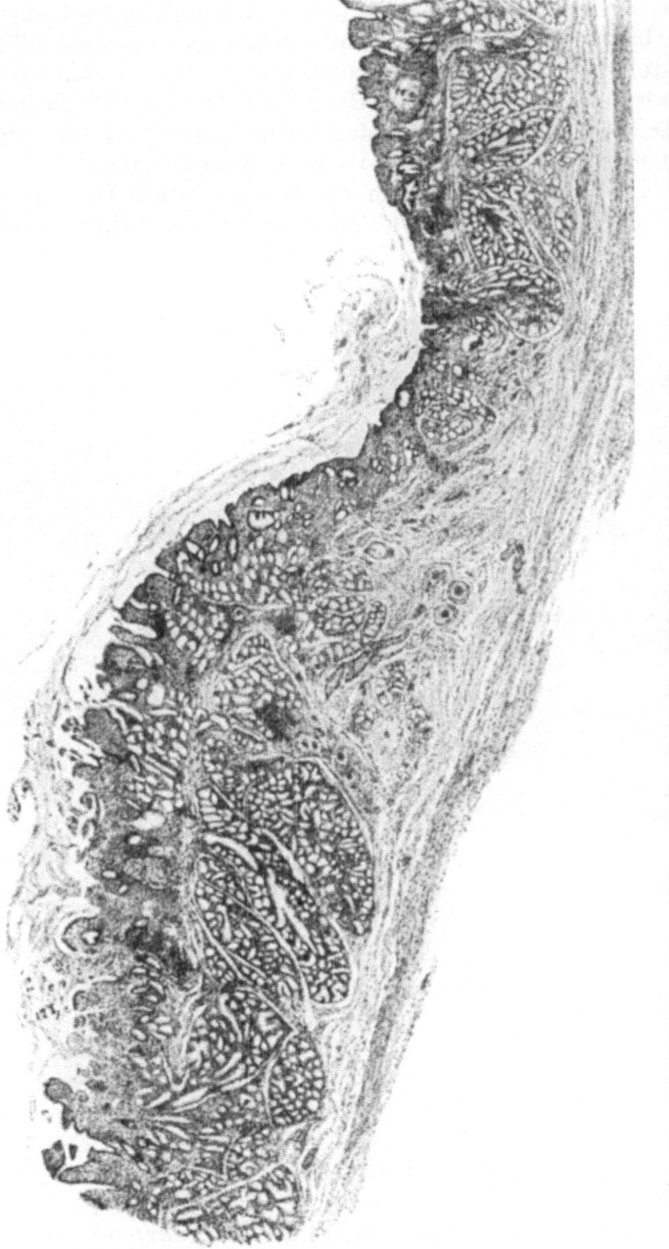

Abb. 37. Übersichtsbild aus einem Längsschnitt durch die Hinterwand des Duodenum in einem Fall von Ulcus ventriculi am Angulus. Frische oberflächliche und tiefere Erosionen. Umbau der Schleimhaut. (Nach Puhl, aus Virchows Arch. 265.)

am Magen. Es treten unter den gleichen Bedingungen ganz gleich gebaute
kleinere und größere entzündliche Erosionen auf, wie wir sie im Magen ausführlich beschrieben haben (Abb. 36, 37, 38, 39).

Chronische Veränderungen: Den am Magen zu beobachtenden grundsätzlich entsprechende Regenerationserscheinungen am Deckepithel und Abheilungsvorgänge an den Erosionen mit charakteristischer Narbenbildung. Fortschreitender Schwund des bei der akuten Entzündung geschädigten Drüsenparenchyms bis zur völligen Atrophie und Umwandlung in darmähnliche Schleimhaut (Duodenitis atrophicans progressiva). In so veränderter Duodenalschleimhaut treten akut entzündliche Schübe mit Erosionsbildung in der gleichen Weise in Erscheinung wie in der Magenschleimhaut (Abb. 38, 39). Sehr beachtenswert ist die Feststellung von Puhl, daß im Duodenum als Folgezustand der Entzündung Degenerationsformen der Brunnerschen Drüsen auftreten, die wegen ihrer Form „als pseudopylorische Drüsen" bezeichnet werden können

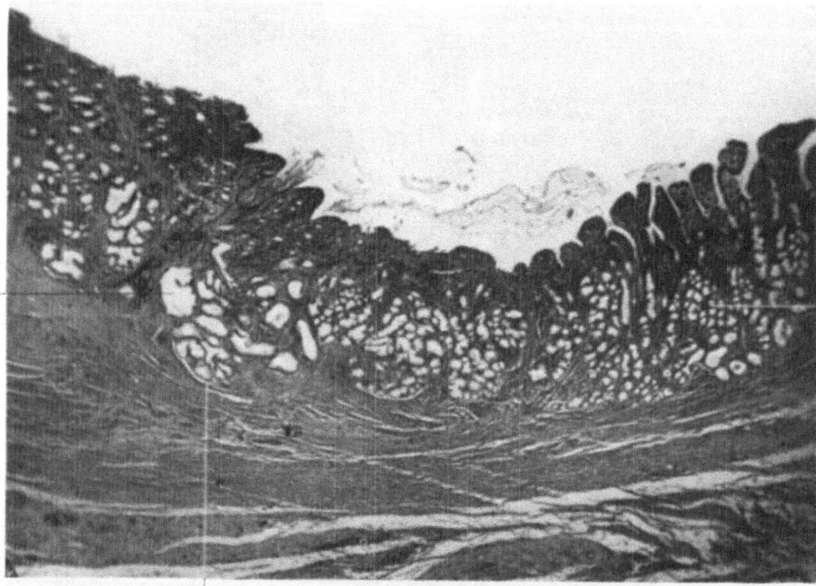

Abb. 38. Abgeheilte tiefe Erosion mit Umbau der Duodenalschleimhaut in „pseudopylorische" Schleimhaut. Cystische Erweiterung der Drüsen. Heterotope Drüsen. (Nach Puhl.)

(Abb. 38, 39). Es entspricht dieser Zustand durchaus den pseudopylorischen Drüsen (Stoerk), wie sie als unspezifische Regenerationsform im Ablauf entzündlicher Vorgänge aus den spezifischen Fundusdrüsen entstehen. Auch hier handelt es sich nicht um angeborene Drüsenverlagerungen, sondern um Folgezustände einer Entzündung. Darauf muß besonders hingewiesen werden, weil Spath im Duodenum ganz gleiche Drüsenbildungen beschrieben hat, die er als Pylorusdrüsendystopien bezeichnet, und v. Haberer diesen als „Säurewecker" eine große Bedeutung für die Entstehung des Ulcus jejuni postoperativum beimißt (vgl. S. 148).

Hämorrhagische Infarkte, anämische Nekrosen sind auch im Bulbus duodeni niemals von uns gesehen worden.

Noch eine Feststellung, die unbedingt gegen die Infarkttheorie der Geschwürsbildung spricht, ist hervorzuheben. Puhl fand selbst bei ganz oberflächlichen Erosionen im Bereich der Zotten und Kryptenschicht, die noch nicht einmal die Propria mucosae durchsetzt zu haben brauchten, vielfach einen Schwund der tiefen Brunner-Drüsenschicht (Abb. 36). Dadurch erschien die Schleimhaut selbst an diesen Stellen eingesunken. Im Bereich der ehemaligen Drüsenschicht fanden sich nun in einigen Fällen die von Holzweißig beschriebenen myomartigen Muskelbündel, die, wie Puhl gezeigt hat, nichts anderes sind, als die entspannten und dadurch verdickt erscheinenden Bündel der Muscularis mucosae (die im Gegensatz zu der bisherigen Anschauung im Bulbus duodeni normalerweise maschenförmig angeordnet sind und die Brunner-Drüsengruppen zwischen sich fassen). Wollte man die Defektbildung und den Drüsenschwund auf einen Infarkt zurückführen, so wäre gar nicht erklärbar,

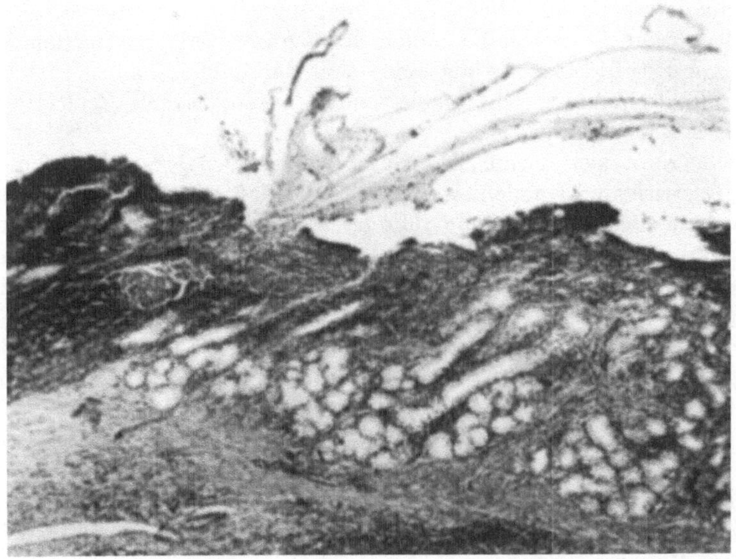

Abb. 39. Chronische Duodenitis mit frischem entzündlichem Schub. Pylorusdrüsenähnliche Schleimhaut mit frischer Erosion. Einheitliche Muscularis mucosae. (Nach Puhl.)

warum diese Muskelbündel nicht auch zugrunde gegangen sind, da doch alle tiefer liegenden, von ihnen normalerweise umfaßten Drüsen zerstört sind.

e) Ursächliche Betrachtung der Geschwürsbildung.

Aus den bisher geschilderten Befunden, die wir bei der mühevollen Verarbeitung unseres großen Resektionsmaterials der letzten zehn Jahre (darunter über 500 systematisch untersuchte Fälle der Kieler Klinik und zahlreiche mir von auswärtigen Chirurgen zur Untersuchung gesandte Präparate) immer wieder in durchaus typischer, ja man kann sagen, fast monoton-typischer Form haben erheben können, haben wir uns durchaus zu der Auffassung bekennen müssen, die ich schon 1923 deutlich ausgesprochen habe, daß die erste Phase der Geschwürsbildung mit einer Infarktbildung nichts zu tun hat, sondern daß die Entstehungsgeschichte des Magen-Duodenalgeschwürs im Rahmen entzündlicher Schleimhautveränderungen des Magens und Duodenum betrachtet werden muß.

Dabei ist klar, daß hier zwei verschiedene Fragen zu beantworten sind: Die Frage nach der formalen und die nach der kausalen Genese. Die erste konnte von uns durch umfassende sorgfältige und mühevolle histologische Untersuchungen eindeutig beantwortet werden: das typische Magen-Duodenalgeschwür entwickelt sich niemals in gesunder Magen- und Duodenalschleimhaut, sondern immer auf der Grundlage einer Gastritis und Duodenitis. Es handelt sich bei dieser um einen wohlcharakterisierten Entzündungsprozeß, der in akuter und chronischer Form zu beobachten ist. Für die Erklärung des Werdeganges eines typischen Magen-Duodenalgeschwürs ist der akute Schub der entzündlichen Schleimhautveränderungen das Wesentliche. Wir haben mehrfach in klarer Weise in der akut entzündeten Magen-Duodenalschleimhaut die Entwicklung oberflächlicher und tiefer entzündlicher Erosionen in allen Entwicklungsstadien, mit fließenden Übergängen zum typischen akuten Geschwür beschrieben. Ich habe daher das typische Magen-Duodenalulcus im Gegensatz zur Infarkttheorie als einen von der Schleimhautoberfläche in die tieferen Wandschichten sich ausbreitenden entzündlichen Zerstörungsprozeß definieren müssen.

Logisch ergibt sich daraus, daß das Magenduodenalgeschwür eine Verwicklung der Gastritis und Duodenitis darstellt und daß die ursächliche Betrachtung der ersten zur Geschwürsbildung führenden Schleimhautzerstörung mit der der Gastritis und Duodenitis überhaupt zusammenfällt (vgl. S. 102). Auf die Ätiologie der Gastritis und Duodenitis, die noch nach vielen Richtungen aufklärungsbedürftig ist, bin ich an anderem Ort ausführlich eingegangen. Hier sei nur betont, wie ich schon dort hervorgehoben habe, daß dabei selbstverständlich nicht nur die exogen, sondern auch die endogen entstandene Schleimhautentzündung zu beachten ist.

α) Klinik der Gastritis und Duodenitis.

Für die ganze Frage sind auch klinische Feststellungen von größter Wichtigkeit, die sich auf ein klinisch und pathologisch-anatomisch kritisch ausgewertetes Material beziehen und gezeigt haben, daß die Gastritis und Duodenitis als anatomische Grundlage der durchaus typischen klinischen Erscheinungen beim Ulcusleiden angesehen werden muß.

Das ist besonders nachdrücklich gegenüber der Meinung von Hauser zu betonen, nach welcher das hier in Betracht kommende klinische Bild wohl fast immer einem mindestens bis in die Submucosa reichenden Geschwür entspricht.

Vom klinischen Standpunkt ist für unsere ganze heutige Auffassung von der „Ulcuskrankheit" von Bedeutung, daß das Wesentliche der „Ulcusbeschwerden" wohl auf die beim Geschwürsleiden immer vorhandene Gastritis bzw. Duodenitis zu beziehen ist. Die Erfahrung, daß die gleichen Magenerscheinungen auch ohne Geschwüre vorhanden sein können (Faber, Konjetzny) hat sich zu dem Schlagwort „Ulcuskrankheit ohne Ulcus" (Morawitz) verdichtet. Ich habe darauf hingewiesen, daß dieses Schlagwort im üblichen Gebrauch nur auf eine Begriffslücke hindeutet und daß es, wenn man die klinischen Erscheinungen im Auge hat, durch den Begriff „Gastritis" zu ersetzen ist. So hat es wirklich begriffliche Substanz, während es immer nur Begriffslücke bleibt, wenn man mit ihm vom entstehungsgeschichtlichen Standpunkt gewisse konstitutionelle Faktoren meint, die bei der Ulcusgenese eine Rolle spielen können, und es gleichsetzt mit einer hypothetischen Ulcusdiathese im Sinne konstitutioneller Innervations- und Zirkulationsstörungen oder Säurebasengleichgewichtsverschiebung. An Hypothesen ist kein Mangel, aber worauf es ankommt, das sind Tatsachen. Es liegen aber Tatsachen nicht vor, welche geeignet wären, die letztgenannte Auffassung ihres spekulativen Charakters zu entkleiden, abgesehen davon, daß wir Konstitution nicht ohne weiteres gleichsetzen dürfen mit Krankheit.

An der Hand einer Anzahl klinisch und pathologisch-anatomisch ausgewerteter Fälle habe ich den Nachweis geführt, daß alle heute noch meist als klassisch gufgefaßten „Ulcussymptome" bei einfacher Gastritis und Duodenitis vorkommen, oder daß die Gastritis und Duodenitis Erscheinungen machen kann, die im allgemeinen für ein Magenduodenalgeschwür als charakteristisch galten. Auch von Bergmann hat das anerkannt. „Für den Reizmagen mit oder ohne Ulcus kommt die Gastritis wieder zu Ehren" (v. Bergmann).

In der neueren Literatur gibt es zahlreiche Mitteilungen, die beweisen, wie häufig bei typischen Ulcuserscheinungen mit der Diagnose Magen-Duodenalgeschwür operiert worden ist, ohne daß bei der Operation sich etwas anderes gefunden hatte, als eine Gastritis bzw. Duodenitis (Bohmansson, Bouchut und Ravault, Czeyda-Pommersheim, Delore, Jouve und Comte, Doberer, Faber, Finsterer, Gregory, v. Haberer, Hohlbaum, Judd, König, J. C. Lehmann, Mandl, Nagel, Neugebauer, J. Nicolaysen, Orator, Paaby, Payr, Puhl, Ramond, Schwarz).

Wichtig ist ferner, daß die neuesten Untersuchungen von v. Bergmann, Hohlweg, Korbsch gezeigt haben, wie sehr die Diagnose Magenneurose zugunsten der Diagnose Gastritis einzuschränken ist. v. Bergmann spricht von „meist ominösen Magenneurosen". „Sagte ein älterer Kliniker, daß unter 10 Magenpatienten 9 eine nervöse Dyspepsie haben, so ist heute nicht einmal mehr das umgekehrte Verhältnis richtig, und so mancher, der noch in jüngster Zeit über Organneurosen, speziell die des Magens, komplizierte Zusammenhänge und Determinationen aufstellte, muß zunächst seine Vorstellungen revidieren auf Grund der einfachen Tatsache, daß ein falsches Etikett auf einen Symptomenkomplex geklebt wurde" (v. Bergmann). Korbsch konnte bei fast allen zunächst als rein nervös erscheinenden Magenbeschwerden fast stets bei der Gastroskopie katarrhalische Symptome feststellen. Ich habe durch vergleichende Auswertung klinischer und anatomischer Befunde gezeigt, wie falsch die Verlegenheitsdiagnose „Magenneurose" sein kann.

Gastroskopische Erfahrungen haben unsere Anschauung als richtig erwiesen. Sie bestätigen die Häufigkeit der Gastritis ulcerosa, wie das aus den Mitteilungen von Schindler, Korbsch und Hohlweg hervorgeht. Eine Übereinstimmung mit uns besteht auch darin, daß die Gastritis durchaus unter den als typisch zu bezeichnenden klinischen Erscheinungen verläuft (Korbsch, Hohlweg). Dadurch hat unsere aus vergleichend pathologisch-anatomischen und klinischen Untersuchungen gefolgerte Ansicht, daß die ulceröse und noch nicht ulceröse Gastritis und Duodenitis in der Hauptsache die Ursache der sog. Ulcusbeschwerden darstellt, bereits eine durch direkte Beobachtung gewonnene Stütze erhalten. Auch für unsere Auffassung von der Ulcusgenese auf der Basis einer

ulcerösen Gastritis sind Korbsch und Hohlweg auf Grund ihrer gastro-
skopischen Erfahrungen eingetreten. Nach Korbsch ist die Gastritis eine con-
ditio sine qua non für die Geschwürsentwicklung. „Für meinen Tätigkeitsbezirk
darf ich jedenfalls die Behauptung aufstellen, daß die Gastritis in ihren verschiedenen Formen, in ihrem allmählichen Übergang zum Ulcus und vor
allem nach der Häufigkeit ihres Vorkommens für die alltägliche Praxis die
wichtigste aller Magenerkrankungen darstellt. Mit Ulcerationen vergesellschaftet sie sich nach unseren Beobachtungen in etwa 70—80% der Fälle",
(Hohlweg).

β) Exulceratio simplex (Dieulafoy); Einhornsche Krankheit; Gastritis chron.
   exfolians (Pariser); Gastritis chron. ulcerosa anachlorhydrica (Sansoni).

Die Tatsache, daß die Gastritis und Duodenitis ulcerosa mit
besonders augenfälligen Symptomen einhergeht, die ganz den sog.
klassischen Ulcussymptomen entsprechen, fordert größte Beachtung. In den Schmerzperioden des Leidens haben wir eine besondere
Häufung der Erosionen gefunden. Auch Moszkowicz hat darauf hingewiesen,
und Puhl hat diese bisher nicht bekannt gewesene oder besser nicht beachtete
Tatsache ausdrücklich hervorgehoben. Das hat besondere Bedeutung auch für
die Beurteilung eines Krankheitsbildes, das dem Kliniker unter verschiedenen
Benennungen bekannt ist, die aber im Grunde auf dieselbe Erkrankung hinzielen:
Exulceratio simplex (Dieulafoy), Einhornsche Krankheit, Gastritis
chronica exfolians (Pariser), Gastritis chronica ulcerosa anachlorhydrica (Sansoni).

Aus unseren Untersuchungen ergibt sich diesen Krankheitsbildern gegenüber
ein klarer Standpunkt, den ich schon früher zum Ausdruck gebracht habe.

Als Exulceratio simplex hat Dieulafoy ein klinisch akut einsetzendes,
vor allem mit schweren tödlichen Magenblutungen einhergehendes Krankheitsbild („On dirait vraiment, que son histoire clinique ne commence qu'a l'hémor-
rhagie") beschrieben, als dessen pathologisch anatomische Grundlage er mehrere
bis fünfmarkstückgroße, zirkuläre elliptische oder auch sternenförmige Schleimhautdefekte mit verschiedenem Sitz fand, die so oberflächlich waren, daß sie ohne
besondere Aufmerksamkeit leicht übersehen werden konnten. Nur bei Schleim-
hautspannung waren sie einigermaßen deutlich. Im Gebiete dieser oberflächlichen Ulcerationen, deren Ränder weder verdickt noch losgelöst waren, und die
einen ganz allmählichen Übergang zur umgebenden Schleimhaut zeigten, fand
Dieulafoy kleine Miliarabscesse, die nach seiner Ansicht wahrscheinlich durch
eine Toxiinfektion entstanden waren. Wenn auch die von Dieulafoy gegebenen
histologischen Befunde zu einer klaren Beurteilung nicht ausreichen, so kann
es beim Vergleich mit den von uns festgestellten entzündlichen oberflächlichen
Defektbildungen der entzündlichen Magenschleimhaut kaum einem Zweifel
unterliegen, daß es sich bei der von Dieulafoy beobachteten Krankheit um
gleiche Zustände gehandelt hat (vgl. Abb. 4). Es ist also die sog. Exulceratio
simplex der Gastritis ulcerosa gleichzusetzen.

Auf ganz schwankendem Boden stehen wir, wenn wir eine Beurteilung
der pathologisch-anatomischen Grundlagen des als Einhornsche Krankheit
bezeichneten Krankheitsbildes nach den in der Literatur niedergelegten Angaben

versuchen. In der großen Literatur über diese klinisch viel besprochene Erkrankung finden sich außer bei Berger und Platter nirgends anatomische Untersuchungen, die ein sicheres Urteil über die pathologisch-anatomischen Grundlagen gestatten. Das Wesentliche des klinischen Bildes der sog. Einhornschen Krankheit ist folgende: Chronische periodische Magenbeschwerden; die Aciditätsverhältnisse des Magensaftes sind weder für Entstehung noch für Beseitigung der Schmerzen von Belang; die Magenschmerzen bilden den Mittelpunkt der Beschwerden. Objektiv ist der konstante Befund von Schleimhautstückchen im meist schwach rot gefärbten Spülwasser bei Ausspülung des Magens in nüchternem Zustand charakteristisch. Diese Erscheinung schwindet mit der Heilung und tritt bei Rezidiven wieder auf. Einhorn glaubt, daß diese Schleimhautstückchen teilweise schon vor der Spülung abgelöst waren und nicht etwa durch den Magenschlauch erst abgerissen worden sind, was aber sicher unrichtig ist. Als Grundlage der klinischen Erscheinungen nimmt er hämorrhagische Magenerosionen im Sinne einer selbständigen Krankheit an, für deren Entstehung allerdings öfter eine chronische Gastritis unzweifelhaft von Einfluß sei. Den Beweis, daß den klinischen Erscheinungen Erosionen zugrunde liegen, hat Einhorn aber nicht erbracht. Daher hat auch Mintz bereits betont, daß mit dem Namen „Magenerosionen" das Wesen der Krankheit ungenügend definiert ist. Daß bei klinischen Erscheinungen, wie sie Einhorn beschreibt, aber tatsächlich Magenerosionen die Grundlage darstellen, hat Berger und Platter durch anatomische Untersuchungen gezeigt. Hemmeter erkennt die Selbständigkeit des Krankheitsbildes nicht an und weist auf die sehr leichte Verletzbarkeit der Schleimhaut bei Achylia gastrica hin. Pariser teilte zuerst den Standpunkt Einhorns, weitere Erfahrungen, die besonders durch die inzwischen mitgeteilten Beobachtungen Nauwercks über die Gastritis chronica ulcerosa beeinflußt worden sind, haben ihn zu der Überzeugung gebracht, daß die hämorrhagischen Erosionen, die Einhorn seinem Krankheitsbild zugrunde gelegt hat, immer nur eine merkwürdige Komplikation einer chronischen Gastritis (allerdings oft in ihrer Frühform) oder eine besondere Art der chronischen Gastritis darstellen, die er daher vielleicht „Gastritis chronica exfolians" nennen möchte. Pariser weist auf das schubweise Auftreten der Erosionsbildung, die Häufigkeit der Rezidive, die Langwierigkeit des Verlaufs hin. Das alles erklärt sich leicht, wenn man die Erosionen als Komplikation einer chronischen Gastritis ansieht. Im übrigen hat schon Nauwerck die Einhornschen Mitteilungen mit Zweifel bedacht. Aus seiner Besprechung dieser geht hervor, daß er bereits geneigt war, die Einhornsche Krankheit der Gastritis ulcerosa unterzuordnen. Platter vertritt auf Grund anatomischer Untersuchungen den Standpunkt, daß es sich um traumatische Erosionen bei Gasrritis handelt. Schon Mintz hat unter Berücksichtigung der Unklarheiten, welche die Frage nach den Grundlagen des von Einhorn beschriebenen Krankheitsbildes umgeben, betont, daß die Gastritis chronica ulcerosa (Nauwerck) hier aus den Schwierigkeiten führen könnte, „könnte man wirklich diese Form stets als eine Komplikation des chronischen Magenkatarrhs annehmen".

Ich glaube, daß wir bei unserer heutigen Kenntnis der Gastritis, besonders der von uns nachgewiesenen Häufigkeit entzündlicher Schleimhautdefekte bei dieser im Sinne einer ulcerösen bzw. erosiven Gastritis auch die Einhornsche Krankheit, sowie das von Sansoni beschriebene Krankheitsbild mit der ulcerösen Gastritis identifizieren können. Jedenfalls haben wir (Konjetzny und Puhl) über zahlreiche Fälle berichtet, die bezüglich der Anamnese und des Krankheitsverlaufes den genannten Krankheitsbildern klinisch zuzurechnen waren und bei denen wir bei der anatomischen Untersuchung eine typische, oft rezidivierende ulceröse Gastritis gefunden haben. Damit dürfte auch endlich Klarheit über das Wesen der genannten vielumstrittenen Krankheitsbilder gebracht sein.

f) Wie entsteht aus der Erosion das akute und chronische Geschwür?

Die zweite Hauptfrage im Ulcusproblem — nämlich ob und wie aus einer entzündlichen Erosion ein typisches Geschwür sich entwickelt, haben wir mehrfach in unseren Arbeiten dahin beantwortet, daß das typische Magen-Duodenalgeschwür einem von der Schleimhautoberfläche in die Tiefe sich allmählich ausbreitenden entzündlichen Zerstörungsvorgang entspricht ohne wesentliche Mitwirkung des Magensaftes.

Wir haben in Vorträgen, welche die Möglichkeit der Demonstration größerer Präparatreihen gestatteten (Chirurgenkongreß 1924, Pathologenkongreß 1925, Kongreß für Verdauungs- und Stoffwechselkrankheiten 1926, dänische chirurgische und medizinische Gesellschaft Kopenhagen 1928), diesen Nachweis für unsere Ansicht geführt. Wir brachten schon 1924 genügend beweiskräftige Befunde: Oberflächliche und tiefe entzündliche Erosionen in allen Entwicklungsstadien, solche mit entzündlicher Auflockerung der Muscularis mucosae, mit Einbruch in die Unterschleimhaut, also eigentliche akut entzündliche Geschwüre, auch bereits solche mit chronisch entzündlichem Grund alles in fließenden Übergängen. Wir haben auch in unseren ersten Arbeiten auf unsere schon erhobenen Befunde, die sich auf die eben angeschnittene Frage beziehen, allerdings nur mit kurzen Worten hingewiesen, da wir zunächst mit unserer Aufgabe, die Entstehung der Erosion zu klären, voll und ganz beschäftigt waren. Es waren eben nur gewissermaßen vorläufige Beschreibungen von Feststellungen, deren Mitteilung in aller Ausführlichkeit zu erwarten stand. Wir sind dabei sorgfältig zu Werke gegangen und haben unsere Ansicht an noch umfangreicherem Material ausreifen lassen. Puhl hat die schwierige Aufgabe systematischer Untersuchungen vor allem übernommen und seine Studien in einer umfassenden gründlichen Arbeit zusammengefaßt, deren Veröffentlichung sich aus äußeren Gründen unerwünscht verzögert hat. Diese Arbeit ist schon deswegen sehr bedeutungsvoll, weil der Beweis, daß aus Erosionen tatsächlich typische Geschwüre sich entwickeln, streng genommen bis zu unseren Untersuchungen nicht geführt worden ist.

Einen triftigen Einwand gegen unsere Ansicht von der Geschwürsentwicklung glaubt Hauser mit folgender Bemerkung erhoben zu haben: „Wohl aber ist es unverständlich, daß man, wenn das Ulcus aus der katarrhalischen Erosion entstehen würde, nicht mindestens die ganze Magenstraße und die ganze Pars pylorica fast stets voll von chronischen Geschwüren findet, nachdem doch hier diese katarrhalischen Erosionen sehr oft in größter Menge, selbst bis zu 100 an der Zahl angetroffen und alle den gleichen Bedingungen für ihren Übergang zum chronischen Geschwür unterworfen sind!" Hauser hat dabei übersehen, daß ich diesen Punkt schon beachtet hatte und dem erwarteten, doch sehr naheliegenden Einwand zuvorgekommen war.

Unter Berücksichtigung der Lokalisationsregel der chronischen Geschwürsbildung im Magen und Duodenum und der Tatsache, daß die chronischen Geschwüre meist einzeln an den bevorzugten Stellen vorkommen, war die in Hausers Bemerkung liegende Fragestellung selbstverständlich und daher von vornherein zu beantworten. Ich habe das schon 1924 auf dem Chirurgenkongreß und 1925 im Arch. für Verdauungskrankheiten getan unter Bezugnahme auf Aschoffs Erklärung der chronischen Geschwürsbildung. Aus

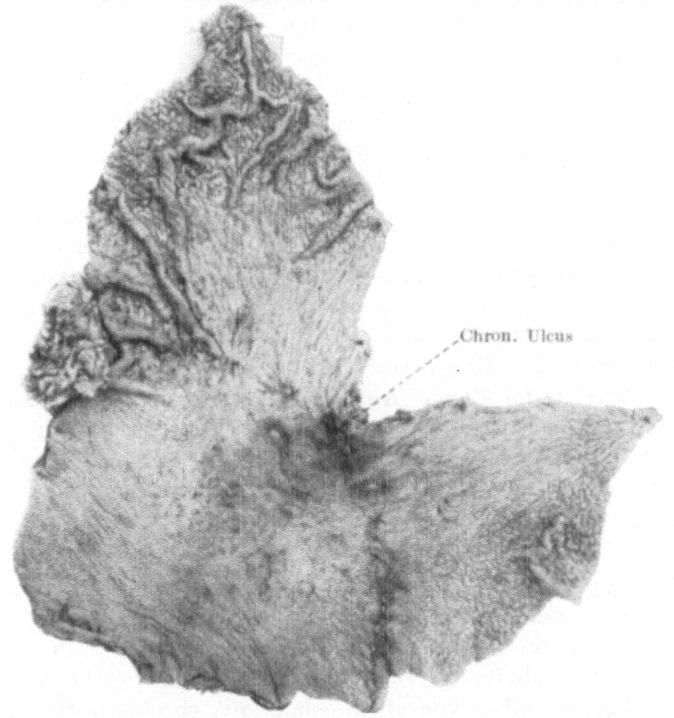

Abb. 40. Tiefe, schlecht heilende Erosionen und oberflächliche Ulcera, angeordnet in einer parabelförmigen, dem Bereich eines stehenden Spasmus im Bereich des Isthmus entsprechenden Linie. Links Pylorus und Duodenum. (Nähere Beschreibung bei Puhl, Arch. klin. Chir. 158 (1930.)

unseren Befunden hatte ich folgendes abgeleitet: die beschriebenen, oft sehr zahlreichen, im allgemeinen leicht abheilenden entzündlichen Erosionen kommen an gewissen Stellen (den typischen Fundstellen des chronischen Ulcus) deswegen nicht zur Heilung, weil dem Abklingen der die Erosion bedingenden entzündlichen Vorgänge eine besondere funktionelle mechanische Einwirkung im Sinne Aschoffs entgegensteht. Ich habe in diesem Zusammenhange auf die bekannte Tatsache hingewiesen, daß durch mechanische und funktionelle Beeinflussung auch sonst aus akuten Schleimhautdefekten schließlich torpide, schlecht oder gar nicht mehr heilende chronische Geschwüre entstehen können. So könne sich z. B. aus einer simplen Analfissur unter den besonderen mechanisch-funktionellen Bedingungen des Analringes schließlich ein chronisches schlecht heilendes Geschwür entwickeln. Ich habe auch zwei Magenpräparate kurz beschrieben (das eine ist in Abb. 40 wiedergegeben), die als willkommenes Beweismaterial für die Aschoffsche Lehre von den Bedingungen gelten konnten, unter welchen aus einer Erosion ein chronisches Geschwür entsteht und habe betont, daß ich der Erklärung für die Entstehung eines chronischen Geschwürs aus einer Erosion durch nur mechanisch-funktionelle Faktoren + Magensaft nicht beipflichten kann. Nach meiner Ansicht spielt eben die fortschreitende durch funktionell mechanische Faktoren unterhaltene Entzündung[1] die Hauptrolle.

a) Verhalten der Erosionen im Bereich der Magenstraße und der physiologischen Engen.

Puhl hat in seiner letzten großen Arbeit diese Ansicht durch gründliche Untersuchungen ausführlich begründet. Er betont noch einmal die von uns mehrfach hervorgehobene Feststellung, daß an den Erosionen bei Schonung bzw. bei sachgemäßer Behandlung recht bald mit Rückgang der akut entzündlichen Erscheinungen eine im allgemeinen schnelle Ausheilung durch Regenerationsvorgänge am Deck- und Grübchenepithel in Erscheinung tritt. Abweichungen von dieser Regel machen sich aber im Bereich des distalen Abschnittes der Magenstraße und der sog. physiologischen Engen (Isthmus, Pylorus, Bulbus) bemerkbar. Bereits makroskopisch fällt in manchen Fällen von ulceröser Gastritis und Duodenitis ein eigenartig rissiges und wie narbig zerklüftetes Aussehen der Magenstraße auf, mit besonderer Häufung tieferer Erosionen im Bereich der Engen (Abb. 41)[2]. Auch pathologische Dauerspasmen treten hier auf, wie ich bezüglich des Pylorus schon erwähnt habe[3] und Puhl in einer sehr interessanten Beobachtung von Kaskaden- oder Treppenmagen ausführlich mitteilt. Der Röntgenbefund war in diesem Falle so ausgesprochen, daß zuerst die Diagnose auf „Ulcus der kleinen Kurvatur mit spastischem Sanduhrmagen" (vgl. die Abbildungen bei Puhl) gestellt worden ist.

Mikroskopisch hat Puhl bei diesen Fällen in Schnitten durch die Magenstraße Erosionen verschiedenster Größe, Tiefe und Reaktion gefunden. Sie durchsetzen hier und da die ganze Schleimhaut, sind zum Teil in die Muscularis mucosae und in die Submucosa vorgedrungen. Neben frischen und abgeheilten Erosionen fanden sich aber vor allem solche mit chronisch entzündlichen Zuständen (vor allem Neigung zur Bindegewebsneubildung) und Fehlen von Regenerationsvorgängen am Epithel. Diese Befunde deuten auf einen Mangel an Heilungsneigung bzw. eine Störung des Heilungsvorganges. Neben den Erosionen fand Puhl immer wieder oberflächliche, nur die Submucosa beteiligende akute Geschwüre mit aus den histologischen Bildern abzuleitender Neigung zum Fortschreiten, besonders an den Stellen, an denen Magenstraße und physiologische

---

[1] Als Ursache der fortschreitenden Entzündung muß aber auch eine sekundäre Bakterienansiedlung im Geschwürsgrund sehr beachtet werden (vgl. S. 135).

Welche anatomischen Zustände ferner die Heilung eines erst einmal entstandenen tiefgreifenden chronischen Geschwürs erschweren oder verhindern, ist so vielfach erörtert worden, daß ich hier darauf nicht einzugehen brauche.

[2] Vgl. auch die von mir im Handbuch von Henke-Lubarsch Bd. IV, 2 gegebene Abb. 5.

[3] Konjetzny, G. E.: Gibt es eine Anzeige zur chirurgischen Behandlung der Gastritis? Arch. klin. Chir. 151 (1928).

Engen sich überschneiden. Auch durch mangelhafte Epithelregeneration ausgezeichnete subakute bis subchronische Geschwüre, noch ohne Beteiligung der Muscularis propria, sind hier in größerer Zahl gefunden worden.

Puhl, der sich noch über die Bedeutung der Magenstraße und der sog. physiologischen Engen und die Gefäßversorgung der Magenstraße kritisch ausläßt, kommt auf Grund seiner durch genaue Befunde gestützten Feststellungen zu dem Ergebnis, daß im Bereich der Magenstraße und der physiologischen Engen eine ausgesprochene Verzögerung der Heilungsneigung nicht nur an den Geschwüren

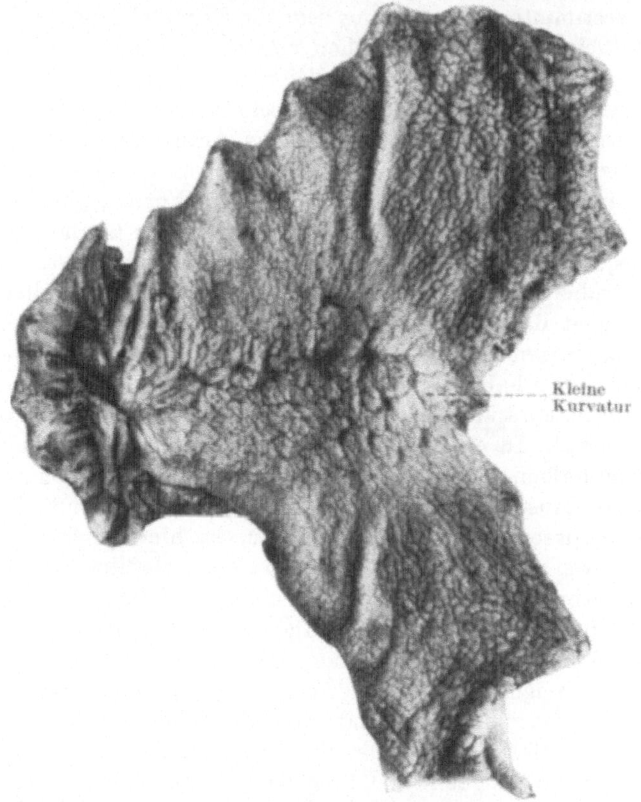

Abb. 41. Zerklüftetes Aussehen der Magenstraße durch ulcerös-narbige Veränderungen bei subakutem Ulcus duodeni der Vorderwand. [Nach Puhl, aus Arch. klin. Chir. 158 (1930).]

sondern bereits an den Erosionen sich bemerkbar macht. Er sieht darin eine Bestätigung der Ergebnisse tierexperimenteller Untersuchungen über die schlechte Heilungsneigung der Erosionen im Bereich der Magenstraße (K. H. Bauer, Yano). Er stellt weiterhin fest, daß Magenstraße und physiologische Engen das bevorzugte Gebiet auch der akuten Geschwürsbildung darstellen. Sie beanspruchen daher in allen Stadien der Geschwürsentwicklung eine besondere Beachtung.

β) Entwicklung des akuten Geschwürs aus der Erosion.

Es kann heute keinem Zweifel mehr unterliegen, daß das typische Magen - Duodenalgeschwür sich aus der Erosion entwickelt, wie das dem Standpunkt von Beneke, Aschoff, Gruber, Rößle, v. Bergmann, Hart u. a. im Gegensatz zu Hauser entspricht. Auch wir haben durch vergleichend klinisch und pathologisch-anatomisch sorgfältig und kritisch ausgewertete Beobachtungen, wie sie in unseren Arbeiten (Konjetzny, Puhl) klar beschrieben sind, zur Entscheidung der Frage wesentlich beigetragen. Unseren zahlreichen Beobachtungen von reiner Gastritis und Duodenitis ulcerosa s. erosiva, mit Beschränkung des erosiven Prozesses nur auf die Schleimhaut bei klinisch typischem Ulcusleiden kommt hier die größte Bedeutung als Frühfällen der Ulcuskrankheit zu.

In dieser bestimmten Behauptung liegt die Verpflichtung einer kritisch einwandfreien Beweisführung für die schon von uns mehrfach betonten fließenden Übergänge von der oberflächlichen Erosion zur akuten und chronischen Geschwürsbildung. Diesen in klarer wissenschaftlicher Begründung noch ausstehenden Beweis hat Puhl in seiner letzten Arbeit gebracht.

Puhl geht zunächst noch einmal von der Frage aus, in welcher Schicht der Magenwand das Geschwür entsteht, mit anderen Worten, ob die Erosion oder das akute Ulcus (im Sinne Hausers) als anatomische Grundlage des Leidens und Ausgangspunkt für das chronische Ulcus anzusehen ist. Er beschreibt in Ergänzung früherer Mitteilungen eingehend eine Reihe von Fällen, die klinisch die Erscheinungen des typischen Ulcusleidens boten. Trotz längerer Dauer der Erkrankung waren in diesen Fällen, wie wir das schon früher in ähnlich liegenden beschrieben haben, die pathologisch-anatomischen Veränderungen auf die Schleimhaut beschränkt: sie wiesen das Bild der typischen ulcerösen Gastritis und Duodenitis auf. In einer zweiten Reihe gibt Puhl eine ausführliche Beschreibung von Fällen, in welchen neben entzündlichen Schleimhauterosionen in verschiedener Ausdehnung auch eigentlich akut entzündliche Geschwüre vorhanden sind, deren Grund in die Submucosa hineinreicht, in welcher die entzündliche Gewebsreaktion sich in der Fläche ausbreitet und auch zu einer augenfälligen Verbreiterung der Unterschleimhaut geführt hat, ohne daß bereits die Muscularis propria in den geschwürigen Prozeß einbezogen ist. Die von Puhl gegebenen histologischen Befunde, die durch anschauliche Abbildungen gestützt werden, zeigen einwandfrei das Nebeneinander verschiedener Entwicklungsstadien von Erosionen und oberflächlicher eigentlicher Geschwüre (Abb. 43), so daß darin mehr als ein zufälliges Zusammentreffen gesehen werden muß und von fließenden Übergängen gesprochen werden kann. Hier sind vor allem die genau beschriebenen tiefen Erosionen von Wichtigkeit, in welchen eine entzündliche Auflockerung mit teilweiser Zerstörung der Muscularis mucosae und der Untergang der untersten Fasern dieser Schicht mikroskopisch festzustellen ist (Abb. 23, 45). Es sind das also Erosionen, die nach der allgemeinen üblichen Begriffsbestimmung als an der Grenze zum eigentlichen Geschwür stehend bezeichnet werden müssen.

In diesem Zusammenhang sind auch Beobachtungen an oberflächlichen und tiefen Erosionen von Bedeutung, in deren Bereich das entzündliche Exsudat sich in die Submucosa und Muscularis propria bis zur Serosa ausgebreitet hat. Bei oberflächlichen Geschwüren kann sogar die entzündliche Exsudation in der Subserosa stärker sein als in der Muskulatur, was nach Puhl mit der Ausbreitung des Exsudates in den Gefäßspalten zusammenzuhängen scheint. Klinisch beobachtete peritoneale Reizerscheinungen bei der akuten Gastritis (Konjetzny) finden auf diese Weise eine befriedigende Erklärung. Die im Bereich des entzündlichen Exsudates einsetzende Bindegewebsneubildung führt, wie ich das schon bei der einfachen Gastritis beschrieben habe, zur Verbreiterung der befallenen Schichten, an der Serosa zur Ausbildung von Adhäsionen, wodurch die Entstehung der perigastrischen und periduodenalen Adhäsionen in Fällen ohne Ulcus zur Genüge klargestellt sein dürfte.

Auf Grund unserer früheren und dieser Feststellungen ist die Entstehung des Ulcus aus der Erosion als erwiesen anzusehen.

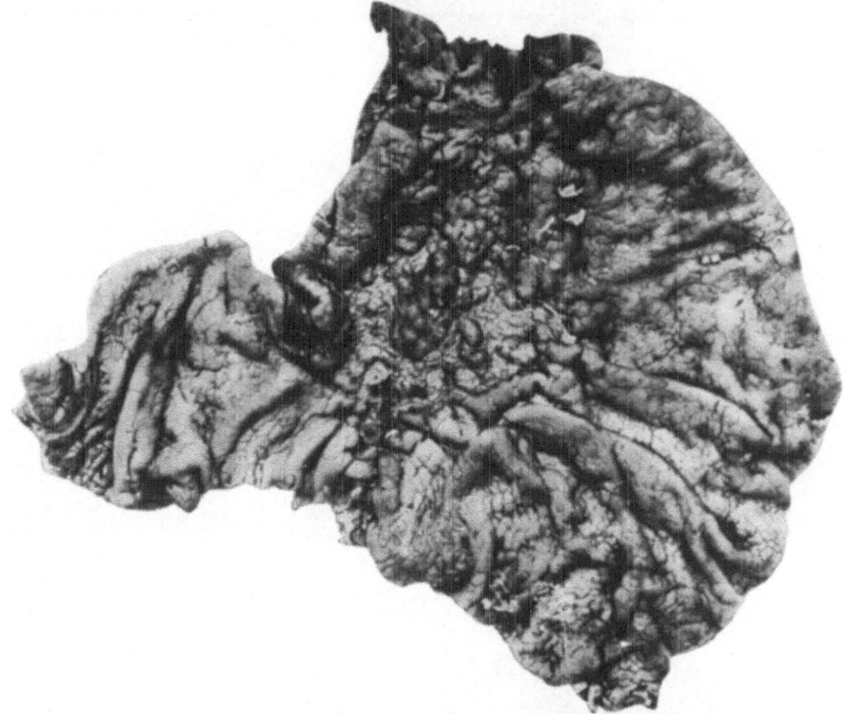

Abb. 42. Gastritis ulcerosa. Im Bereich der Magenstraße, dicht vor dem Pylorus ein etwa fünfmarkstückgroßer, unregelmäßig ulcerierter Bezirk, in dem verschieden große Schleimhautinseln hervortreten. Die ulcerierten Stellen sind mit fibrinösem Exsudat bedeckt. Rechts oben vier etwa linsengroße, mit weißlicher fibrinöser Membran bedeckte oberflächliche Geschwüre. (Zu diesem Resektionspräparat vergleiche die mikroskopischen Bilder in Abb. 43—47 und 24.)

Einwandsfreier als in den von Puhl in seiner letzten Arbeit beschriebenen Fällen 6 und 7 kann dieser Nachweis nicht geführt werden.

Fall 6. 32jähriger Mann. 6jährige Ulcusanamnese. Magenresektion (Billroth I). Im Bereich der Magenstraße in der Magenstraße und auf der Hinterwand dicht vor dem Pylorus ein unregelmäßiger etwa fünfmarkstückgroßer ulcerierter Bezirk, in dem hier und da verschieden große Schleimhautinseln hervortreten. Am oralen Rande des Defektes liegen 4 rundliche und viereckige Defekte von etwa Linsengröße, die den Eindruck oberflächlicher Geschwüre machen und mit fibrinösen Membranen bedeckt sind. In dem ulcerierten Bezirk sind größere Flächen völlig eben und ebenfalls mit fibrinösem Exsudat bedeckt; auf der Vorderwand liegen noch mehrere fibrinbedeckte Erosionen (Abb. 42).

Nirgends Blutungen. Mikroskopisch: Schwerste chronische Gastritis mit akut
entzündlichen Veränderungen (Gastritis ulcerosa). Der erwähnte fünfmarkstückgroße geschwürige Bezirk erweist sich als aus zahlreichen entzündlichen

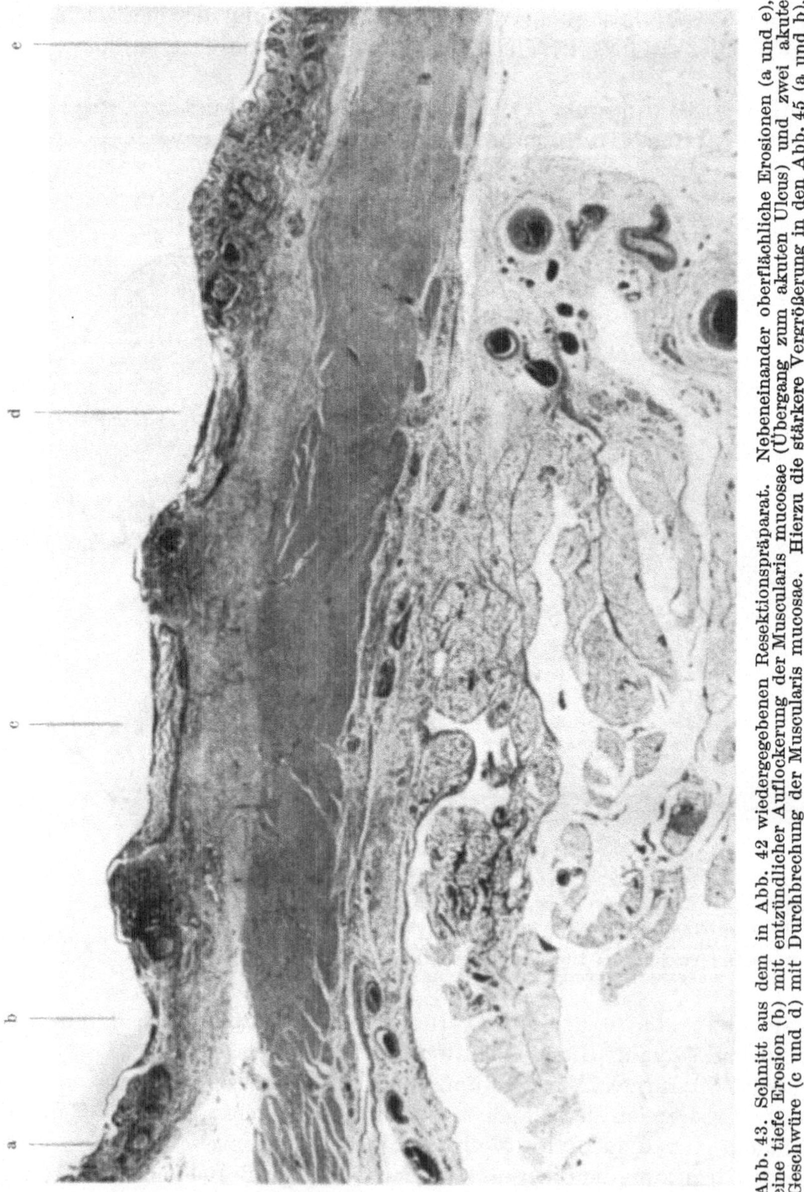

Abb. 43. Schnitt aus dem in Abb. 42 wiedergegebenen Resektionspräparat. Nebeneinander oberflächliche Erosionen (a und e), eine tiefe Erosion (b) mit entzündlicher Auflockerung der Muscularis mucosae (Übergang zum akuten Ulcus) und zwei akute Geschwüre (c und d) mit Durchbrechung der Muscularis mucosae. Hierzu die stärkere Vergrößerung in den Abb. 45 (a und b), 46 (c), 47 (d) und 24 (e).

Erosionen verschiedenster Tiefe zusammengesetzt. In seinem proximalen
Abschnitt liegen nahe am Rande drei akute Geschwüre in der Submucosa dicht
nebeneinander, von stark entzündlich veränderter Schleimhaut getrennt, dicht
daneben, eine tiefe Erosion mit teilweiser Zerstörung der Muscularis mucosae

und entzündlicher Veränderung der Submucosa und andere Erosionen. Die ausführliche histologische Beschreibung muß bei Puhl nachgesehen werden.

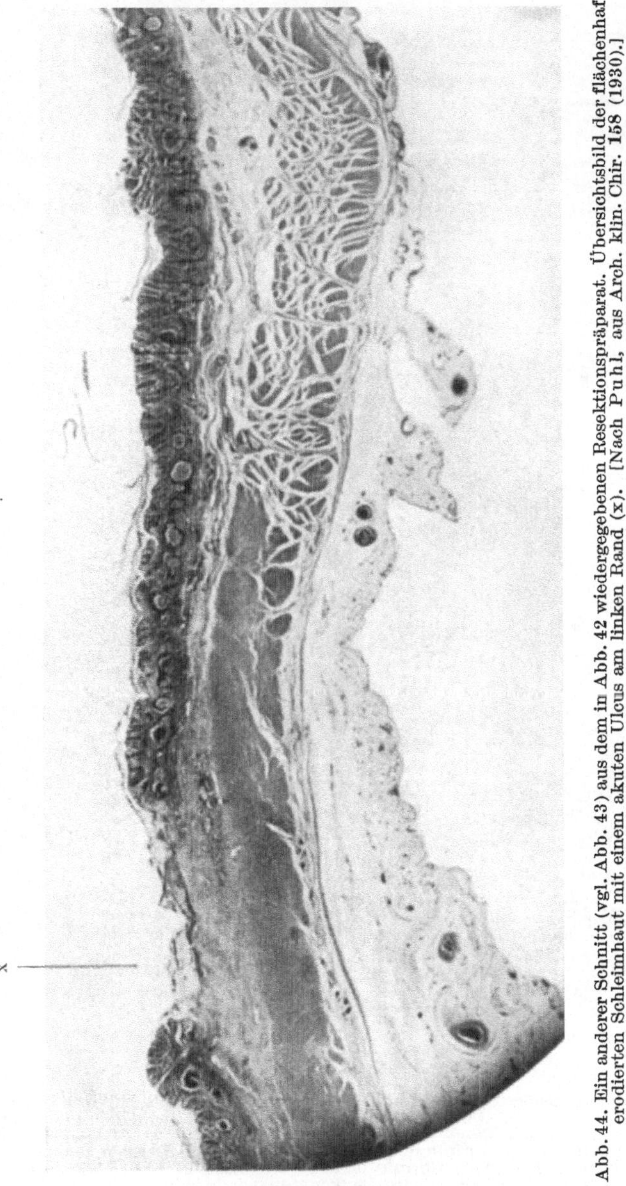

Abb. 44. Ein anderer Schnitt (vgl. Abb. 43) aus dem in Abb. 42 wiedergegebenen Resektionspräparat. Übersichtsbild der flächenhaft erodierten Schleimhaut mit einem akuten Ulcus am linken Rand (x). [Nach Puhl, aus Arch. klin. Chir. 158 (1930).]

Die Abb. 43 — 47 zeigen anschaulich den hier besonders interessierenden Befund.

Ganz ähnlich verhält sich der Fall 7.

Es erscheint bei unserer chirurgischen Einstellung zum Geschwürsleiden selbstverständlich, daß solche Fälle auch in unserem Material selten sind.

Es sind Zufallsbefunde, aber für unsere Frage außerordentlich wichtige Zufallsbefunde, weil sie ebenso wie ein Fall Büchners (s. S. 114) in eindeutigster
Weise die von uns seit Jahren oft betonten fließenden Übergänge von akut

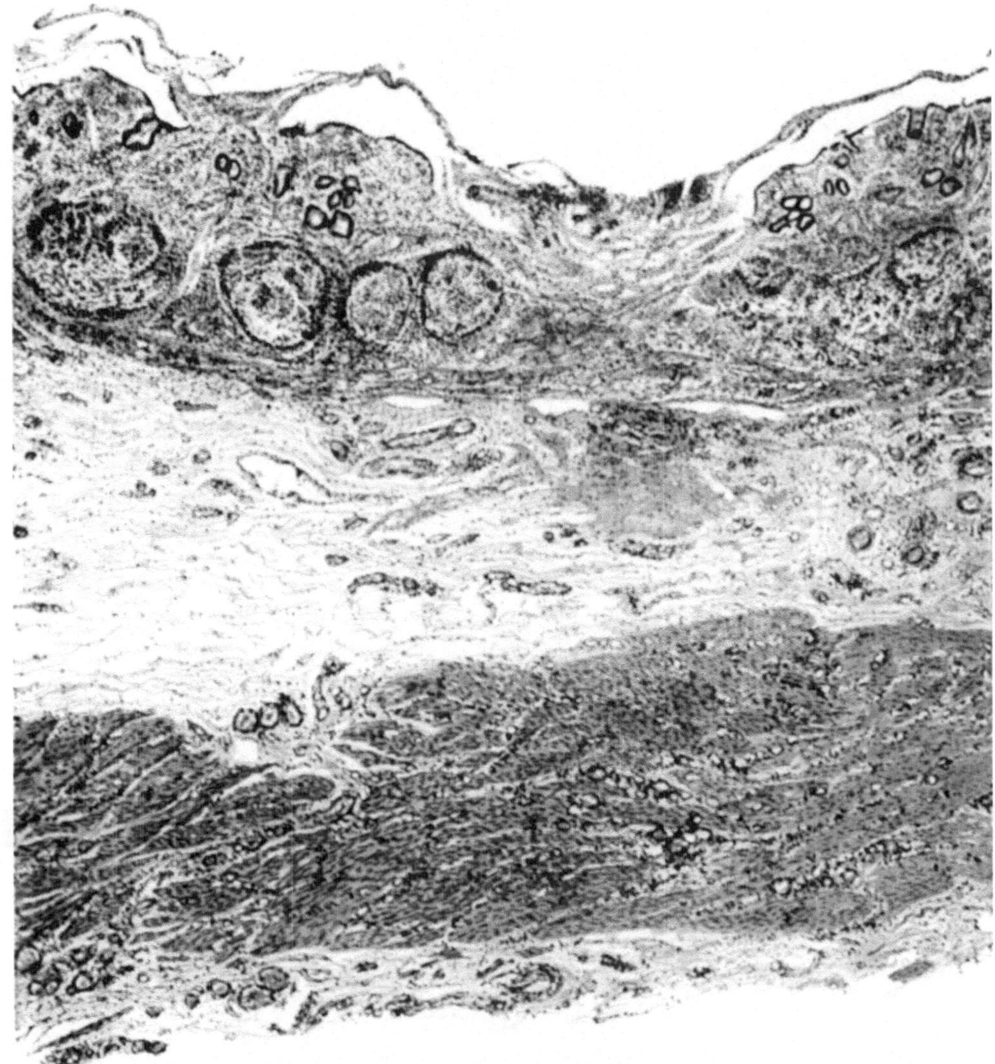

Abb. 45. Stärkere Vergrößerung von Abb. 43 (a u. b). Gastritis atrophicans follicularis mit akut entzündlichem Schub (vgl. Abb. 24). Dichte leukocytäre Durchsetzung der Schleimhaut. Links oberflächliche
entzündliche Erosion, rechts daneben tiefgreifende Erosion (beide ohne jede Nekrose) mit entzündlicher Auflockerung und Aufteilung der Musc. mucosae. Im Bereich dieser, fibrinös-leukocytäres
Exsudat ausgießenden, Erosionen fibrinös-leukocytäres Exsudat in der ödematös aufgelockerten und
verbreiterten Submucosa. Perivasculäre Leukocytenansammlungen. Interstitielle Entzündung der
Muscularis propria mit auffallender Erweiterung der Lymphgefäße und degenerativen Veränderungen
der Muskelfasern. Entzündliche Veränderungen in der Subserosa.

entzündlichen Erosionen verschiedenster Ausbildung und Tiefe zu akut entzündlichen Geschwüren beweisen und daher den Schlüssel zur richtigen Beurteilung zahlreicher von uns mitgeteilter und noch zahlreicher beobachteter
Fälle geben, in denen die Dinge nicht so von vornherein überzeugend liegen.

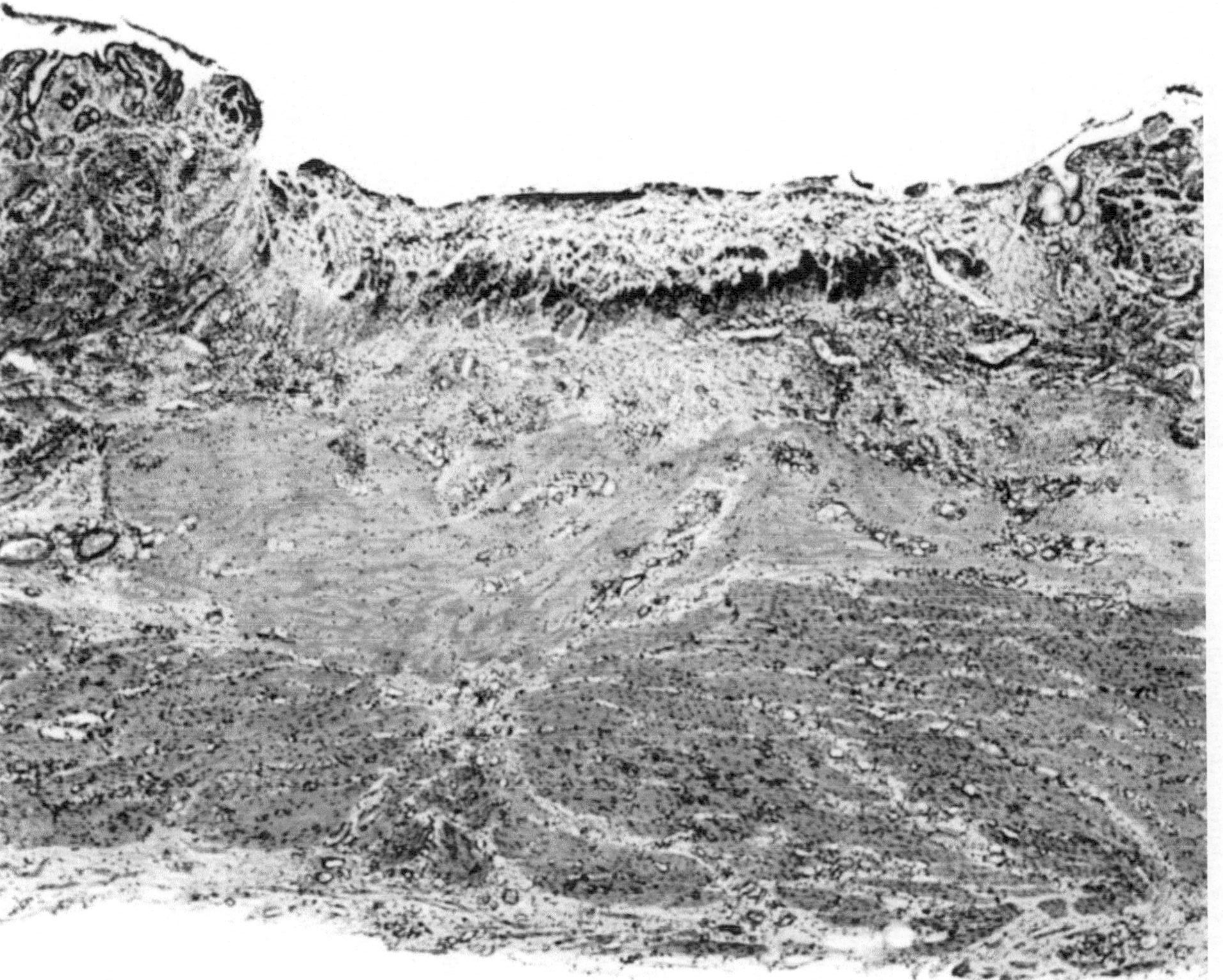

Abb. 46. Die Abbildung schließt sich nach rechts an die vorherige (45) an. Stärkere Vergrößerung von Abb. 43c. Akutes Ulcus. Die Muscularis mucosae ist durchbrochen, stellenweise im Grunde des Geschwürs in die dicht von Leukocyten durchsetzte Zone fibrinoider Degeneration aufgegangen. Der Geschwürsgrund ist bedeckt mit einer dicken Schicht fibrinös-leukocytären Exsudates. Mächtiges fibrinös-leukocytäres Exsudat in der Submucosa. An den Rändern des Ulcus Aufteilung der Muscularis mucosae durch fibrinös-leukocytäres Exsudat. Muscularis propria und Subserosa wie in Abb. 45.

γ) Histologie des akuten Geschwürs.

Die ausführliche Zergliederung und Beschreibung der von uns zum Teil schon vor Jahren erhobenen histologischen Befunde akuter Geschwüre, die Puhl gibt, ist von größter Bedeutung, da einwandfreie Untersuchungen über das akute Geschwür bis auf die in letzter Zeit von Büchner (s. S. 112) mitgeteilten kaum vorliegen. Hervorzuheben ist, daß unsere Untersuchungen ausschließlich an lebenswarm fixiertem Material vorgenommen worden sind.

Hier kann nur das Wesentlichste der von Puhl beschriebenen Befunde erörtert werden. Ein sorgfältiges Studium der grundlegenden Puhlschen Arbeit ist für jeden unerläßlich, der sich mit dieser Frage befaßt.

Das typische akute Ulcus findet sich im Frühstadium in der Submucosa, später kann es auch in die oberste Schicht der Muscularis propria vordringen. Selbst wenn es nur in der obersten Schicht der Submucosa liegt, zeigt es makroskopisch schon das Bild des typischen Ulcus, wobei vom klinischen Standpunkt (röntgenologischer Nachweis) die entzündliche Schwellung der Schleimhautränder besonders beachtenswert ist, weil dadurch selbst wenig in die Tiefe vorgedrungene Geschwüre schon das Nischensymptom bieten können, das bei entsprechender Behandlung auch leicht wieder verschwinden kann.

Mit Puhl sind vier Stadien der typischen Geschwürsbildung zu unterscheiden.

1. Das eben nach Durchbrechung der Muscularis mucosae entstandene eigentliche akut entzündliche Geschwür mit Vorherrschen einer fibrinös leukocytären Exsudatbildung.

2. Das subakute Geschwür (Schwinden der exsudativen Erscheinungen, Ersatz des vorwiegend neutrophilen durch vorwiegend eosinophile Zellansammlung, Auftreten von Fibroblasten und Gefäßsprossen, Beginn der Gefäßveränderungen).

3. Das abheilende Geschwür (Bindegewebsbildung im Bereich des vorhanden gewesenen entzündlichen Exsudates, ausgesprochene Gefäßveränderungen, beginnende Epithelisierung und endgültige Heilung (sternförmige Narben) und das eigentliche chronische Geschwür.

4. Das Rezidivulcus (Auftreten neuer akut entzündlicher geschwüriger Vorgänge im Bereich geheilter Geschwüre).

Das eben nach entzündlicher Zerstörung der Muscularis mucosae entstandene akute Geschwür zeichnet sich durch einen hochgradigen entzündlich exsudativen (fibrinös leukocytäres Exsudat) Zustand des Gewebes aus, der in der Submucosa der Fläche nach auch unter die noch erhaltene Schleimhaut und in die tieferen Schichten sich ausbreitet (Abb. 46 und 47). Schon in dieser Entwicklungsphase können entzündliche Veränderungen im Zwischengewebe der Muscularis propria so hochgradig sein, daß fast das Bild der Muskelphlegmone entsteht, wie wir es auch in akuten Geschwüren im Labmagen der Absetzkälber nachweisen konnten (Abb. 33). Dabei erfahren die auseinandergedrängten Muskelfasern eine ungleichmäßig starke Schädigung, die sich in Fettablagerung, Vakuolisierung, scholligem Zerfall und sogar Schwund derselben kundtut. Veränderungen an den Gefäßen der verschiedenen Magenschichten (außer einer ausgesprochenen Hyperämie und perivasculären

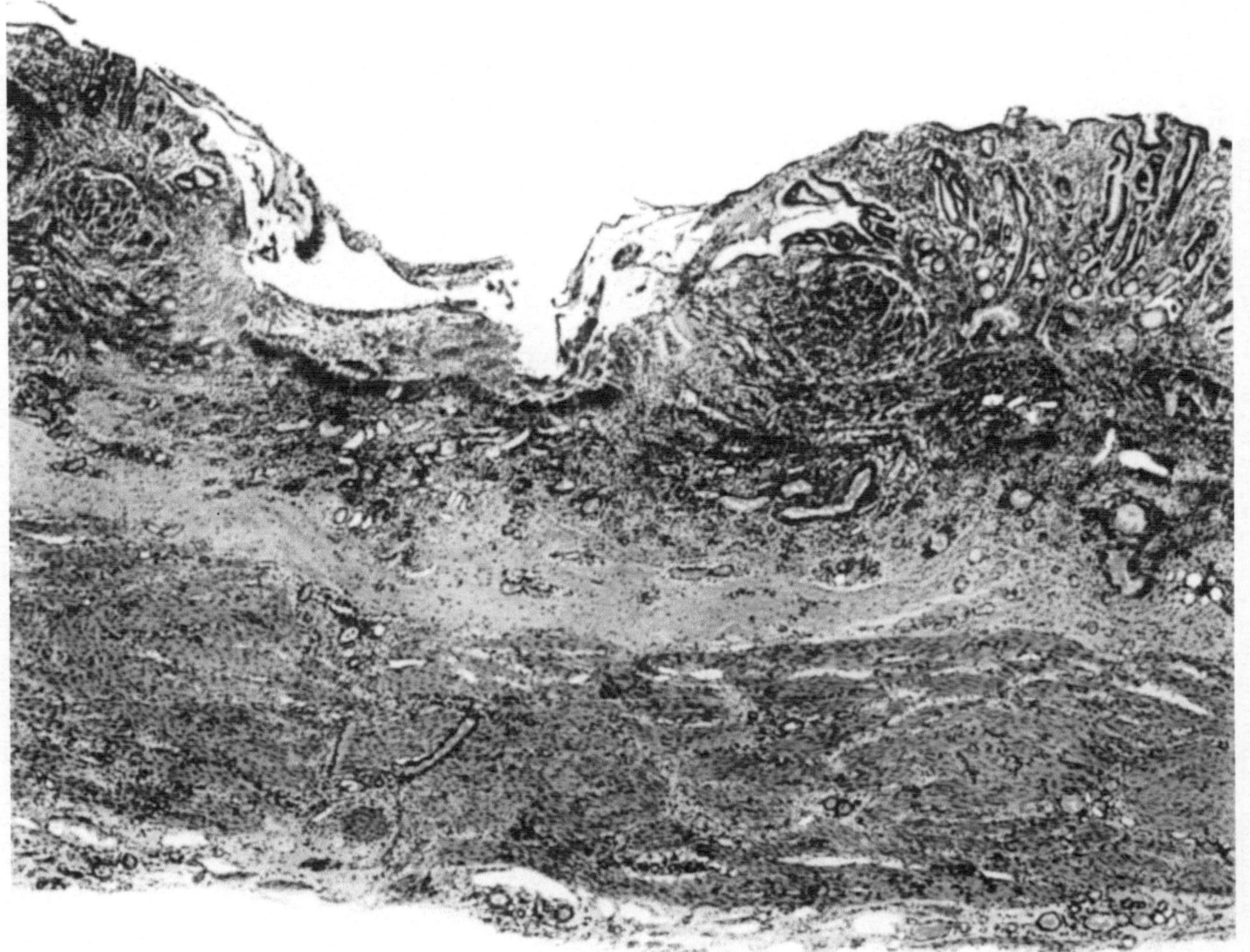

Abb. 47. Die Abbildung schließt sich nach rechts an die vorherige (46) an. Stärkere Vergrößerung von Abb. 43 d. Akut entzündliches Ulcus. Befund ähnlich dem in Abb. 46. Das mächtige fibrinös-leukocytäre Exsudat in der verbreiterten Submucosa erstreckt sich nach rechts und links weit unter die erhaltene Mucosa, die ebenso wie die aufgeteilte Muscularis mucosae dicht leukocytär durchsetzt ist. Starke Hyperämie. Weite Lymphgefäße. In einigem Abstand nach rechts von dieser Abbildung ist die Abb. 24 (stärkere Vergrößerung von Abb. 43 e) zu setzen.

Leukocytenansammlungen) sind nicht beobachtet worden. Dagegen sind die Lymphgefäße oft auffallend erweitert und gefüllt (Abb. 45, 46, 47), sowie von Leukocyten- und Rundzelleninfiltraten umgeben; es sind also lymphangitische Veränderungen zu beobachten, wie sie schon bei der einfachen Gastritis festzustellen sind. Endothelwucherung oder Obliteration der Lymphgefäße, wie sie von Büchner beschrieben worden sind, hat Puhl im akuten Stadium nicht beobachtet. Der Geschwürsgrund ist meist mit einem fibrinös und überwiegend leukocytären Exsudat ausgefüllt, unter dem oft, aber nicht immer eine schmale Zone fibrinoider Degeneration angetroffen wird. Reaktionslose Infarktnekrosen sind nie beobachtet worden.

Das akute Geschwür entwickelt sich aus einer von der Magenschleimhaut in die Tiefe fortschreitenden, gewöhnlich nicht bakteriellen Entzündung. Puhl betont ebenso wie Büchner, daß die akut entzündlichen Veränderungen bei der Entstehung des akuten Geschwüres am ausgesprochensten sind. Der Darstellung Hausers, daß man bei Untersuchungen des frischen gereinigten Defektes meistens noch keine wesentlichen entzündlichen Erscheinungen findet, kann daher nicht beigepflichtet werden. Die Ausbreitung des Exsudates in die Tiefe und vor allem in die Breite der Magenwand erinnert auch nicht im geringsten an einen hämorrhagischen oder anämischen Infarkt[1]. Auch die für diesen charakteristische Zonenbildung war nicht festzustellen.

Das akute Geschwür bleibt oft auf die Submucosa beschränkt (Abb. 43, 54, 56), aber breitet sich häufig genug in die Muscularis propria aus. Die Art der Entwicklung des fortschreitenden akuten Geschwürs in dieser ist für den Streit um die formale Genese des Ulcus von größter Bedeutung. Puhl hat sie eingehend studiert.

Die das Vordringen des akuten Geschwürs in die Muscularis propria vorbereitenden entzündlichen Veränderungen in der Muscularis propria sind schon erwähnt worden. Bei akuten Geschwüren kann die Schicht der Muscularis propria, auch wenn der Geschwürsgrund bzw. die Zone fibrinoider Degeneration an sie noch nicht heranreicht, erhebliche Veränderungen an den Muskelbündeln und -fasern aufweisen. Im Zwischengewebe der Muskelschicht kann so reichlich zellreiches Exsudat auftreten, daß die Muskelbündel auseinandergedrängt und in ihre Fasern aufgeteilt sind (Abb. 46 und 47). Die Muskelfasern zeigen schlechtere Färbung, Vakuolenbildung, auch scholligen und feinkörnigen Zerfall. Puhl weist besonders auf die schmutzig braune Farbe der in Entartung befindlichen Muskulatur in Mallorypräparaten hin, während die normale Faser in diesen hellrot gefärbt ist. Ob die Vakuolenbildung auf fettige Entartung zu beziehen ist, konnte Puhl nicht entscheiden. Ich möchte aber darauf hinweisen, daß ich mehrmals bei schwerer akuter Gastritis ausgedehnte

---

[1] Die von Hauser in Abb. 15 seiner Abhandlung im Handbuch der speziellen pathologischen Anatomie und Histologie, Bd. 4, T. 1, gegebenen, aus seiner Monographie aus dem Jahre 1883 entnommene Zeichnung, die einen hämorrhagischen Infarkt der Magenschleimhaut und der Submucosa darstellen soll, zeigt eine auffallende Ähnlichkeit mit den von uns beobachteten, sicher akut bzw. subakut entzündlichen Geschwüren der Submucosa. Es müssen zum mindesten ernsteste Zweifel geäußert werden, ob die von Hauser gegebene Abbildung überhaupt die Deutung als Infarktgeschwür gestattet. Doch will ich hier auf diesen Punkt nicht näher eingehen.

Fettablagerung in der entzündeten Muscularis gesehen habe, welcher nach Auflösung des Fettes in Alkohol eine vakuoläre Zerklüftung der Muskelfasern entsprach. Puhl hebt hervor, daß die Zerstörung der Muskelwand im wesentlichen

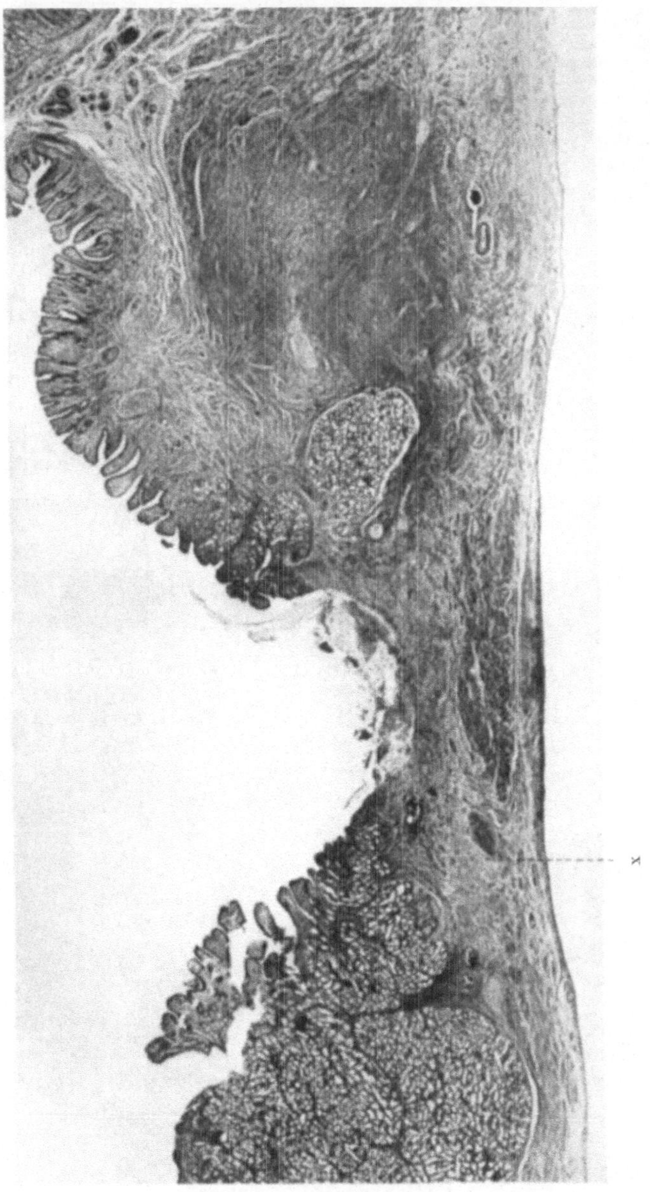

von Grad [und Ausbreitung des entzündlichen Zustandes abhängt. Die entzündlich degenerativen Prozesse treten nicht überall in gleicher Stärke
auf, so daß neben wenig veränderten und gut erhaltenen Muskelbündeln mehr
oder weniger stark veränderte zu beobachten sind. Die Muskeldegeneration

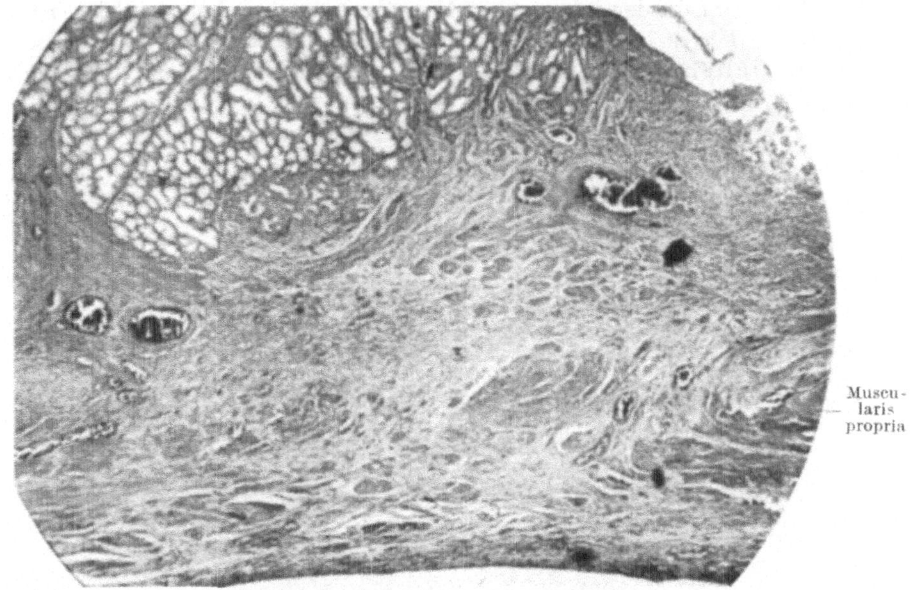

Abb. 49. Atrophische Muskelbruchstücke aus dem Bezirk der Muskelzerstörung (x) in Abb. 49.
[Nach Puhl, aus Arch. klin. Chir. 158 (1930).]

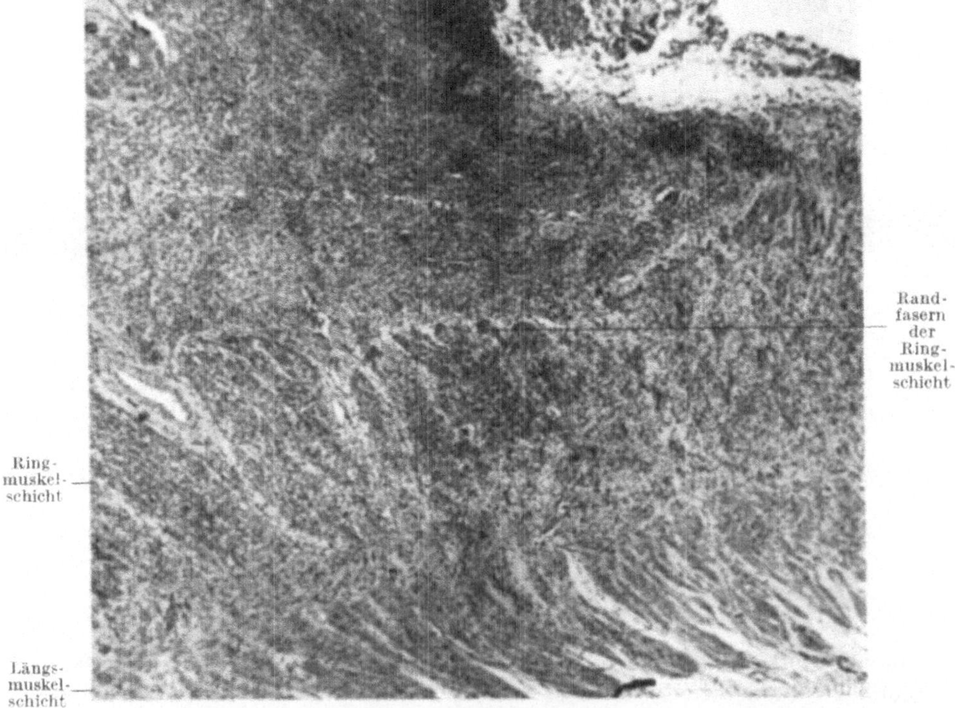

Abb. 50. Grund eines akuten Geschwürs. Interstitielle Entzündung der Ringmuskulatur, deren
Fasern größtenteils degeneriert und zerstört, auffallenderweise aber an der dem Ulcus zugekehrten
Seite noch zu erkennen sind. [Nach Puhl, aus Arch. klin. Chir. 158 (1930).]

betrifft auch nicht gleichmäßig den Grund und die Ränder des Geschwürs, sondern ist meist am steilen oder unterhöhlten Rand am deutlichsten (Abb. 48 und 49).   Hier reicht die entzündliche Infiltration oft auffallend weit in die Muscularis propria hinein.   Nach Puhl ist es naheliegend, mit dieser Erscheinung die Trichterbildung des Geschwürs in Verbindung zu bringen.   Die degenerativen Veränderungen an der Muskulatur, die sehr häufig zum Untergange von Muskelfasern und -bündeln führen, treten, wie eben gesagt, fast immer schon auf, bevor noch die Nekrosenzone des Ulcus sie erreicht hat (Abb. 49, 50, 51).   Ist der

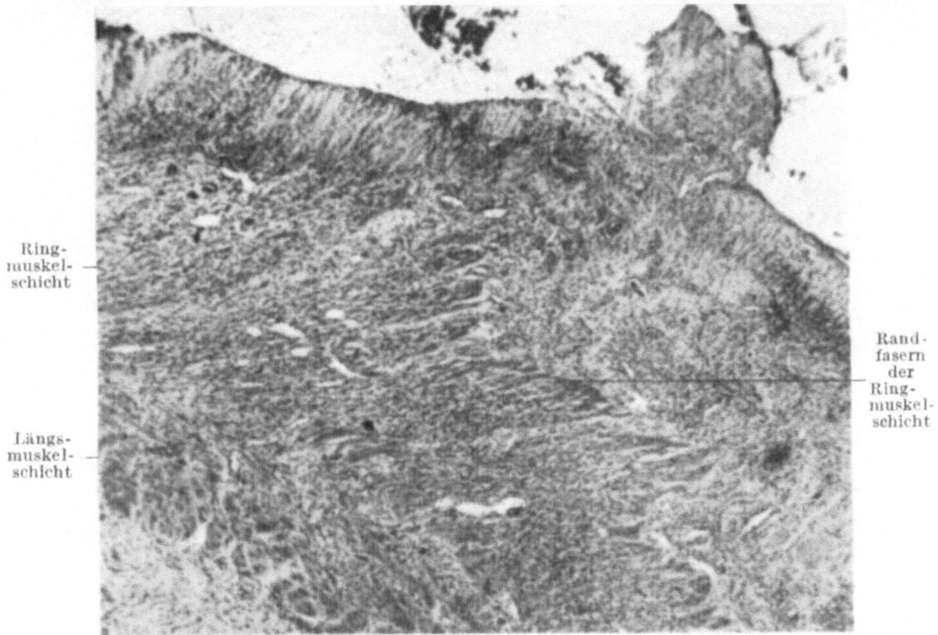

Abb. 51. Akutes Geschwür mit Einbruch in die Muscularis propria (links). Von Leukocyten dicht durchsetzte schmale Nekrosenschicht mit aufgelagertem fibrinös-leukocytärem Exsudat.   Schwere interstitielle Myositis mit weitgehender Degeneration der Muskelfasern auch dort (rechts), wo der Geschwürsgrund die Muskelschicht noch nicht erreicht hat. In der Muskelschicht zahlreiche erweiterte Lymphbahnen. Verbreiterung der Subserosa durch fibrinös-leukocytäres Exsudat.
[Nach Puhl, aus Arch. klin. Chir. 158 (1930).]

Geschwürsgrund aber in die Muscularis vorgedrungen, dann sind die Zerstörungen der Muskulatur auch in breiter Fläche sehr augenfällig (Abb. 51). Die interstitielle Entzündung ist dann besonders hochgradig, die Aufteilung der degenerierten Muskelfasern besonders deutlich.   Die entarteten Muskelfasern stellen dann den wesentlichen Teil der sog. fibrinoiden Nekrosenschicht dar.

Neben diesen ausgesprochen akuten Geschwüren sind öfters solche von gleicher Form beobachtet worden, deren histologische Befunde auf ein Abklingen der entzündlichen Reaktion und eine beginnende Heilung hindeuten. An Stelle der neutrophilen Leukocyten sind vorwiegend eosinophile getreten, denen sich später noch zahlreiche Lymphocyten und Plasmazellen hinzugesellen. Die Exsudation wird geringer, der Zellreichtum nimmt zu.   Es treten ferner Fibroblasten und Gefäßsprossen in Erscheinung, bis zur Bildung typischen

Granulationsgewebes. Damit hat das Ulcus das subakute Stadium erreicht
(Abb. 52 und 53).

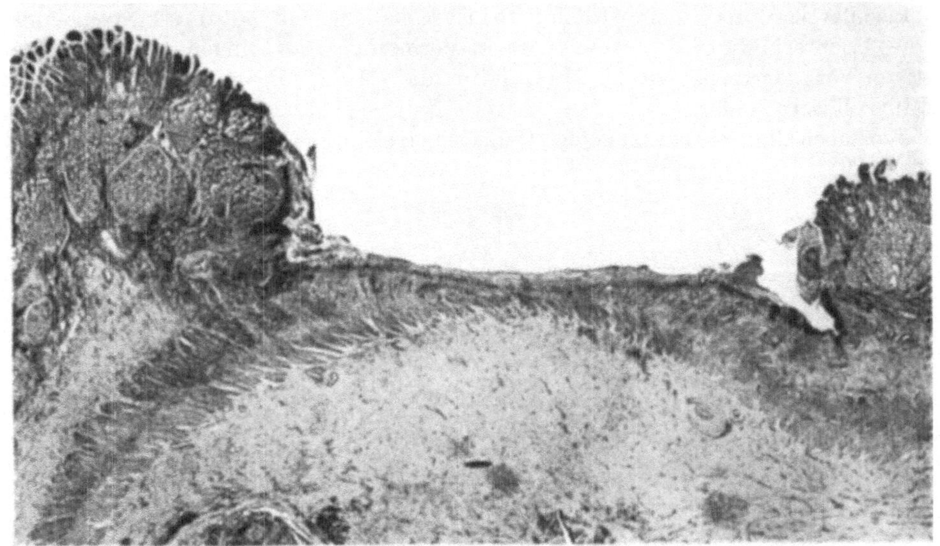

Abb. 52.

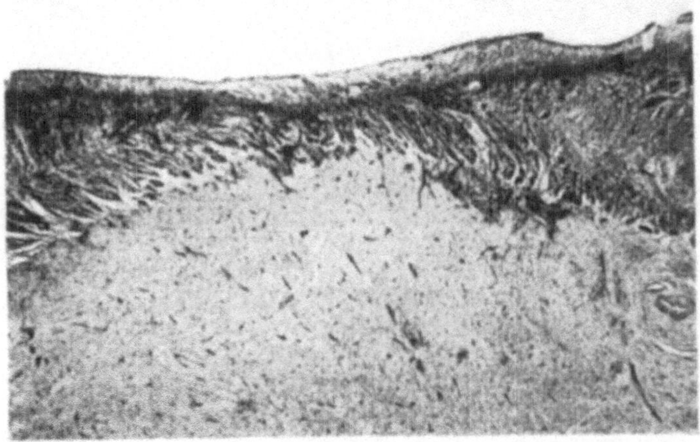

Abb. 53.

Abb. 52 und 53. Subakutes Ulcus duodeni mit Einbruch in die Muscularis propria. Aufteilung derselben durch entzündliches Ödem und Granulationsgewebe mit Degeneration der Muskelfasern
auch außerhalb des Geschwürsbereiches. Subserosa durch Granulationsgewebe mit Übergang in
Bindegewebe stark verbreitert. Perivasculäre Leukocytenansammlungen. Abb. 57 gibt eine stärkere
Vergrößerung aus der Mitte des Geschwürsgrundes. Eine schmale Zone fibrinoider Degeneration
mit aufgelagertem fibrinös-leukocytärem Exsudat ist deutlich.

In dem Granulationsgewebe, dessen Auftreten überall im Bereich der ur-
sprünglichen entzündlichen Exsudatbildung anzutreffen ist, setzt sehr bald die
Umbildung zu eigentlichem Bindegewebe ein, das in der Submucosa, in der
Muscularis propria und Subserosa deutlich in Erscheinung tritt (Abb. 52—57).

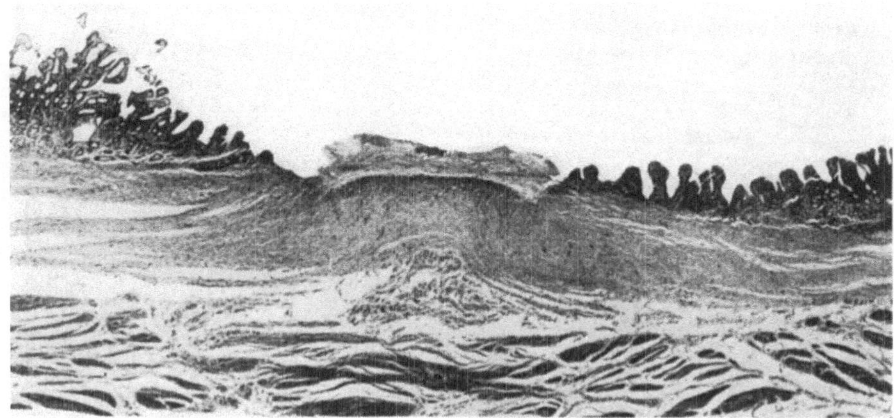

Abb. 54.

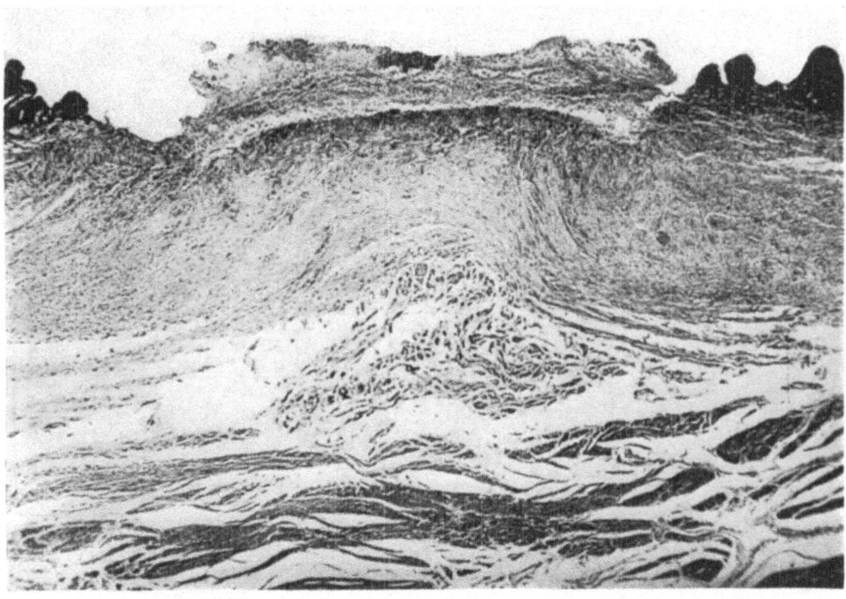

Abb. 55.

Abb. 54 und 55. Subakutes Geschwür der Submucosa mit Übergang zum chronischen Geschwür. Der Geschwürsgrund wird von leukocytär durchsetztem Granulationsgewebe (ohne Spur einer Nekrose) mit aufgelagertem fibrinös-leukocytärem Exsudat gebildet. Übergang des Granulationsgewebes in eine Schicht neugebildeten Bindegewebes, das sich in der Submucosa auch weit unter die Schleimhaut entwickelt hat. Dadurch erhebliche Verbreiterung der Submucosa. Unter der Mitte des Geschwürs sind degenerierte, durch Bindegewebsneubildung abgeteilte und auseinandergedrängte Reste der inneren Schicht der Muscularis propria zu sehen. An den Rändern des Geschwürs beginnende Epithelisierung. (Der vorliegende Schnitt stammt von einem der subakuten Geschwüre der Magenstraße des in Abb. 3 wiedergegebenen Resektionspräparates [vgl. auch Abb. 56 u. 57]).

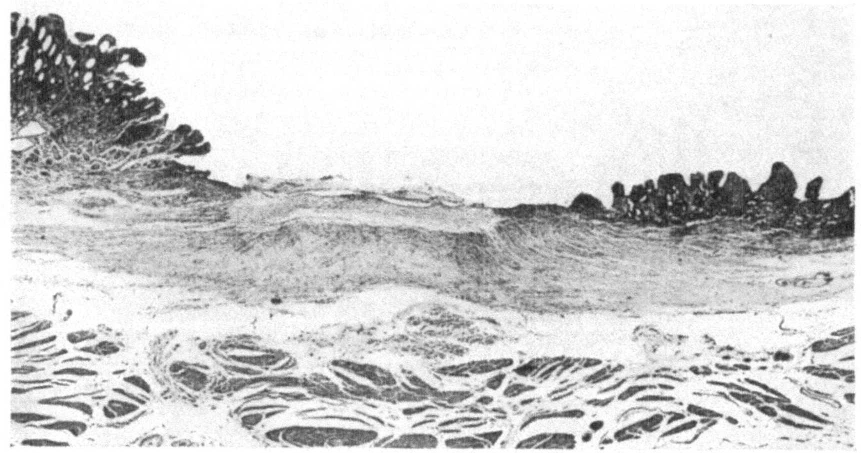

Abb. 56.

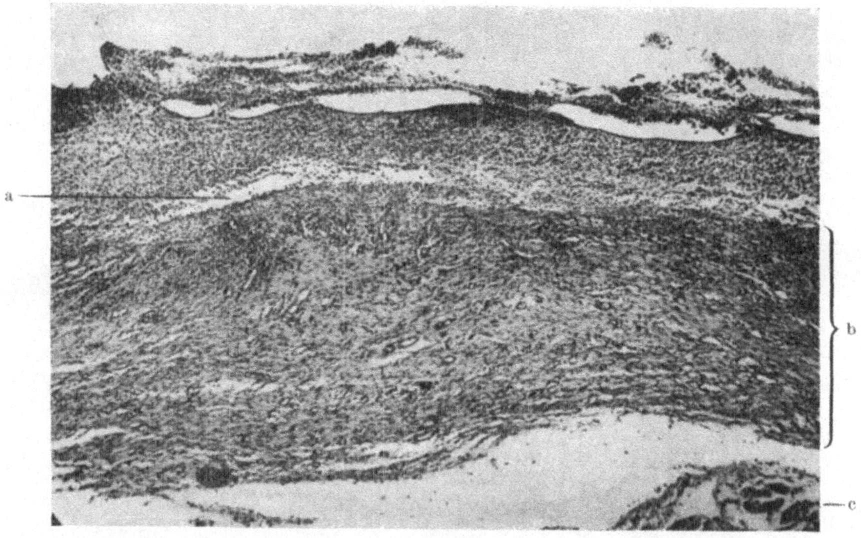

Abb. 57.

Abb. 56 und 57. Grund eines subakuten, heilenden Geschwürs in der Submucosa. Der Geschwürsgrund
ist bereits zum größten Teil mit einer Epithelschicht bedeckt, an drei Stellen sind aber noch Lücken
vorhanden, aus denen fibrinös-leukocytäres Exsudat herausströmt. Unter der neugebildeten Epithelschicht dicht leukocytär durchsetztes ödematöses Granulationsgewebe; inmitten dieses ein absceß-
ähnlicher Streifen (a), dessen untere Begrenzung durch eine Nekroseschicht gebildet wird. b Ver-
breiterte Submucosa: Granulationsgewebe mit Übergang zu Bindegewebe. c Durch Bindegewebe
getrennte Muskelbruchstücke der obersten Ringmuskelschicht. (Vielleicht handelt es sich hier
um akute Erosionen, die durch einen frisch entzündlichen Schub in einem schon epithelisierten
Geschwürsgrund entstanden sind. Das vorliegende Geschwür stammt aus dem in Abb. 3 gezeigten
Resektionspräparat. Vgl. hierzu die gleichfalls von demselben Falle stammenden Abb. 54 und 55.)

Der entzündlichen Aufquellung der Magenwandschichten entspricht dann eine mehr oder weniger erhebliche Verbreiterung durch Bindegewebsneubildung. Puhl deutet diesen Vorgang als Schutzvorrichtung gegen Perforationsgefahr.

Zur Zeit der Granulationsgewebsbildung, gelegentlich aber auch schon etwas früher, treten Wandveränderungen an den Gefäßen des Geschwürsgrundes auf, die an den Venen beginnen und hier auch den stärksten Grad erreichen: Endothelwucherung mit Bildung polsterartiger und ringfömiger Intimaverdickung, die eine mehr oder weniger erhebliche Einengung des Lumens bedingt. Daß die teilweise Intimawucherung mit Regelmäßigkeit auf der Seite des Geschwürs liegt, wie Büchner festgestellt hat, konnte Puhl nicht immer bestätigen. Etwas später beginnt an den Arterien die gleiche Wandveränderung. Die dem Geschwürsgrund nahen Gefäße erfahren bald einen vollkommenen Verschluß durch die Intimawucherung oder durch Thrombenbildung. Puhl weist besonders darauf hin, was im Hinblick auf die viel erörterte Bewertung solcher Gefäßverschlüsse für die Geschwürsentstehung von größter Wichtigkeit ist, daß sich diese Zustände in akuten eben die Submucosa eröffnenden Geschwüre nicht finden, wie auch schon oben bemerkt ist. Bei einigen tieferen in die Muscularis propria vordringenden subakuten Geschwüren mit eben beginnender Bindegewebsneubildung hat Puhl auch am Geschwürsrand obliterierte Gefäße beobachtet, aber niemals feststellen können, daß sie auf das Fortschreiten des Geschwürs und die Art der Trichterbildung einen Einfluß hatten. Mit dem Vordringen des Geschwürs zeigen auch die tieferen Gefäße, gleichzeitig mit dem Auftreten von Bindegewebe, dieselben Veränderungen.

Sehr bemerkenswert sind auch die von Puhl an den Lymphgefäßen beobachteten Veränderungen[1] im subakuten Stadium der Geschwürsbildung. Mit dem Zurückgehen des entzündlichen Exsudates treten die erweiterten Lymphgefäße besonders hervor. Ihre Wand ist zart, oft entzündlich infiltriert. Sie sind mit homogener Masse gefüllt, die in ihrer Farbe immer mit der des verschwindenden Exsudates übereinstimmt. Puhl sieht darin einen Hinweis, daß die Aufsaugung des Exsudates im wesentlichen durch die Lymphgefäße erfolgt, möchte aber nicht entscheiden, ob die hochgradige Erweiterung der Lymphgefäße allein dadurch bedingt ist oder durch Abflußerschwerung in den durch die Intimawucherung verengerten Venen. Endothelwucherung der Lymphgefäße hat Puhl im akuten Stadium nicht zu Gesicht bekommen, dagegen glaubt er, obliterierte Lymphgefäße, wie sie Büchner beschreibt, in späteren Stadien gesehen zu haben.

Die beschriebenen Gefäßveränderungen sind als sekundär entstanden zu bezeichnen.

Das allmähliche Zurückgehen der exsudativen und degenerativen Erscheinungen, die Änderung der entzündlichen zelligen Exsudatbestandteile weist auf das Nachlassen der ursprünglichen Schädlichkeit hin. Die gleichzeitig zunehmende Bindegewebsneubildung läßt Abriegelung im gefährdeten Gebiet erkennen. Von einem Fortschreiten der Geschwürsbildung ist nicht mehr die Rede, im Gegenteil, alle Gewebsvorgänge deuten auf eine Neigung zur Abheilung hin. Mit dem vollkommenen Abklingen der akut und subakut

---

[1] Vgl. hierzu auch S. 39.

entzündlichen Erscheinungen ist der schon als „chronisch" zu bezeichnende
Zustand des Geschwürs erreicht.

In den Randpartien solcher chronischer typischer Geschwüre können
mit frischem entzündlichem Schub hier und da meist umschriebene akut entzündliche Veränderungen erneut in Erschei-
nung treten. Puhl schließt daraus auf eine
schichtweise Vergrößerung chronischer Geschwüre durch akut entzündlichen Schub,
wie ja schon Askanazy, Nissen, Nicolaysen, Perman u. a. auf die akut entzündliche Reaktion im Grund und an den
Rändern chronischer Geschwüre im Fort-
entwicklungsstadium hingewiesen haben,
wenn auch Askanazy eine schichtweise
Vergrößerung chronischer Geschwüre dabei nicht beobachtet hat. Puhl weist ferner auf die hochgradige Wandverdickung
hin, die in der Umgebung chronischer Geschwüre durch akut entzündliche exsudative Prozesse entstehen können, wie wir
das in mehreren Fällen von Ulcus perforans
beobachten konnten. Die Granulations-
und Bindegewebsbildung im Bereich dieses Exsudates muß zur Ausbildung eines
mächtigen, oft weit auf die Nachbarschaft
übergreifenden Callus führen, für dessen
Zustandekommen die oben beschriebenen
Beobachtungen eine ausreichende Erklärung geben.

Im dritten Stadium der Geschwürsbildung beherrschen ausgesprochene
Heilungsvorgänge das Bild: fortschreitende Bindegewebsbildung mit Verklei-
nerung des Defektes, Fehlen einer nekrotischen Zone, Epithelisierungsvorgänge
bis zur vollständigen Epithelisierung mit
abgeschlossener Bindegewebsbildung und
verringerter Rundzelleninfiltration: also
Heilung, die selbst bei Geschwüren, welche

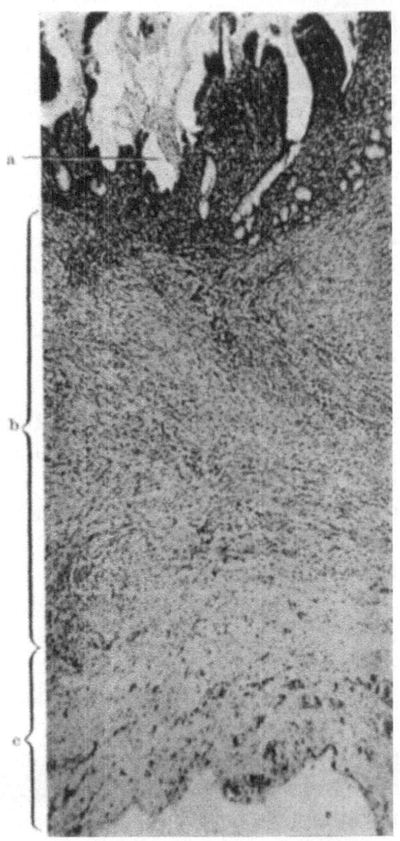

Abb. 58. Ulcusnarbe mit akut entzündlicher
Erosion (a). b Stark mit Bindegewebe durchsetzte und durch dieses unregelmäßig aufgeteilte Muskulatur mit frischer Leukocyteninfiltration. c Durch Bindegewebe stark ver-
breiterte Subserosa mit zahlreichen erweiterten, entzündlich veränderten Lymphgefäßen
(Lymphangitis).

die Muscularis propria durchbrochen haben, auch von uns beobachtet worden
ist. Diesem Zustand entspricht, wie Puhl gezeigt hat, das Bild der sternförmigen Narbe, das Hauser bereits 1883 klar beschrieben hat und das auch
im Resektionsmaterial, vor allem im Duodenum, häufig angetroffen wird.

Aber auch völlig epithelisierte Geschwürsnarben sind gegen neue Ent-
zündungsschübe nicht geschützt, sie können in neuen Schmerzperioden, die dem
Wiederauftreten einer akuten Entzündung entsprechen, erneut geschwürige
Zerstörung erfahren. Puhl führt für diesen Vorgang den klar umrissenen vor
allem auch für den Kliniker wichtigen Begriff des Rezidivulcus ein (der sich

grundsätzlich von dem Sinn der gleichen Wortprägung unterscheidet, wie er öfter in der chirurgischen Literatur verstanden wird). Auch hier beginnt das geschwürige Rezidiv zunächst mit einer erosiven Bildung (Abb. 58 und 59).

Im subakuten Stadium macht eine erneute Schädigung, die zum Aufflammen der akut entzündlichen Vorgänge führt, viel schwerere Erscheinungen, weil hier die Bindegewebsneubildung erst im Anfang ist. Es kommt eine weitere Zerstörung der übrig gebliebenen Wandschicht hinzu, die so rasch erfolgen kann, daß eine Perforation des Geschwürs eintritt, bevor reaktive Prozesse der Serosa oder benachbarter Organe zur Auswirkung gelangen. Daß akute Geschwüre im ersten Entzündungsschub sofort die ganze Magenwand durchsetzen und ohne Bindegewebsneubildung perforieren, haben wir nie beobachtet. In den allermeisten von uns histologisch untersuchten Fällen handelt es sich bei den in die freie Bauchhöhle perforierten Geschwüren um ausgesprochen chronische Geschwüre, in deren Bereich neu hinzugekommene akut entzündliche Vorgänge, die geradezu umschriebenen phlegmonösen Charakter im Geschwürsboden annehmen können (Abb. 62 und 64)[1], schließlich die völlige Zerstörung der Magenwand mit Durchbruch in die freie Bauchhöhle verursacht haben. Damit stehen wir im strengen Gegensatz zu Hauser, nach dessen Ansicht, allen chirurgischen Erfahrungen (die wohl hier die maßgebenden sind) zuwider, die rasche Auflösung eines hämorrhagischen Infarktes öfter die Ursache der Magenperforation darstellen soll.

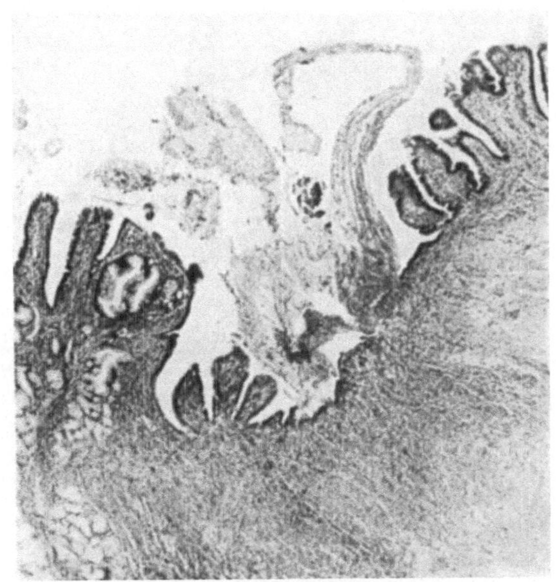

Abb. 59. Akutes Rezidivulcus in Ulcusnarbe an der Pylorusgrenze. Dichte leukocytäre Durchsetzung des narbigen Geschwürsbodens. Ausströmen von fibrinös-leukocytärem Exsudat. Keine Spur von Nekrose.

Mit der letzten Arbeit von Puhl ist der Kreis unserer pathologisch-anatomischen Untersuchungen geschlossen[2], in welchen bisher noch ein wichtiger Sektor gefehlt hat: die klare Beweisführung für die von uns schon vor Jahren und oft betonten fließenden Übergänge der akut entzündlichen Erosion zum akuten und von diesem zum chronischen Geschwür, mit anderen Worten für meine Ansicht, daß das typische Magen-Duodenalgeschwür einem von der

---

[1] Solche Befunde, die wir mehrfach erhoben haben, sind geeignet, von den zum Geschwürsdurchbruch führenden Gewebsvorgängen, über welche bisher immer noch große Unklarheit bestanden hat, eine ausreichende Vorstellung zu geben.

[2] Mit weiteren klinischen und experimentellen Untersuchungen sind wir noch beschäftigt.

Schleimhaut allmählich in die Tiefe sich ausbreitenden entzündlichen Zerstörungsvorgang entspricht.

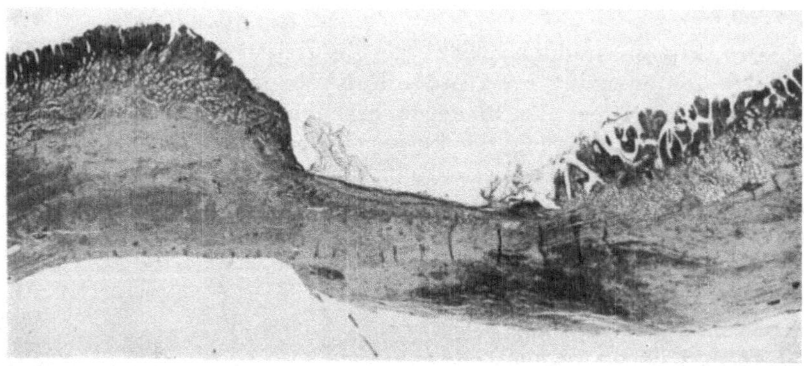

Abb. 60. Subakutes Duodenalgeschwür in die Muscularis propria hineinreichend. Entzündliches
Ödem der benachbarten Submucosa: degenerative Veränderungen der Brunnerdrüsen und der
Muskulatur. Rechts dichte, absceßahnliche Leukocytenanhäufung in der Muskelschicht und Subserosa (unter Berücksichtigung der bereits vorhandenen Granulations- und Bindegewebsbildung
und der Randepithelisierung wohl auf einen erneuten akut entzündlichen Schub zuruckzufuhren).

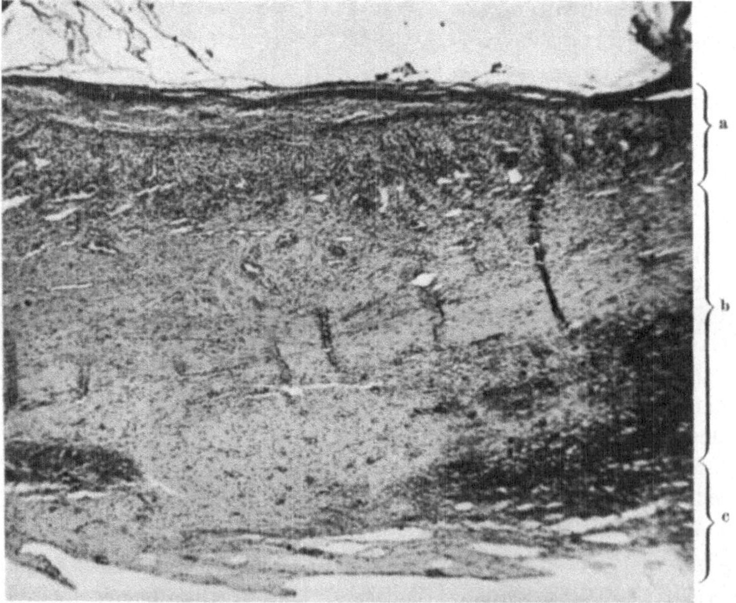

Abb. 61. Stärkere Vergrößerung zu Abb. 60. a Dicht leukocytär durchsetzte Granulationsgewebsschicht o h n e Nekrose mit aufgelagerter Exsudatschicht (fibrinös - leukocytär). b Entzündlich
infiltrierte und degenerierte Muskelschicht mit starker Bindegewebsentwicklung. c Subserosa und
Serosa.

Puhls letzte Arbeit enthält aber noch weitere Kapitel, welche für die Betrachtung der Entstehungsgeschichte des typischen Magen-Duodenalgeschwürs
von Wichtigkeit sind. Ich komme bei der Erörterung der noch weiter unten
aufzuwerfenden Fragen darauf zurück.

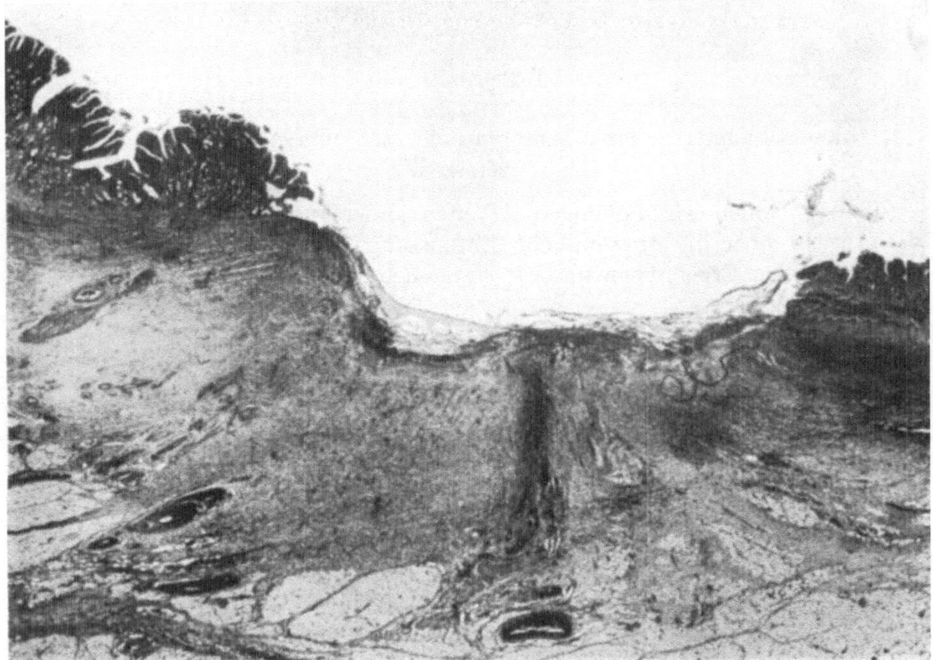

Abb. 62.

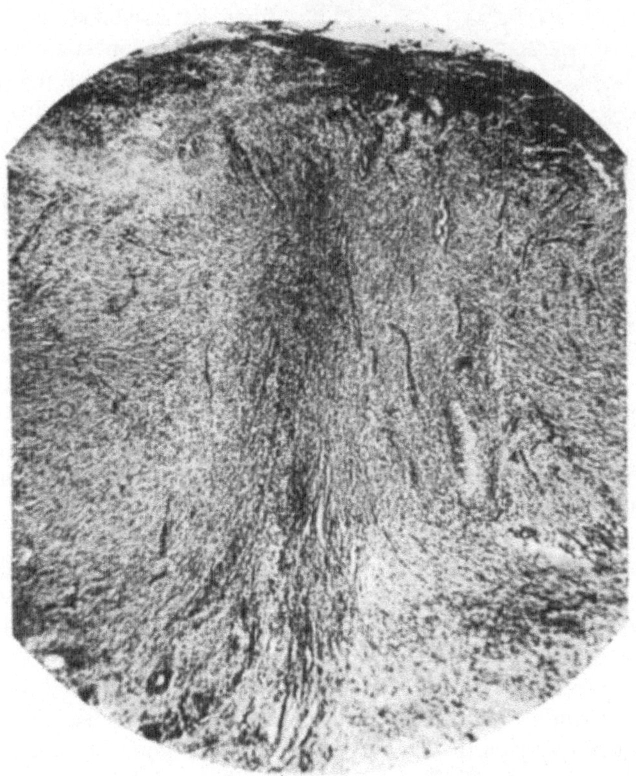

Abb. 63.

Abb. 62 und 63. Chronisches bzw. subakutes Geschwür mit akut entzündlichem Schub. Geschwür bedeckt mit fibrinös-leukocytärem Exsudat, darunter rechts und links eine geringe Nekrosenzone, die in der Mitte (Abb. 63) fehlt. Weitgehend degenerierte, von Bindegewebe durchsetzte Muscularis propria mit zum Teil sehr dichter Leukocytendurchsetzung. In der Mitte (Abb. 63) erstreckt sich die Leukocytenansammlung entlang von Gefäßen streifenförmig in die Tiefe. Abb. 63 ist eine stärkere Vergrößerung zu Abb. 62.

4. Untersuchungen anderer Autoren, die sich mit unseren Feststellungen befassen.

Vorerst wollen wir diejenigen Arbeiten anderer Autoren verfolgen, die zu der Ansicht über die entzündliche Entstehung des Geschwürleidens und besonders zu den Ergebnissen unserer Untersuchungen Stellung nehmen.

Unsere Feststellung, daß die Gastritis ein regelmäßiger Befund des Geschwürmagens ist, ist von Schmincke, Duschl, Orator, C. F. Lehmann, Bohmansson, J. Nicolaysen bestätigt worden. Unsere Ansicht von der ursächlichen Beziehung der Gastritis und Duodenitis zur Geschwürsbildung ist aber vielfach nicht geteilt worden. Doch sei gleich hier gesagt, daß triftige Einwendungen von keiner Seite gemacht werden konnten.

Schmincke und Duschl betrachten die fleckige Rötung der Schleimhaut als einen charakteristischen Zustand im Sinne einer besonderen konstitutionellen Eigenschaft nur des Geschwürmagens. Demgegenüber ist zunächst zu betonen, daß die akut oder subakut entzündete Magenschleimhaut überhaupt durch mehr oder weniger deutliche, fleckige, gelegentlich netzförmige Rötung und Schwellung ausgezeichnet ist. Das hat schon für die Gastritis im allgemeinen Birch-Hirschfeld („erythematöse Gastritis") und Orth trefflich beschrieben, auch Loesch und Fr. Kauffmann fanden die fleckige Rötung bei experimentell erzeugter Gastritis ausgesprochen. Wir haben

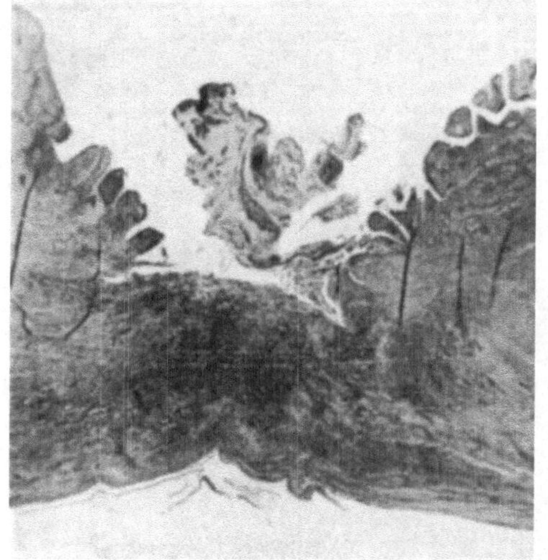

Abb. 64. Chronisches Geschwür mit akut entzündlichem Schub. Dichteste Leukocytendurchsetzung des bindegewebigen Geschwürsbodens bis an die Serosa.

sie auch im entzündlichen Magen der Absetzkälber beschrieben. O. Müller und Heimberger glauben bei capillarmikroskopischer Betrachtung wegen Magen-Duodenalulcus resezierter (!) Mägen in 100% die Anzeichen einer vasoneurotischen Diathese gefunden zu haben. „Diese Anzeichen bestanden in herdförmig angeordneten Irregularitäten in Bau und Funktion des periphersten Gefäßabschnittes (der Arteriolae, der Capillaren und der Venulae). Neben dem abnormen Bauplan des Gefäßapparates handelte es sich besonders um atonische und spastische Zustände sowie um lokale Ödembildung." Duschl suchte diese „vasoneurotischen Gefäßveränderungen" auch anatomisch nachzuweisen, obwohl es sich hierbei doch im wesentlichen um funktionelle Zustände handeln soll. Er fand bei mikroskopischer Untersuchung von Resektionspräparaten in der Magenschleimhaut von Ulcusmägen auffallend reichliche Verästelungen und Verzweigungen mit reichlich Queranastomosen der in ihrem Kaliber sehr wechselnden stark gefüllten Capillaren. Beim Magencarcinom und im gesunden Magen war dieser Befund nicht zu erheben. Duschl sieht mit O. Müller und Heimberger darin den teilweisen Ausdruck eines „spastisch-atonischen Symptomenkomplexes" und faßt diesen Gefäßzustand als typisch für den Ulcusmagen auf, im Sinne einer lokalen morphologisch faßbaren Krankheitsbereitschaft, die der allgemeinen Stigmatisierung (Vasoneurose O. Müllers) ulcuskranker Menschen entsprechen soll. Die chronische Gastritis sei in keiner Weise typisch für den Ulcusmagen (trotzdem auch Schmincke und Duschl sie beim Ulcusmagen in 100% der Fälle gefunden haben); sie sei eine sekundäre Erscheinung.

Wir (Puhl, Konjetzny) haben die von Duschl beschriebenen Gefäßveränderungen als Ausdruck der entzündlichen Hyperämie der Magenschleimhaut erklären müssen. Dabei sind die Capillaren vornehmlich im Randschlingennetz erheblich erweitert und stark gefüllt, vielfach abweichend geschlängelt; auch große Unterschiede bezüglich der Weite einer und derselben Randschlinge werden beobachtet (Puhl). Solche Gefäßzustände fanden wir immer bei der akuten oder subakuten Gastritis. Auch bei experimentell erzeugter Gastritis sind sie beschrieben worden (Popoff, Fr. Kauffmann). Daß es sich hier um eine zum Entzündungsprozeß gehörige Erscheinung handelt, hat Puhl an lebenswarm fixierten menschlichen Präparaten ausführlich dargetan. Wir mußten daher Duschls Meinung ablehnen.

Gegen die capillar-mikroskopischen Befunde an Resektionspräparaten läßt sich von vornherein einwenden, daß diese wohl nicht gerade geeignet zu solchen Untersuchungen sind. Madinaveitia und Arguelles bemängeln daher mit Recht die capillar-mikroskopischen Untersuchungen von O. Müller und Heimberger an resezierten Mägen, weil hier doch durch Operation geschädigte Organe vorliegen. Sie betonen ferner, daß viel höhere Vergleichsziffern von Nichtulcuskranken bekannt sein müßten, um Schlüsse ziehen zu können. Bei genauer Untersuchung der Fingercapillaren fanden sie in 43% Nichtulcuskranker veränderte Capillaren, so daß dieser Befund zum mindesten nicht für die Hypothese O. Müllers spricht.

Delore und Mallet-Guy haben in der ulcusfernen Schleimhaut gastritische Veränderungen gefunden. Das spreche zugunsten der Hypothese, daß eine vorausgehende allgemeine Erkrankung des Magens: eine diffuse Gastritis als Ursache der Geschwürsbildung anzusehen ist.

In der Diskussion zu meinem auf dem Chirurgenkongreß 1924 gehaltenen Vortrag hat Orator die Ergebnisse seiner Untersuchungen an 170 Resektionspräparaten kurz mitgeteilt. Er bestätigt das von uns betonte regelmäßige Vorhandensein einer Antrumgastritis sowohl beim Magengeschwür als auch beim Duodenalgeschwür. Auch Finsterer teilte an gleicher Stelle kurz mit, daß Stoerk in allen von ihm stammenden Resektionspräparaten (über 300) eine chronische Gastritis festgestellt hat. Stärkere entzündliche Veränderungen der Schleimhaut des Magenkörpers und des Duodenum sah Orator, abgesehen von der nächsten Umgebung vorhandener Geschwüre, selten. Erosionen im Duodenum hat er niemals beobachtet. (Letztere Bemerkung findet sich nicht im Protokoll, wohl aber meine Entgegnung dazu, in welcher ich auf die von mir demonstrierten akut entzündlichen Erosionen der Duodenalschleimhaut hinwies, die in allem den Erosionen der gastritischen Schleimhaut gleichen.) Meiner Ansicht über die Ätiologie des Magen-Duodenalulcus hat Orator sowohl in dieser Diskussion als auch in späteren Arbeiten nur beschränkt beigepflichtet. Eine Ergänzung der erwähnten Diskussionsbemerkung bringen zwei Arbeiten aus dem

Jahre 1925. Orator stellt außer Zweifel, daß akute Geschwüre auf dem Boden einer Gastritis entstehen können. Nur die Verallgemeinerung hält er für zu weitgehend. Unter Bezugnahme auf Katayama betont er aber, im Gegensatz zu seiner späteren Ansicht (cf. S. 101), daß auch infolge Kreislaufstörungen (Stauungsblutungen und Stigmata) akute Geschwüre entstehen können. Eigene Befunde, die einer Kritik unterworfen werden könnten, teilt aber Orator nicht mit. Eine große Schwierigkeit für meine Ansicht sieht er in der Lokalisation der chronischen Geschwüre. Er weist auf unsere Befunde der typischen Antrumgastritis[1] hin und meint, daß man bei Verfolgung meiner Anschauung verlangen müßte, „daß für das kleine Kurvaturgeschwür eine bestimmt lokalisierte Gastritis, für das präpylorische Ulcus eine andere, endlich für das Duodenalgeschwür eine ausgesprochene (vorwiegende) Duodenitis als pathogenetischer Faktor — wenn es eben der hauptsächlichste oder gar der einzige sein sollte — zu finden wäre. Statt dessen aber trifft man immer wieder die gleiche Pylorusgastritis". „Auch die Gastritis acida ulcerosa wird sich, sobald aus einem oder zwei der vielen Erosionen und akuten Geschwüre ein chronisches Geschwür werden soll, deren bestimmenden Einfluß und damit dem Lokalisationsgesetz fügen müssen (Aschoffs mechanische Theorie)." Das Chronischwerden der Geschwüre hänge von der Wirkung des Muskelapparates des Magens, der Pars pylorica ab. „Eine Gastritis ulcerosa (Nauwerck-Konjetzny) oder Kreislaufstörung schafft den primären Defekt, eine irgendwie abnorm gesteuerte Pars pylorica verwandelt sie ins chronische Geschwür." Hier sei gleich bemerkt, daß ich schon in dem zitierten Vortrage ausgeführt und durch Lichtbilder erläutert habe, wie die Entstehung einzelner akuter bzw. chronischer Geschwüre aus entzündlichen Erosionen der typischen ulcerösen Gastritis durch funktionell mechanische Faktoren im Sinne Aschoffs zu erklären ist. Ich kann hier auf das oben über diesen Punkt ausführlich Gesagte verweisen (s. S. 75).

Mit unserer Darstellung der Entwicklungsgeschichte des typischen Magen-Duodenalulcus hat sich Orator nochmals im Jahre 1926 und Orator und Metzler im Jahre 1927 befaßt. Der letzten Arbeit liegt die Untersuchung von 300 Resektionspräparaten zugrunde. In der Lokalisation der gefundenen chronischen Geschwüre wird eine Bestätigung der Aschoffschen Anschauung gesehen, daß von den im Magen-Duodenum entstehenden akuten Geschwüren eben nur bestimmt lokalisierte zu chronisch-callösen sich entwickeln. Bei 100 Fällen wurden die Schleimhautverhältnisse untersucht; dabei wurde mit Regelmäßigkeit eine schwere Gastritis der pylorischen Schleimhaut festgestellt, während die Fundusschleimhaut in gutem Zustande angetroffen wurde. Erosionen fanden sich vorwiegend im Bereich des Antrum, von kaum sichtbarer Größe

---

[1] Die in meinem Vortrage (Chirurgenkongreß 1924) gegebene wichtige Unterscheidung der Antrumgastritis und der Allgemeingastritis hat Orator übersehen, denn er schreibt (Wien. klin. Wschr. **1925**, Nr 16): „Pathologisch-anatomisch aber stellt die „Gastritis" derzeit noch eine Einheit dar, auch bei Konjetzny, der in allerletzter Zeit sich eingehend mit diesen Fragen beschäftigt hat" und stellt nochmals die beiden Hauptformen der Gastritis auf: die Gastritis der Pars pylorica, die er „Pylorusgastritis" und später „Motorgastritis" nennt und die Pangastritis mit hochgradiger Atrophie der Schleimhaut. Diese Einteilung war, wie der eben zitierte Vortrag zeigt, schon vor Orator geläufig in Bestätigung der schon älteren Pathologen (Schläpfer, Förster, Klebs, Wiktorowski, Birch-Hirschfeld u. a.) bekannten Tatsache, daß die chronische Gastritis den Antrumteil bevorzugt. Auch Stoerk, Kalima und Puhl haben darauf hingewiesen.

bis zu linsen- und erbsengroßen akuten Geschwüren alle Übergänge darbietend, meist in der Mehrzahl, daneben öfter auch ohne Erosion kleine umwallte Näpfchen[1], in denen sehr häufig histologisch eine Erosion nicht nachzuweisen war. Bei 245 Ulcusfällen sind in 22% der Fälle Erosionen gefunden worden: bei 68 Magengeschwüren in 26%, bei 163 Duodenalgeschwüren in 18% (17 mal eine ausgesprochene Gastritis ulcerosa). Bei 13 wegen Gastritis resezierten Fällen waren in 31% Erosionen vorhanden, 23% dieser Fälle waren als ulceröse Gastritis zu bezeichnen. In den wegen Ptose resezierten Mägen wurden Erosionen in 15%, beim Carcinom in 9% der Fälle gefunden. Bei den Magengeschwüren fanden sich Erosionen vorwiegend bei nicht callösen Geschwüren. Die Fälle mit Erosionen sind im Grazer Material seltener als im Kieler Material (Konjetzny-Puhl). Da Erosionen auch bei Ptose und beim Carcinom festgestellt wurden, könne der erosive Katarrh nicht als fürs Geschwürsleiden charakteristisch bezeichnet werden. Gleichwohl bedeutet derselbe mehr als einen Begleitbefund des Geschwürs. „Der von Konjetzny betonte fließende Übergang der Erosionen bis zum akuten Ulcus scheint für viele Fälle tatsächlich der Weg der formalen Ulcusentstehung darzustellen." Hämorrhagische Erosionen und überhaupt Anhaltspunkte, die eine vasculäre Ätiologie akuter Geschwüre beweisen würden, konnten nicht gefunden werden (vgl. hiezu S. 100). Orator und Metzler stimmen also den „Feststellungen Konjetznys, soweit sie sich auf die formale Geschwürsentstehung beziehen" weitgehend zu, „insofern, als tatsächlich eine Reihe von Geschwüren aus entzündlichen Erosionen hervorzugehen scheinen". In der Hinsicht weichen Orator und Metzler aber von unserer Darstellung ab, als sie die Gastritis ulcerosa unter Bezugnahme auf Koennecke und Stahnke als neurogen bedingt aufgefaßt wissen möchten, und sie damit in den weiten Rahmen der v. Bergmannschen Theorie einzuordnen versuchen. „Es ergäbe sich so auf Grund unseres Materials unter Anerkennung der tatsächlichen Befunde Konjetznys eine neurogen-myogene Theorie der Geschwürsentstehung, wobei neurogen vor allem die Bedingungen der akuten Geschwürsentstehung zu denken wären, myogen bedingt aber die Umwandlung in chronisch-callöse Ulcera" (Orator und Metzler). Danach wird die Ruhigstellung bzw. Wegnahme (Resektion) der beunruhigten Pars pylorica als vorläufig beste Therapie beim Ulcusleiden bezeichnet.

Orator schwankt zwischen der Anerkennung und der Ablehnung unserer Darstellung der Entwicklungsgeschichte des Magen-Duodenalgeschwürs. Er muß sie auf der einen Seite anerkennen und möchte sie auf der anderen Seite ablehnen. Vielleicht liegt das daran, daß er sich nicht entschlossen hat, ausführliche Befunde mitzuteilen, wie wir das getan haben, damit jederzeit und von jedermann eine Überprüfung der Schlußfolgerungen möglich ist. Das hätte zu bestimmter Einstellung gezwungen. Es wäre dann wohl auch mancher Widerspruch in den Ausführungen Orators vermeidbar gewesen.

Wenn Orator beim Magen-Duodenalulcus die Antrumgastritis in Bestätigung unserer Befunde gleichfalls regelmäßig festgestellt hat, so muß es überraschen, wenn er, unter Berücksichtigung des überhaupt häufigen Vorkommens einer Gastritis auch sonst, zu dem Schluß kommt, daß die „Ulcus-

---

[1] Das sind die von uns beschriebenen abgeheilten Erosionen (vgl. Abb. 26 u. 27).

gastritis" für das Ulcusleiden keineswegs charakteristisch ist. Muß nicht eine Eigenschaft, die in 100% der Fälle vorkommt, als typisch und charakteristisch bezeichnet werden! Ich sehe keine logische Möglichkeit, diese Frage anders als rhetorisch zu stellen. Daß die Antrumgastritis tatsächlich ein regelmäßiger Befund beim Geschwürsleiden des Magens und Duodenums ist, das dürfte nach unseren und anderen Untersuchungen (vgl. S. 98), auch durch die Orators gesichert sein. Die Antrumgastritis ist ein so außerordentlich häufiger Befund, daß natürlich niemand auf die Vorstellung verfallen kann, daß sie auf den Geschwürsmagen beschränkt ist. Die Geschwürsbildung ist eben eine Komplikation derselben. Von mir ist nirgendwo gesagt worden, daß die Gastritis unbedingt zum typischen Ulcus führen muß, wenn auch entzündliche, vielfach allerdings nur mikroskopisch feststellbare Defektbildungen geradezu zum anatomischen Bilde der akuten Gastritis gehören. Ich will hier schon mehrfach von uns zu dieser Frage Gesagtes nicht wiederholen. Orator und Metzler betonen übrigens ausdrücklich, daß der erosive Katarrh mehr als ein Begleitbefund des Geschwürs ist. Sie stimmen auch unter Ablehnung der Gefäßtheorie des Ulcus den „Feststellungen Konjetznys, soweit sie sich auf die formale Geschwürsentstehung beziehen", weitgehend zu.

Ich habe auf Grund unserer Feststellungen das Magen-Duodenalulcus als eine Komplikation der Gastritis bzw. Duodenitis ansehen müssen. Daraus ergibt sich, wie ich schon am anderen Ort gesagt habe, daß die Frage nach der kausalen Genese des Magen-Duodenalgeschwürs in Richtung der Frage nach der Ätiologie der Gastritis bzw. Duodenitis verschoben wird (vgl. S. 69f.).

Gehen wir dieser letzten Frage nach, so wissen wir, daß die Dinge aber keineswegs so einfach liegen, wie sie vielfach dargestellt werden. Dem kritischen Betrachter tritt hier noch manches Problem entgegen, wie ich in meiner Darstellung der „Entzündungen des Magens" ausdrücklich betont habe und wie auch von Bergmann erst kürzlich ausgeführt hat.

In interessanten Experimenten hat Fr. Kauffmann in der v. Bergmannschen Klinik sich mit der Gastritisfrage befaßt. Sie haben meine Mitteilung eines Falles von Verbrennung, bei dem ich eine ausgesprochene Gastritis gefunden habe [1], zur Grundlage. Kauffmann hat 22 Hunde einer intensiven Höhensonnenbestrahlung unterzogen oder bei ihnen durch Injektion von Terpentin und Papajotin Abscesse erzeugt. Die Tötung erfolgte nach 3—4 Wochen, in einzelnen Fällen nach 6 Wochen. Neben degenerativen Veränderungen in Herz und parenchymatösem Organ bot die Magenschleimhaut bei diesen Tieren makroskopisch betrachtet zum Teil wenig, zum Teil aber auffallende Veränderungen: deutliche Hyperämie und Schwellung im Antrumgebiet, seltener mit fibrinös zelliger Pseudomembranbildung; punktförmige Blutungen im Antrumgebiet. In einem Falle wurden mit Hilfe der Lupe 738 Blutpunkte gezählt. An der kleinen Kurvatur dieses Magens fand sich inmitten dieser Blutpunkte ein 9:16 mm großer flächenförmiger, oberflächlicher Defekt, der sich histologisch als große Erosion erwies. Bei der mikroskopischen Untersuchung wurden feintropfige und andere

---

[1] Die Mitteilung dieses Falles war als Beispiel gedacht, der von mir hervorgehobenen Bedeutung der sog. Eiweißzerfallstoxikosen für die Entstehung einer akuten endogenen Gastritis (vgl. meine Darstellung im Handbuch der speziellen pathologischen Anatomie und Histologie. Bd. IV, 2).

degenerative Veränderungen an Drüsen-, Grübchen- und Oberflächenepithel gefunden. Diese Veränderungen waren in allen Magenabschnitten, besonders aber im Antrumgebiet, hier oft herdförmig, vorhanden, dabei gleichzeitig Abplattung des Oberflächen- und Grübchenepithels, Vakuolenbildung, Lockerung der Epithelien aus ihrem Zellverband, Abstoßung [,,fettige Usur" (Orth)]. So entstanden Epitheldefekte, von oft nur wenigen Zellen. Nach Fr. Kauffmann sind diese ,,fettigen Usuren" für die Entwicklung der eigentlichen gastritischen Schleimhautveränderungen außerordentlich bedeutungsvoll. In dem bloßgelegten Bindegewebe komme es zu einem sekundären reaktiven Prozeß im Sinne einer Entzündung. Fr. Kauffmann hat alle Übergänge von der einfachen ,,fettigen Usur" etwa über das Bild eines beginnenden herdförmigen Katarrhs bis zur schwersten erosiven Gastritis mit fibrinös entzündlichem Exsudat auch in der Muscularis mucosae und der Unterschleimhaut gefunden. Der ursprünglich kleinste Oberflächendefekt nimmt offenbar unter dem Einfluß der entzündlichen Gewebsreaktion, vielleicht auch durch vom Magenlumen stattfindende Einwirkungen an Ausdehnung zu. Es kommt zur Zerstörung der Gewebsstruktur in den obersten Abschnitten bis zur Nekrotisierung. Dabei werden Capillarlichtungen eröffnet. Es kommt zu sekundären Blutungen aus diesen. Außer einer Erweiterung und hier und da unregelmäßigen Gestaltung der Capillaren waren Besonderheiten an den Blutgefäßen, die den entzündlichen Veränderungen vorausgehen, nicht festzustellen. Bei Hunden, die bis zu 6 Wochen im Versuch gestanden hatten, fand sich eine den Befunden am menschlichen Magen weitgehend ähnliche herdförmige subakute und chronische Gastritis.

Die Ursache der Gastritis wird, entsprechend schon vorliegender Erfahrungen, auf die Wirkung von Eiweißspaltprodukten bezogen, wie sie als Ausscheidungsgastritis (Bourget) bekannt ist (vgl. hierzu Konjetzny, ,,die Entzündungen des Magens"). Die Bevorzugung des Antrum[1] erklärt Fr. Kauffmann aus einer vielleicht besonderen Empfindlichkeit der Antrumzellen gegenüber den toxisch wirkenden Substanzen, er hält es aber auch für möglich, daß die toxischen Substanzen infolge Anreicherung und Ausscheidung im Bereich der Pylorusdrüsen zu vermehrter Wirksamkeit gelangen. Bei der Erklärung der Herdform der gastritischen Veränderungen wäre an Besonderheiten der Blutzirkulation zu denken. Trotz sorgfältiger Untersuchungen konnten aber niemals thrombotische und embolische Prozesse, auch niemals anämische oder hämorrhagische Nekrosen gefunden werden. Unter Bezug auf die Tatsache, daß die Durchblutung eines Organs vom Funktionszustand abhängig ist, glaubt Fr. Kauffmann, daß hier vielleicht solche wechselnde Capillarverhältnisse in den Vordergrund gerückt werden können. Er weist auch auf die Beeinflussung des Capillarkreislaufs durch Eiweißspaltprodukte hin, woraus ungünstige Ernährungsbedingungen für das Versorgungsgebiet entstehen und Material für die Exsudatbildung geliefert werden.

Ich kann der von Fr. Kauffmann gegebenen Deutung des Werdeganges der Schleimhautentzündung auf Grund meiner Erfahrungen am Menschen

---

[1] Diese Feststellung über die Lokalisation der Ausscheidungsgastritis ist sehr interessant. Bei weiteren Untersuchungen wird zu beachten sein, ob es sich hierbei um ein gesetzmäßiges Verhalten handelt. Meine Untersuchungen über die Ausscheidungsgastritis beim Menschen stimmen mit der Feststellung Kauffmanns nicht ohne weiteres überein. Es muß weiteren Forschungen vorbehalten bleiben, in diesem Punkte, der hier nicht weiter erörtert werden kann, Klarheit zu bringen.

und bei experimentellen Untersuchungen nicht ganz beitreten. Nach diesen scheint es mir sicher, daß die Ausscheidung toxischer Substanzen in der Drüsenschicht erfolgt, weil ich mehrfach bei Urämie und einmal bei akuter extrastomachaler Sublimatvergiftung schwerste Veränderungen in der Drüsenschicht fand, bei kaum nennenswerten Veränderungen des Deckepithels. Die bei so bedingter Schleimhautentzündung vorhandenen Deckepithelveränderungen sind zweifellos sekundärer Natur, Folge der in der Schleimhautschicht sich abspielenden Entzündung, denn ich habe mehrfach bei ausgesprochener Entzündung in der Drüsenschicht das Deckepithel noch nahezu unbeteiligt und zum größten Teil unversehrt gefunden. Wenn Fr. Kauffmann sich auf die von Orth sog. „fettige Usur" bezieht, so ist dem entgegenzuhalten, daß Orth selbst diesen Begriff keineswegs ausreichend begründet hat. Da er ihn aus Untersuchungen an Leichenmaterial ableitet, liegt der Einwand nahe, daß hier postmortale Zustände vorgelegen haben. Lubarsch und Borchard [1] betonen, daß sie bei ihren Untersuchungen nichts gefunden haben, was den von Klebs und Orth erwähnten „fettigen Usuren" entspräche. Lubarsch meint, daß diese Auffassung wohl durch die damals herrschende Lehre von der fettigen „Degeneration" beeinflußt wurde, und betont außerdem, daß er gerade in den von ihm beschriebenen „Lipoidinseln" der Magenschleimhaut niemals Erosionen beobachtet hat. Wir selbst haben bei unseren umfangreichen Untersuchungen an lebenswarm fixiertem Material niemals etwas gesehen, was die Ansicht von Klebs und Orth auch nur im geringsten stützen könnte. Daß aber der Erosionsbildung eine durch den Entzündungsprozeß bedingte Fett- und Lipoidablagerung in den Epithelien vorangeht mit verschiedenen auf den Entzündungsprozeß zurückzuführenden degenerativen Veränderungen der Epithelzellen haben wir mehrfach beschrieben und abgebildet. Auch die Befunde Kauffmanns lassen sich in meinem Sinne deuten, was ich aus den seiner Arbeit beigegebenen Mikrophotogrammen ohne weiteres ableiten möchte. So zeigt die Abb. 4, die den Zustand darstellen soll, welcher der Erosionsbildung vorangeht, nicht erodierte Leistenspitzen und Vakuolisierung des Deckepithels durch eingewanderte Leukocyten, subepitheliale Exsudatansammlung und zweifellos entzündliche Veränderungen im Leistenstützgewebe mit Hyperämie. Ähnlich liegen die Verhältnisse in Abb. 1. Es ist also auch in den Kauffmannschen Präparaten eine akute Entzündung der Leistenspitzen vorhanden, noch bevor eine Erosion entstanden ist.

Auch Naumann hat auf die Bedeutung von Eiweißzerfallsprodukten für die Entstehung entzündlicher Schleimhautprozesse und der Geschwürsbildung im Magen und Duodenum hingewiesen.

Wir können diesen Punkt hier aber nicht weiter verfolgen, denn das Problem der Gastritisätiologie (von der Duodenitis ganz zu schweigen) ausführlich zu behandeln, würde eine umfängliche Abschweifung notwendig machen. Es gibt hier noch viele Dinge, die der Klärung harren. Orator und Metzler möchten die Antrumgastritis als neurogen bedingt auffassen, obwohl sie den Namen „Reizgastritis", der doch einem ganz bestimmten, experimentell, klinisch und pathologisch-anatomisch gesicherten Begriff im Sinne einer durch exogene Schädigung verursachten Schleimhautentzündung entspricht, beibehalten.

---

[1] Henke-Lubarsch: Handb. d. spez.-path. Anat. u. Histol. Bd. IV, 3.

Mit welcher Begründung wird nicht näher erörtert. Beweisende Tatsachen können Orator und Metzler für ihre Ansicht nicht anführen. Auf diese kommt es aber an und nicht auf unbegründete Meinungen. Daß sie aus den vieldeutigen Untersuchungen von Stahnke und Könnecke schon schließen, daß sich eine „Reizgastritis" „in gesetzmäßiger Weise durch bestimmte Eingriffe an den Magennerven erzeugen" lasse, kann einer kritischen Betrachtung nicht standhalten. Man sollte sich hüten, aus zwei keineswegs klaren experimentellen Versuchsergebnissen gleich „Gesetze" abzuleiten. Ich habe das in meiner Entgegnung auf die Arbeit von Orator und Metzler bereits ausgeführt. Eine naheliegende Kritik der Untersuchungen von Stahnke habe ich weiter unten gegeben (s. S. 146 f.). Auch die Meinung Orators, daß eine irgendwie abnorm gesteuerte Pars pylorica für die Umwandlung eines akuten Defektes in ein chronisches Ulcus maßgebend sei, ist nur Annahme. So kommt Orator mit seiner neuro-myogenen Theorie, soweit sie nicht die von Aschoff hervorgehobene Bedeutung funktionell-mechanischer Faktoren für die Entwicklung eines chronischen Geschwürs (vgl. S. 75) enthält, nicht über eine bloße Hypothese hinaus.

Zu einer völligen Übereinstimmung mit unserer Darstellung der Geschwürsentwicklung ist J. C. Lehmann auf Grund seiner Untersuchung des großen Resektionsmaterials der Rostocker chirurgischen Klinik gekommen. Er bestätigt das regelmäßige Vorkommen einer Gastritis beim Ulcus, betont fließende Übergänge der Erosion zum typischen Geschwür. „Das Ulcus ist, kraß ausgedrückt, ein Nebenbefund, die Grundkrankheit die Gastritis." „Den Ausdruck und Begriff „pepticum" muß ich bei diesen Ulcera durchaus beanstanden, denn es handelt sich um durch Entzündung, nicht durch Verdauung hervorgerufene Defekte." Die Ursache des in den letzten Jahren häufiger beobachteten Ulcus pepticum nach Gastroenterostomie sieht er darin, daß früher meist nur bei narbiger Pylorusstenose, also bei abgelaufenem Prozeß operiert wurde, während die Gastroenterostomie in der neueren Zeit auch auf floride Prozesse ausgedehnt worden ist.

J. Nicolaysen stellt gleichfalls fest, daß bei allen Magen- und Duodenalgeschwüren (107 Fälle) eine Gastritis bzw. Duodenitis festzustellen ist. In sieben Fällen, die gleichfalls mit der Diagnose „Ulcus" operiert worden sind und gleiche klinische Erscheinungen boten, fand sich bei Fehlen eines typischen Geschwürs eine ulceröse Gastritis mit zahlreichen Erosionen. Aus der beigegebenen Abbildung und der kurzen Beschreibung geht hervor, daß es sich um das von uns ausführlich beschriebene Krankheitsbild gehandelt hat.

Kurz erwähnt sei noch, daß auch Karsner das Magen-Duodenalgeschwür als entzündlichen Vorgang betrachtet; die Entzündung ist das Primäre. Dazu kommen verschiedene prädisponierende Ursachen, die bei der Ulcusentstehung eine Rolle zu spielen scheinen. Sie sind aber allein nicht für die Erkrankung verantwortlich zu machen. Auch Keropjan bekennt sich zu der Auffassung, daß dem typischen Magenulcus eine Gastritis ulcerosa vorangeht. Diese sei als Folge einer Störung im System der endokrinen Drüsen und des vegetativen Nervensystems aufzufassen. Bouchut und Ravault beschreiben gleichfalls die Pyloroduodenitis; die Gastritis sei eine Vorstufe der Geschwürsbildung. Steiner sieht in der Schleimhauterkrankung eine gewisse Disposition zur Geschwürsbildung.

5. Kritik an Hausers Einwendungen.

Durchaus ablehnend verhält sich Hauser[1]. Er hat diesen Standpunkt im Handbuch der speziellen pathologischen Anatomie und Histologie (Bd. 4, 1) kurz angedeutet und in einem polemischen Aufsatz[2] ausführlicher zu begründen versucht. In einer Entgegnung sind wir (Konjetzny, Puhl) in der gleichen Wochenschrift (1927, Nr 26/28) den Einwänden Hausers wirksam, weil rein sachlich, entgegengetreten. Hier kann aber nicht der Ort sein, nochmals in den Zusammenhang der ganzen Polemik einzutreten. Wir haben daher aus sachlichen Gründen die einzelnen Streitpunkte, mit Hausers Standpunkt und unserm Nachweis seiner Unhaltbarkeit, im Rahmen dieser Abhandlung dort besprochen, wo die einschlägigen Fragen bei der Erörterung gerade auftauchten. Das ist im Interesse des Zusammenhanges und der Vermeidung von Wiederholungen notwendig gewesen. Einzelne, an anderen Stellen nicht besprochene Punkte, sollen aber herausgegriffen und hier erörtert werden.

Hauser bezeichnet das unseren Untersuchungen zugrunde gelegte Material als einseitig und für die Lösung der in Betracht kommenden Fragen gänzlich ungenügend.

Bei Berücksichtigung der bekannten Tatsache, daß das Leichenmaterial ohne besondere oft schwer durchführbare Vorkehrungen wegen der agonalen und postmortalen Veränderungen nur in mehr oder weniger beschränktem Maße für einwandfreie morphologische Untersuchungen verwendbar ist, lag es nahe, das bei der modernen chirurgischen Aktivität reichlich gewonnene Resektionsmaterial nicht unbeachtet zu lassen und lebenswarm fixierte Resektionspräparate einer sorgfältigen anatomischen Untersuchung zu unterziehen. Es war das eine Selbstverständlichkeit für den pathologisch-anatomisch interessierten Chirurgen. Wir haben es auch als eine Pflicht empfunden, dieses wertvolle Material für wissenschaftliche Untersuchungen nutzbar zu machen[3]. Sachlich hätte Hauser sagen können, daß das bei Operationen gewonnene Material nur einen Ausschnitt des überhaupt möglichen Materials darstellt. In diesem Sinne hätte ihm beigepflichtet werden können, wenn es uns darauf angekommen wäre, alle überhaupt im Magen möglichen Geschwürsbildungen zu erörtern. Dabei darf außerdem nicht außer acht gelassen werden, daß bei dem heutigen Ausbau der klinischen Diagnostik wohl kaum eine Geschwürsbildung dem Kliniker entgeht. Für uns galt es aber, die Ursache und pathologisch-anatomische Grundlage des Krankheitsbildes zu ergründen, das der Kliniker als typisches Ulcusleiden täglich zu sehen bekommt.

---

[1] Auch v. Redwitz und Fuß [Die Pathogenese des peptischen Geschwürs des Magens und des oberen Darmabschnittes. Neue deutsche Chirurgie 42 (1928)] zweifeln an der absoluten Gültigkeit unserer Auffassung. Da sie sich in der Kritik unserer Befunde aber nur an Hauser anlehnen, eigene Befunde bei ihrer Beurteilung nicht in die Wagschale legen, so werden wir mit der Besprechung der Hauserschen Ansicht auch ihrer Meinung gerecht.

[2] Hauser, G.: Über die Beziehungen der chronischen Gastritis und Duodenitis zum chronischen Magen-Duodenalgeschwür. Med. Klin. 1927. Nr 4/5.

[3] Vgl. hierzu M. Ide (Revue médical de Louvain 1926, No 15) in seinem kritischen Referat der Arbeit von Puhl: Hélas! que de travail chirurgical stérile; on opère des milliers d'estomacs depuis la guerre et le premier travail étendu sur l'anatomie pathologique des estomacs enlevés vient seulement de paraître. Si les hardiesses chirurgicales actuelles sont discutables, elles auront au moins apporté de la lumière sur un sujet très controversé de pathologie."

Unter diesem Gesichtspunkte ist die Behauptung Hausers nicht stichhaltig; denn es handelt sich bei unsern Untersuchungen um die vergleichend morphologische und klinische Auswertung unter günstigsten Bedingungen (lebenswarm) konservierten Materials, das von Menschen mit typischem Ulcusleiden in allen Entwicklungsphasen gewonnen worden ist.

Hauser meint weiter, daß es bei der Beurteilung der ätiologischen Bedeutung der Gastritis für die Ulcusgenese nicht darauf ankomme, wie oft bei Ulcus sich eine chronische Gastritis findet, sondern, daß die Frage umgekehrt zu lauten habe: wie oft findet sich bei chronischer Gastritis ein Ulcus? Zur Beantwortung dieser Frage hat er in einer Dissertation (Wolffhardt) die Sektionsprotokolle des Erlanger Instituts aus den Jahren 1862—1900 bearbeiten lassen. Unter diesem Material (8300 Protokolle) wurden in 665 Fällen (8%) ein auf Grund charakteristischer Veränderungen bereits makroskopisch erkennbarer Magenkatarrh in den Protokollen verzeichnet gefunden. „Von diesen 665 Gastritisfällen waren nur 38 = 5,7% mit Ulcus verbunden, eine Zahl, welche viel zu niedrig ist, um für die Ulcusgenese ins Gewicht zu fallen." Dieses Verhältnis würde sich nach Hauser noch weiter sehr bedeutend zu ungunsten der ätiologischen Bedeutung des chronischen Magenkatarrhs für die Entstehung des Ulcus verschoben haben, wenn auch diejenigen Fälle hätten berücksichtigt werden können, in welchen eine makroskopisch nicht erkennbare Gastritis durch die mikroskopische Untersuchung hätte nachgewiesen werden können[1].

Wir haben diesem Einwande Hausers sachlich nicht folgen können und darauf hingewiesen, daß es hier nicht so sehr auf die chronischen Veränderungen ankommt, als vielmehr auf den akut entzündlichen Schub, der in akut entzündlichen Schleimhautveränderungen sich äußert. In diesem Zustande sind entzündliche Erosionen eine ganz gewöhnliche Erscheinung. Was aus diesen wird, hängt von der durchgeführten oder nicht durchgeführten Behandlung und Schonung ab. Bei sachgemäßer Behandlung wird, wie wir mehrfach mit entsprechenden Folgerungen für die Behandlung betont haben, in den meisten Fällen ein Abklingen der akut entzündlichen Erscheinungen und eine Abheilung der Erosionen erzielt, bevor ein typisches Ulcus sich entwickelt.

Es muß also nicht immer aus einer Gastritis ein Ulcus sich entwickeln. Und so überrascht uns auch am Leichenmaterial der häufige Befund einer chronischen Gastritis ohne Ulcus nicht, denn die chronische Gastritis ist in der Regel der Folgezustand einer abgeklungenen akuten oder subakuten Gastritis. Daraus erklärt sich auch, daß wir bei der „Carcinomgastritis", bei welcher die chronischen Schleimhautveränderungen ganz im Vordergrunde stehen, relativ selten neben dem Carcinom ein Ulcus finden. Aber auch hier haben wir, da akut und subakut entzündliche Schleimhautzustände häufig sind, wenn sie auch oft ganz hinter den chronischen Veränderungen zurücktreten, öfter entzündliche Erosionen,

---

[1] Busch (Diskussionsbemerkung. Verh. dtsch. path. Ges. **1925**) ergänzt die Angaben durch den Hinweis, daß von 132 Geschwürsfällen im genannten Zeitraum überhaupt nur 38 (28,8%) eine Gastritis zeigten. Im Hinblick auf die im letzten Satz enthaltene Bemerkung Hausers meint dagegen Busch: „Die mikroskopische Feststellung von Gastritis würde die Zahlen wohl nicht günstiger gestalten." (!) Das Krankheitsbild der Gastritis ulcerosa scheint in Erlangen gar nicht beobachtet worden zu sein.

ja auch akut entzündliche Geschwüre gesehen [1]. Ich habe z. B. in meiner Darstellung der Entzündungen des Magens die Abb. 132 eines kleinen Carcinoms mit akut entzündlichen Erosionen in seinem Bereich gegeben. Auch Orator und Metzler (s. S. 101) haben beim Carcinom in 9% der Fälle Erosionen gefunden.

Hauser gibt zwar den entzündlichen Charakter der von uns beschriebenen Erosionen zu, aber er meint, daß bei der chronischen Gastritis schließlich alle Erosionen, auch wenn sie aus einem anämischen oder hämorrhagischen Schleimhautinfarkt hervorgegangen sind, „entzündliche Veränderungen nicht vermissen lassen, nachdem sie doch von vornherein in einer entzündlich veränderten Schleimhaut entstanden sind". „Es werden sich daher aber auch die aus einem Infarkt hervorgegangenen Erosionen, wenn einmal der nekrotische Bezirk restlos verdaut und die Erosion völlig gereinigt ist, in der gastritisch veränderten Schleimhaut oft kaum mehr von einer gewöhnlichen katarrhalischen Erosion unterscheiden lassen." Der Einwand, daß Nekrosen schnell vom Magensaft angegriffen und, wenn die Zeit es gestattet, auch restlos beseitigt werden, setzt voraus, daß solche Nekrosen überhaupt vorhanden sind. Wir haben oben eine ausführliche Schilderung der von uns regelmäßig erhobenen typischen — wie ich immer wieder betonen muß, geradezu monoton typischen — Befunde gegeben und dabei schon vermerkt, daß wir bei unseren umfassenden Untersuchungen an einem sehr großen Material anämische und hämorrhagische Nekrosen bzw. Infarkte und die viel erörterten sog. hämorrhagischen Erosionen niemals feststellen konnten, obwohl wir selbstverständlich diesen Dingen die größte Aufmerksamkeit zugewandt haben. Es wäre doch ein seltsames Spiel des Zufalls, wenn wir bei dem großen Umfang unserer Untersuchungen [2] nicht einmal wenigstens anämische oder hämorrhagische Nekrosen oder mindestens Reste davon zu Gesicht bekommen hätten. Es ist auch bei einfacher Erwägung sehr wenig verständlich, daß nekrotische Bezirke immer nur restlos verdaut und gereinigt anzutreffen sein sollen. Im Gegenteil, es wäre zu erwarten, daß alle möglichen Phasen der Verdauung und Reinigung von Nekrosen in einem so großen Material, wie dem unserigen, gelegentlich wenigstens zur Beobachtung gekommen sein müßten, wenn solche Nekrosen wirklich intra vitam vorkommen und nicht bloß postuliert wären. Und wo hat Hauser seine Meinung bewiesen?!

Die Tatsache, daß wir das so viel besprochene Bild der sog. reaktionslosen hämorrhagischen Erosionen des Leichenmagens in unserem lebenswarm fixierten Material nie gesehen haben, hat uns mit Engel zu dem Schluß geführt, daß es sich bei diesen nur um Leichenerscheinungen handeln könne. Daß sie tatsächlich agonal oder postmortal entstandene Veränderungen darstellen, ist auch von Katayama wegen der Reaktionslosigkeit dieser Bildungen hervorgehoben worden. Engel (1854) hat zudem gezeigt, wie man am Leichenmagen hämorrhagische Erosionen auch künstlich erzeugen kann. Wenn Hauser sagt: „die hämorrhagischen Erosionen aber vollends als Leichensymptom zu erklären, ist so ungeheuerlich, daß diese merkwürdige

---

[1] Das ist übrigens auch v. Redwitz und Fuß entgegengehalten, die schreiben: „So kann man vielfach sehen, daß ganz schwere Gastritiden beim Carcinom stets ohne Ulcusbildung verlaufen."

[2] Es sind das doch einige Tausend Schnittpräparate (zum Teil Schnittserien), die wir im Laufe von 10 Jahren durchmustert haben.

Auffassung bei jedem Pathologen, überhaupt bei jedem, der die hämorrhagische Erosion wirklich kennt, nur Kopfschütteln erregen kann, mag Puhl sich hier auch auf Engel berufen", so ist das schwer zu verstehen, wenn wir bei Hauser zwei Sätze vorher lesen: „daß die in der Leiche zu beobachtenden hämorrhagischen Erosionen, bei welchen der hämorrhagische Schorf noch teilweise oder gar in ganzem Umfange erhalten ist, erst kurz vor dem Tode entstanden sein können, weiß selbstverständlich jeder Pathologe". Ist ein grundsätzlicher Unterschied zwischen dieser Bemerkung und unserer Ansicht vorhanden, wenn wir[1], das, „was mit dem Namen „hämorrhagische Erosion" allgemein belegt wird, für eine agonale oder postmortale Erscheinung halten, wie ja schon Engel die hämorrhagische Erosion als Leichensymptom[2] charakterisiert hat!" Wir haben aber zugegeben, daß zur Entscheidung der Frage nach der Bedeutung der Erscheinung, die im Leichenmagen allgemein als hämorrhagische Erosion bezeichnet wird, das lebenswarm fixierte Resektionsmaterial nicht geeignet ist, da dieselben darin eben nicht zur Beobachtung kommen.

Inzwischen haben sich unsere Erfahrungen noch vermehrt und Puhl hebt in seiner letzten Arbeit wieder ausdrücklich hervor, daß am resezierten Magen die sog. hämorrhagischen Erosionen ebensowenig vorkommen, wie hämorrhagische und anämische Infarkte bzw. Nekrosen. Unsere frühere Festlegung in diesem Punkte muß also in bezug auf das lebenswarm fixierte Resektionsmaterial unbedingt aufrecht erhalten werden.

Wir haben aber inzwischen auch unsere Untersuchungen an Leichen fortgesetzt. Dabei hat sich, wie Puhl berichtet, gezeigt, daß bei sofort nach dem Tode mit Formalin gefüllten Mägen selbst punktförmige Blutungen eine Seltenheit sind, jedenfalls in den Fällen, bei denen gröbere mechanische Einwirkungen auf den Magen (künstliche Atmung usw.) vor dem Tode nicht stattgefunden hatten. Selbst bei Grundleiden zentral-nervöser (Gehirntumoren) und toxischer Art (Verbrennung, Urämie) konnte diese Beobachtung gemacht werden. „Hämorrhagische Erosionen" in dem viel erörterten Sinne haben wir in unmittelbar nach dem Tode mit Formalin gut fixierten Mägen niemals zu Gesicht bekommen.

Sehr wichtig für die Beurteilung der „hämorrhagischen Erosion" als postmortaler Erscheinung sind Befunde, die wir bei nur teilweiser Füllung des Magens mit Formalin erheben konnten. War die Füllung mit Formalin unvollständig, so daß nur ein kleiner Formalinsee im Magen vorhanden war, so war im Wirkungsbereich der Formalinlösung eine gute Fixierung des Magens ohne hämorrhagische Erosionen vorhanden, mit dem Spiegel des Formalinsees ziemlich scharf abschneidend. Häufig lag das Antrum im Bereich desselben. Die nicht mit Formalin benetzte Schleimhaut darüber, besonders im Bereich des Kardiateils des Magens, wies die gewöhnlichen kadaverösen Veränderungen auf (blutige Diffusion und Imbibition besonders um Gefäße herum in Form von Petechien und Sugillationen, „hämorrhagische Erosionen"). Puhl folgert aus solchen Erfahrungen mit Recht, daß sie uns zu größter Zurückhaltung gegenüber den Befunden am Leichenmagen mit seinen postmortalen

---

[1] Konjetzny, G. E.: Entzündliche Genese des Magen-Duodenalgeschwürs. Arch. Verdgskrkh. **36**, 202 (1925).

[2] Diese Wortprägung stammt von Engel, den Hauser in seiner Monographie nicht zitiert, nicht von uns.

Veränderungen zwingen, deren Zustandekommen noch keineswegs so klar ist, wie heute vielfach angenommen wird. Er wird auch mit seiner Forderung Zustimmung finden, daß es Aufgabe künftiger Arbeiten sein muß, an gut fixierten Leichenmägen unter Berücksichtigung der Grundkrankheit die überhaupt vorkommenden Erosionen zahlenmäßig zu erfassen.

Wir haben zugegeben, daß im Tierexperiment während des Lebens entstandene hämorrhagische Nekrosen zu beobachten sind, die infolge ihres kurzen Bestandes noch eine entzündliche Reaktion vermissen lassen; denn wir haben selbst bei Nachahmung der Westphalschen Versuche solche Veränderungen im Kaninchenmagen gesehen (Puhl). Es handelt sich hier aber um toxische Wirkungen, wie auch Haeller gezeigt hat, da ähnliche Nekrosen des Schleimhautparenchyms auch bei der Einwirkung von Phosphor und Arsen auf die Magenschleimhaut und nach toxischen Dosen von Atropin und Morphium zu beobachten sind.

Unsere Bemerkung über die hämorrhagische Erosion war übrigens nur eine beiläufige. Daß die „hämorrhagische Erosion" für die Ulcusentstehung keine Bedeutung haben kann, ergab sich aus unseren sorgfältigen Untersuchungen. Wir befinden uns hier überhaupt in durchaus guter Übereinstimmung mit Hauser, nach dessen Meinung ein Übergang der hämorrhagischen Erosion in ein tieferes Geschwür unwahrscheinlich, jedenfalls durch nichts bewiesen ist. Wie will man es sonst vor allem erklären, daß nach pathologisch-anatomischen Untersuchungen diese hämorrhagischen Erosionen im Duodenum so selten beobachtet worden sind. Kossinsky konnte an dem fast 5000 Sektionen umfassenden Material des Hauserschen Instituts nur in 4 Fällen $(0,08^0/_0)$ hämorrhagische Erosionen im Duodenum feststellen, während sie im Magen etwa $12^1/_2$ mal so oft zu beobachten waren. Bei der großen Häufigkeit des Ulcus duodeni von etwa $5^0/_0$ des Leichenmaterials (Hart, Musa, Holzweißig) und den nur unwesentlichen Unterschieden bezüglich der Häufigkeit des Magen- und Duodenalgeschwürs läßt sich mit Puhl ein bemerkenswerter Widerspruch zwischen der Häufigkeit der „hämorrhagischen Erosionen" und des Ulcus im Duodenum feststellen, der die Bedeutung der ersteren für die Ulcusentstehung nicht gerade zu stützen geeignet ist.

Wie schon oben ausgeführt ist, haben wir (Konjetzny und Puhl) zur Stütze unserer Darstellung der entzündlichen Genese des Magen-Duodenalgeschwürs, die zuerst von Bloch in bezug auf die menschliche Pathologie erwähnten, besonders durch die Arbeiten von Bongert und Tantz bekannt gewordenen Geschwürsbildungen im Labmagen der Absetzkälber herangezogen. Hauser hält dies für ganz und gar verfehlt, obwohl er den Ergebnissen von Tierexperimenten sonst große Bedeutung beimißt. Eigene Untersuchungen liegen seinem Urteil nicht zugrunde. Er referiert zur Begründung desselben kurz die Ansicht von Bongert, nach welcher es sich bei diesen Ulcerationen um traumatisch-peptische Geschwüre handeln soll. Nach unseren eigenen Untersuchungen (S. 58ff.) ist dieser Standpunkt aber nicht haltbar. Denn es handelt sich auch bei der typischen Geschwürsbildung im Labmagen der Absetzkälber um eine Gastritis ulcerosa, wie wir klar haben beweisen können.

Was Hauser gegen die Gründe eingewendet hat, die uns zu dem Schluß geführt haben, daß bei der Entstehung und Weiterentwicklung der Erosionen die Wirkung des Magensaftes zum mindesten eine wesentliche Rolle nicht spielt, werden wir an gegebener Stelle (s. S. 134 ff.) der schon in unserer Erwiderung gegen Hauser geübten Kritik unterziehen.

6. Peptische Gastritis und Duodenitis (Büchner).

Die letzte Nachprüfung hat unsere Darstellung der Entwicklungsgeschichte des Magen-Duodenalgeschwürs durch Arbeiten aus dem Aschoffschen Institut erfahren.

In seinem 1924 in Japan gehaltenen Vortrag unterstreicht Aschoff ausdrücklich die gegenüber dem Hauserschen Standpunkt wichtige Tatsache, daß „wir heute mit großer Sicherheit sagen können, daß so gut wie alle chronischen Geschwüre aus einer ursprünglichen Erosion entstehen". Er unterscheidet zwei Formen von Erosionen: die Funduserosionen und die Erosionen der Magenstraße. Die wichtigste Quelle der letzten stellen Zirkulationsstörungen dar, die entweder direkt oder indirekt durch Spasmen der Magenmuskulatur bedingt sein können. Bei den Funduserosionen spielen die venösen Rückstauungen und die krampfartigen Bewegungen beim Brechakt eine besondere Rolle. Bei den Erosionen der Magenstraße sind es anscheinend besondere spastische Zustände an der Magenstraße selbst oder arterielle Gefäßsperren, seien sie spastischer, embolischer oder arteriosklerotischer Natur, welche die Schleimhautnekrose hervorrufen[1]. „Aus meinen Ausführungen", sagt Aschoff, „geht daher hervor, welche große Bedeutung den spastischen Zuständen im Gebiete des Magens und der Magengefäße für die Entstehung der Erosionen gerade im Gebiete der Magenstraße zukommt. Ich habe meinerseits die Bedeutung der spastischen Theorie nach dieser Richtung stets anerkannt, wobei ich allerdings für die Funduserosionen den rein mechanisch bedingten Zirkulationsstörungen eine noch größere Rolle zuweisen muß." Die Funduserosionen sind nach Aschoff nicht mit den Erosionen der Magenstraße auf eine Stufe zu stellen. Für die Pathogenese des eigentlichen Ulcus ventriculi spielen die Funduserosionen keine Rolle. Wenn Aschoff unter Berücksichtigung der bis damals erschienenen Arbeiten von Konjetzny und Moszkowicz auch nicht leugnen will, daß „unter besonderen Bedingungen auch entzündliche Veränderungen der Schleimhaut zu Erosionsbildung und schließlich Geschwürsbildung führen können", so wendet er sich doch gegen meine Auffassung: „Die bekannte Tatsache, daß die Schleimhauterosionen, besonders die multipel auftretenden, einen ganz frischen Charakter zeigen, weist schon darauf hin, daß andere Momente, als ein chronischer Katarrh, die Hauptrolle spielen müssen" (vgl. S. 57).

Die Ansicht Aschoffs von der Bedeutung nervös-spastischer Einflüsse für das Zustandekommen der Erosionen teilen noch 1926 auch Aschoffs Schüler Büchner und Ruf.

In einer umfassenden Arbeit von Büchner (1927) tritt aber ein bemerkenswerter Wandel in der Anschauung über die Pathogenese der Erosionen zutage, deren Beeinflussung durch unsere Untersuchungen unverkennbar ist.

---

[1] Ähnlich hat sich Aschoff auch noch auf der 20. Tagung der deutschen pathologischen Gesellschaft 1925 geäußert.

Nach Bemerkungen zur Entwicklungsgeschichte, Histologie und Gefäßversorgung des Magens befaßt sich Büchner im ersten Teil seiner Arbeit mit der Entstehungsgeschichte des Magengeschwürs. Büchner beginnt mit der Histologie des akuten Geschwürs. Es ist das ja auch, wie wir oben (S. 74) betont haben, eine sehr wichtige Frage, die vor unseren und Büchners Arbeiten eine befriedigende Beantwortung nicht erfahren hat. Wir haben auf Grund unserer Untersuchungen, die ihren Abschluß in der oben (S. 76 ff.) ausführlich gewürdigten Arbeit Puhls gefunden haben, schon vor Jahren den ausgesprochen entzündlichen Charakter der frischen, akuten Geschwürsbildung betont, im Gegensatz zu Hauser, der seine Beschreibung des akuten Geschwürs, wie folgt, einleitet: „Auch bei der mikroskopischen Untersuchung des frischen gereinigten Defektes findet man meistens noch keine besonderen, zumal keine wesentlichen entzündlichen Veränderungen.“ Erst später komme es zu einer entzündlichen Infiltration. Auch aus den Untersuchungen Büchners geht hervor, daß diese Darstellung Hausers nicht zutrifft. Auch Büchner betont, in Bestätigung unserer schon vor Jahren an einwandfreiem Material gemachten Feststellungen, die primär entzündliche Natur des akuten Geschwürs. Das histologische Bild des gerade in die Submucosa eingebrochenen akuten Geschwürs wird beherrscht von entzündlicher fibrinös-zelliger Exsudatbildung, deren zellige Bestandteile in neutrophilen oder eosinophilen Leukocyten bestehen. Das fibrinöse Exsudat hat die Submucosa nicht nur im Bereich des Geschwürs durchsetzt, sondern auch weit darüber hinaus, sogar durch die Muskelzwischenräume bis in die Subserosa. Mit der Heftigkeit der entzündlichen Reaktion geht die Ausdehnung der Nekroseschicht parallel. Im Entzündungsbereich zeigen die Lymphgefäße die morphologischen Symptome einer typischen Lymphangitis (Erweiterung, Zellvermehrung, Fibrinausfällung, Endothelwucherung), die am ausgeprägtesten in den akutesten Fällen zu beobachten ist. Zusammenfassend stellt Büchner folgendes fest: „die akutesten Geschwüre lassen im Geschwürsgrund ein ausgedehntes Infiltrat von neutrophilen Leukocyten erkennen. Dieses klingt allmählich in die Umgebung (tiefere und dem Geschwür benachbarte Schichten) ab und untermischt sich hier mit eosinophilen Leukocyten und Lymphocyten. Neben dieser zelligen Reaktion findet sich in diesem Stadium häufig eine stark fibrinöse Exsudation in der Submucosa, seltener auch eine solche der Subserosa und des Interstitiums der Muscularis. Ferner wird auf dieser Stufe der Erkrankung meist eine heftige Reaktion an den Lymphgefäßen beobachtet. Dieser ganze Komplex stellt das Bild einer akuten exsudativen Entzündung dar [1]. In einer weiteren Stufe des Prozesses macht die neutrophile-leukocytäre einer eosinophilen-leukocytären Reaktion Platz. In diesem Stadium fehlen die übrigen obengenannten morphologischen Symptome (Fibrinexsudation) oder treten zurück (Lymphangitis). Endlich schließt sich das Stadium der produktiven Entzündung mit dem Emporsprießen eines locker gebauten Granulationsgewebes im Geschwürsgrunde an.“ Die Gefäße machen die Veränderungen der Geschwürsoberfläche und des Geschwürsgrundes mit. Wo sich schon eine fibrinoide Zone entwickelt hat, erfaßt diese auch die Gefäße und verstopft sie mit einer Art hyalinen Thrombus. Unterhalb dieser Zone sind die Gefäße frei von Thromben, dabei treten in die

---

[1] Wie das von uns schon immer betont worden ist.

Tiefe abklingende Endothelwucherungen auf. Daß es sich bei diesen Veränderungen nicht um primäre Zustände handelt, schließt Büchner aus der Tatsache, daß Arterien und Venen gleichzeitig von ihnen befallen werden. Den Verlauf der Blutgefäße im Umkreis des akuten Geschwürs hat Büchner in Serienschnittuntersuchungen studiert und kommt dabei zu folgendem Ergebnis: Primäre, den Geschwürsbildungen vorausgehende Gefäßveränderungen im Sinne einer Embolie, Thrombose oder Arteriosklerose wurden niemals gefunden. Nur in einem Falle wies eine Vene einen weitgehend obliterierten Varixknoten auf. Die Serie zeigte aber, daß die Vene vollkommen durchgängig war. In den meisten der tiefer reichenden akuten Geschwüre entsprach der Defekt in keiner Weise dem Verlauf der Gefäße. Nur in einem Falle waren solche Beziehungen scheinbar vorhanden. Durch die flacheren, nur die obere Submucosa freilegenden akuten Geschwüre werden jeweils mehrere zur Schleimhaut emporsteigende Gefäße getroffen. Dieser Befund ist notwendig in der Dichte der Gefäßverteilung gegeben und besagt nichts für eine Bedeutung der Gefäße bei Entstehung des Defektes. Bei einem akuten Duodenalgeschwür fand sich die Schleimhaut stark unterminiert, die zur Schleimhaut aufsteigenden Gefäße von ihren Stammgefäßen abgeschnitten; trotzdem war die Schleimhaut gut mit Blut versorgt, und wohlerhalten. Die Duodenalschleimhaut hat also in gewissen Grenzen die Fähigkeit, sich durch Kollateralen mit Blut zu versorgen.

Auf Grund dieser Feststellungen kommt auch Büchner zu einer Ablehnung der Infarkttheorie (Hauser, v. Bergmann). Er weist auf die ausgezeichneten anatomischen Untersuchungen von Djørup hin aus denen hervorgeht, daß größere funktionelle Endarterien am Magen nicht vorhanden sind. Er betont, daß die von Hauser abgebildeten Fälle von „akutem noch schorfbedecktem Infarkt" eine völlig atypische von der Form des von Hauser beschriebenen akuten Geschwürs verschiedene Gestalt haben. Ferner sei bei Hauser der morphologische Beweis für seine Hypothese der Kongruenz von Geschwürsform und Gefäßgebiet zu vermissen, während Strohmeyer schon 1912 an einigen in Serien untersuchten Fällen ebenso wie Büchner zeigen konnte, daß Beziehungen zwischen Gefäßverteilung und Geschwür, insbesondere Geschwürsform, nicht bestehen. Auch die Auffassung Hausers, daß anatomische Veränderungen an den Magenwandgefäßen einen wesentlichen und häufigen Faktor in der Entwicklung des akuten Geschwürs darstellen, muß Büchner auf Grund seiner negativen Befunde ablehnen, wie wir das schon vor Jahren getan haben. Das akute Geschwür ist akut entzündlicher Natur; „das akute Geschwür entwickelt sich nicht unter dem histologischen Bild eines hämorrhagischen oder anämischen Infarktes, sondern unter dem schichtweiser Verschorfung und heftiger akuter Entzündung der Magen- bzw. Darmwand". Der Magensaft spielt auch bei der weiteren Fortentwicklung des Geschwürs an den Prädilektionsstellen durch schichtweise Anätzung die ausschlaggebende Rolle.

Damit wendet er sich zur Beantwortung der Frage: Wie beginnt die Geschwürsbildung in der Schleimhaut? Büchner geht hier von den Untersuchungen von Kalima, Konjetzny, Moszkowicz, Puhl, Stoerk aus und nimmt zur Grundlage einen kurzen Auszug der Arbeit von Puhl, in welcher im Schrifttum zum erstenmal unsere Befunde, die wir bereits 1924 auf dem Chirurgenkongreß und 1925 auf dem Pathologenkongreß in großen Präparatreihen demonstriert hatten, in aller Ausführlichkeit der Kritik unterbreitet worden sind[1]. Die von uns erhobenen Befunde hat er bei der Untersuchung von 50 frisch konservierten Resektionspräparaten bestätigen können und beschreibt eine flächenhafte Erosion, innerhalb welcher ein kleines in die Submucosa vorgedrungenes akutes Geschwür festzustellen war. Wir haben in zwei Fällen einen ähnlichen Befund erheben können (vgl. Puhl) und schon oben (S. 79, Abb. 42—47) hervorgehoben, wie wichtig gerade solche Beobachtungen für die Beurteilung unserer schon seit Jahren immer wieder betonten Feststellung ist, daß von den oberflächlichen entzündlichen Erosionen zu tieferen und zu akuten Geschwüren fließende Übergänge vorhanden sind.

Auch Büchner anerkennt die pathologische Natur der von uns beschriebenen herdförmigen Leukocytenansammlungen und Ausschwärmungen durch das Epithel. Er wird aber unsern Befunden nicht gerecht, wenn er unter Hervorheben der Tatsache, daß wir im Bereich von Erosionen vielfach bereits regenerierendes Epithel gefunden haben, zu dem Urteil kommt, daß dieser Befund wohl nur einen Schluß zuläßt, nämlich den, daß es sich hier bereits um Ausheilungsbilder von Substanzverlusten der Magenschleimhaut handelt, deren akuteste Phasen der operativ gewonnene Geschwürsmagen gar nicht aufweist. Es ist mir nicht verständlich, wie Büchner zu dieser Ansicht kommen kann, die unseren Befunden Gewalt antut. Wir haben in klarer Weise das Zustandekommen der Leistenspitzenerosionen mehrfach beschrieben und auch die Vorstadien der Epitheldurchbrechung mit der durch die Leukocyteneinwanderung und -durchwanderung bedingten Veränderung der Epithelschicht ausführlich geschildert und durch Abbildungen anschaulich gemacht. Sehr oft ruft schon eine ausgesprochene fibrinös-leukocytäre Entzündung in den Leistenspitzen, ohne Durchbrechung der Epithelschicht, Veränderungen der Epithelien hervor, die man als regenerative deuten kann, ohne daß ein Epithelverlust stattgefunden hat. Degenerative Epithelveränderungen sind von regenerativen gar nicht zu trennen. Beide sind fast immer nebeneinander zu finden und scheinen ziemlich gleichzeitig sich zu entwickeln, wie auch. Popoff bei seinen Experimenten gefunden hat. Selbst im akutesten Stadium der Entzündung zeigen viele Epithelien bereits deutliche Mitosen und mehr oder weniger deutliche regenerative Wucherung. Das ist bei akuter Gastritis eine ganz geläufige Erscheinung, wie ich in meiner Abhandlung über die „Entzündungen des Magens" gezeigt habe[2]. Wenn an solcher Stelle nun doch noch eine Zusammenhangstrennung der Epitheldecke eintritt, dadurch, daß unter Fortbestehen, Verstärkung oder

---

[1] Hierbei ist Büchner ein Irrtum unterlaufen, indem er behauptet, ich hätte „noch 1921 das Fehlen gastritischer Veränderungen im Geschwürsmagen nachdrücklich betont". Er zitiert hier Moszkowicz, hat es aber unterlassen, meine Berichtigung zu der Arbeit von Moszkowicz, die ich in Bd. 135 des Archivs für klinische Chirurgie gegeben habe, zu beachten. Warum ein Prioritätsstreit nicht angebracht ist, habe ich dort durch Schilderung der klaren Sachlage auseinandergesetzt und mich auf keinen geringeren als auf Stoerk berufen können, in dessen Laboratorium Moszkowicz gearbeitet hat. Es darf zudem nicht übersehen werden, daß für uns im Anfange unserer Untersuchungen alle Wege zur Erkenntnis mühevoller und unübersichtlicher waren, als das heute der Fall ist. Es mußte auf dem schwierigen, zum Teil noch brachliegenden Gebiete vieles erst erarbeitet werden. Der heutige Untersucher hat es leichter. Er steht auf gerodetem Boden und von vornherein den Dingen mit klarerem Ausblick und Überblick gegenüber.

[2] Konjetzny, G. E : Die Deckepithelveränderungen der Magenschleimhaut bei akuter Gastritis. Festschrift für Lubarsch. Virchows Arch. **275** (1930).

Wiederauftreten des schädigenden Agens auch die entzündliche Reaktion sich steigert oder wieder aufflammt und das Epithel dadurch zur Auflockerung und Abschwemmung bringt, oder subepithelial angesammeltes entzündliches Exsudat durch den Flüssigkeitsdruck die schon veränderte Epitheldecke schließlich sprengt, so können Erosionen, mit regenerativer Epithelveränderung an ihrem Rande, entstehen, die darum doch nicht etwa als Reparationsstadien akutester Vorstufen im Sinne einer Verschorfung des Epithels [die zudem in lebenswarm fixierten Mägen niemals gefunden worden ist (vgl. S. 51, 64, 68)] aufgefaßt werden dürfen. Denn solche eben entstandenen Erosionen sind eben die akuteste Phase, die bei ihrer Entstehung denkbar ist. Daß die düsenförmigen Epitheldefekte der entzündlichen Erosionen an den Rändern häufig (aber nicht immer) bereits ein regenerierendes Epithel aufweisen, kann zudem nicht wundernehmen, da ja, abgesehen von dem eben Gesagten, die gute Heilungsneigung selbst großer künstlicher Schleimhautdefekte in den Experimenten von Matthes und Griffini und Vasalle und bei den Untersuchungen von menschlichem Material (Konjetzny, Puhl) immer wieder erwiesen worden ist. Puhl weist ferner darauf hin, daß weder die Form noch im besonderen die große Zahl feinster Epithellücken, aus denen sich eine größere oberflächliche Erosion im Anfang stets zusammensetzt, dem Bilde der hämorrhagischen Erosion (wie sie z. B. Aschoff und Hauser abbilden) irgendwie entspricht, zumal eigentliche Zerstörungen des Schleimhautstützgewebes zunächst gewöhnlich gar nicht vorhanden sind. Auch die von Konjetzny und Puhl erwiesene Tatsache, daß immer wieder neue Erosionen als Folge des entzündlichen Prozesses durch Abschwemmung des ödematösen, verwaschenen Deckepithels, selbst im Zustand der Regeneration, entstehen, spricht gegen die Meinung von Büchner; ebenso ist das Auftreten ganz frischer Erosionen in schon abgeheilten bei Aufflammen der Entzündung hier zu beachten (vgl. Abb. 26, 58, 59). Ich kann daher auch nicht verstehen, wie es Büchner möglich macht, „die im operativ gewonnenen Geschwürsmagen zu beobachtenden Schleimhautherde (= Erosionen Konjetznys und Puhls) als Ausheilungsbilder der Cruveilhierschen Erosionen" aufzufassen. Büchner übersieht hierbei, daß eine klare Vorstellung vom histologischen Verhalten der Erosionen erst in den letzten Jahren gewonnen worden ist. Ich sehe daher auch keine Möglichkeit, makroskopische Befunde an Leichenmägen, wie sie Cruveilhier ja nur gegeben hat, mit den mikroskopischen an lebenswarm fixierten Resektionspräparaten gewonnenen zu vergleichen. Welcher histologische Begriff mit den Cruveilhierschen Erosionen verbunden werden soll, ist überhaupt höchst unklar. Ich kann auch nicht verstehen, wohin Büchner hinaus will, wenn er in diesem Zusammenhange einen von Puhl mitgeteilten Fall kurz referiert, bei dem wir wegen schwerer Magenblutungen, die innerhalb von 5 Jahren mit Magenschmerzen auftraten, die Magenresektion 8 Wochen nach der letzten Magenblutung ausgeführt hatten und im Resektionspräparat zahlreiche abgeheilte und abheilende Erosionen fanden und frische Erosionen vermißten (weil der Kranke eben 8 Wochen hindurch sachgemäß intern behandelt worden war). Büchner gibt als Epikrise zu diesem Fall: „Puhl neigt nun zu der Annahme, daß in diesem Falle die früh beobachteten Blutungen aus bereits vorhandenen Erosionen erfolgten und die Erosionen eine Disposition zu ihnen darstellten. Mir scheint es jedoch wahrscheinlicher, daß die Blutungen jeweils bei der akuten Entstehung der nun bereits abgeheilten oder abheilenden Erosionen auftraten. Der Fall ist wohl sehr geeignet, den Zusammenhang der Konjetzny - Puhlschen mit den hämorrhagischen Cruveilhierschen Erosionen zu betonen." Aber Puhl hat die Schmerzanfälle mit den sie begleitenden Magenblutungen ausdrücklich auf die mit dem akut entzündlichen Schub auftretenden akuten Erosionen bezogen. Das waren eben die im Resektionspräparat 8 Wochen nach der letzten Magenblutung gefundenen abheilenden oder abgeheilten Erosionen. Daß tödliche Magenblutungen aus nur mikroskopisch nachweisbaren akut entzündlichen Leistenspitzenerosionen, die keine Spur von Nekrosen aufwiesen, erfolgen können, habe ich, wie Puhl zitiert hat, in einer früheren Arbeit[1] mitgeteilt. Der Zusammenhang mit den Cruveilhierschen Erosionen kann in dem Puhlschen Falle doch nur darin gesehen werden, daß es aus den von Puhl beschriebenen abheilenden oder abgeheilten Erosionen, als sie noch nicht geheilt waren, geblutet hat, wie das bei den hämorrhagischen Erosionen Cruveilhiers im Gegensatz zu der von ihm als zweite Form beschriebenen follikulären Erosion abgeleitet werden kann. Erosionsblutungen sind übrigens keineswegs selten. Die Blutung kann, solange die Erosionen nicht wirklich geheilt sind, in jedem Entwicklungsstadium der Erosion erfolgen, wie wir vielfach festgestellt haben. Der Hinweis auf den eben besagten Fall von Puhl kann daher die Behauptung von Büchner nicht beweisen, daß die von uns beschriebenen Erosionen Ausheilungsbilder der Cruveilhierschen Erosionen darstellen.

Daß auch unsere Untersuchungen über die Geschwürsbildung im Magen der Absetzkälber (s. S. 58ff.) zu dieser Deutung zwingen, wie Büchner meint, ist gleichfalls unverständlich, zumal Büchner eigene Untersuchungen nicht in die Wagschale legen kann. Wenn Bongert und Tantz bei ihren Untersuchungen die Erosionen als vorwiegend hämorrhagisch bezeichnen, wir dagegen nur selten hämorrhagische Auflagerungen als Zeichen stattgefundener sekundärer Erosionsblutungen fanden, so liegt das wohl daran, daß wir die Mägen sofort nach der Schlachtung lebenswarm in Formalin fixiert haben, wovon bei Bongert und Tantz nicht die Rede ist[2]. Außerdem handelt es sich bei Bongert und Tantz um eine makroskopische Beschreibung, die nichts im Sinne von Büchner besagt.

Gegen die Auffassung Büchners der von uns beschriebenen entzündlichen Erosionen als Ausheilungsbilder der Cruveilhierschen Erosionen spricht ferner die Tatsache, daß ganz ähnliche Erosionen auch im Darmkanal vorkommen. Wir haben sie bei Darmresektionen wegen entzündlicher und blastomatöser Erkrankungen und in der Appendix öfters gesehen (Abb. 65 und 66). Auch hier sind die gleichen Leukocyteneinwanderungen und -durchwanderungen in und durch das Epithel mit

---

[1] Konjetzny, G. E.: Zur chirurgischen Beurteilung der chronischen Gastritis. Arch. klin. Chir. **129** (1924).

[2] Daß entzündliche, nicht hämorrhagische Erosionen, wie sie uns aus unserem großen Material durchaus geläufig sind, in Resektionspräparaten, die nicht sofort in Formalin fixiert, sondern ohne weitere Beeinflussung längere Zeit liegen gelassen wurden, durch Diffusion aus den entzündlich hyperämischen Gefäßen, allmählich ein hämorrhagisches Aussehen gewinnen können, besonders wenn die Schleimhaut vorher noch abgewischt worden war, haben wir einwandfrei beobachten können. Auch im Leichenmaterial können solche Erosionen, auch gerade abgeheilte, durch den gleichen Vorgang, einen für die makroskopische Betrachtung hämorrhagischen Charakter annehmen.

Schädigung, Lockerung und Abschwemmung desselben zu beobachten. Ganz analoge Bilder haben W. Fischer und Siegmund beschrieben[1] (vgl. S. 133).

Die Vorstellung von der Entstehung der Schleimhauterosionen durch Zirkulationsstörungen (die Büchner, wie oben ausgeführt ist, für die Entwicklung des akuten Ulcus ausdrücklich ablehnt) ist andererseits nach Büchner auch gegenüber den neueren Befunden über die Schleimhautveränderungen im

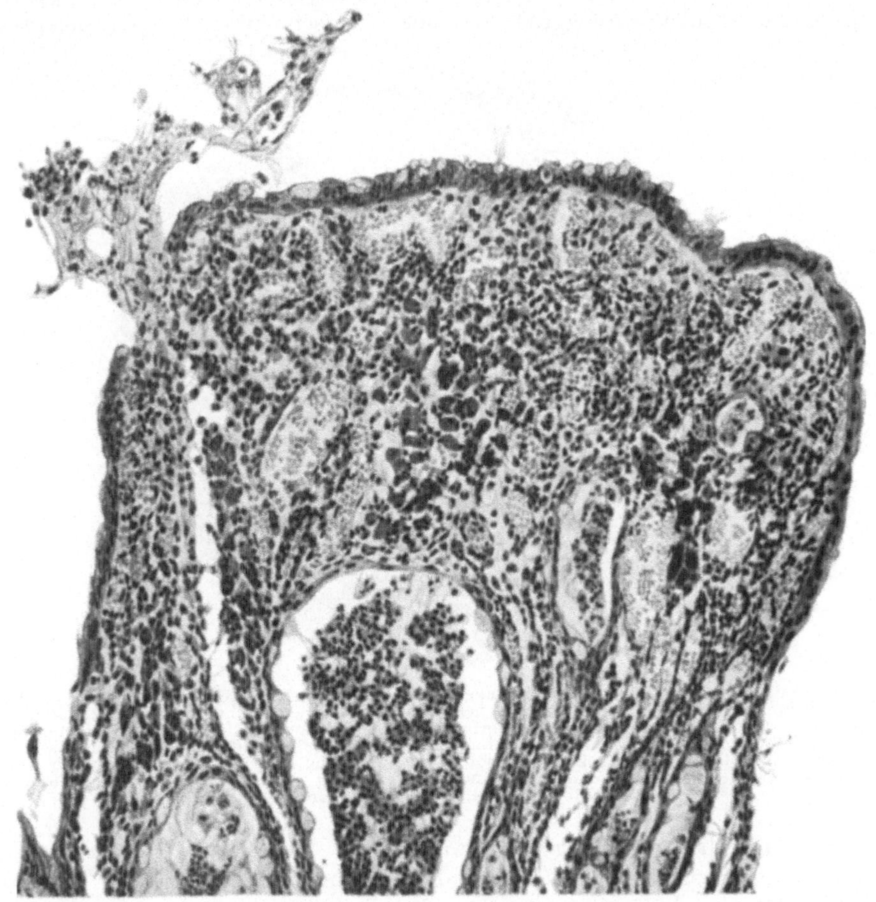

Abb. 65. Schnitt aus dem Colon transversum bei schwerer hämorrhagischer Kolitis. Akut entzündliche Erosion mit Ausströmen von fibrinös-leukocytärem Exsudat. In erweiterten Drüsen dichte Leukocytenansammlung mit fibrinösem Exsudat.

Geschwürsmagen durchaus haltbar; er meint aber wiederum, daß sich die gefundenen Veränderungen mit ebenso gutem Grund als Flächenreaktion auf einen in seiner Wirksamkeit gesteigerten Magensaft deuten lassen. Dafür spreche die Tatsache, daß die Veränderungen das gleiche Prädilektionsgebiet haben wie das chronische Geschwür und mit dessen periodischen Fortschreiten rezidivieren. Den Einwand, daß mit dieser Annahme sich das Auftreten

---

[1] In Henke-Lubarsch: Handbuch der speziellen pathologischen Anatomie und Histologie. Bd. 4, 3. Teil.

umschriebener Erosionen nicht vereinbaren lasse, hält Büchner nicht für stichhaltig, da durch Faltung und Furchung gewisse Teile der Schleimhaut dem Magensaft stets stärker ausgesetzt sein werden als andere.

Büchner bestätigt also zwar unsere Auffassung von der entzündlichen Natur der Erosionen, sieht aber in ihnen, Tatsächliches und Hypothetisches vermengend, den Ausdruck einer „peptischen Entzündung" und nimmt dabei außer einem besonders wirksamen Magensaft, auf die Hypothese von Katzenstein zurückgreifend, eine „Verschiebung der physiologischen

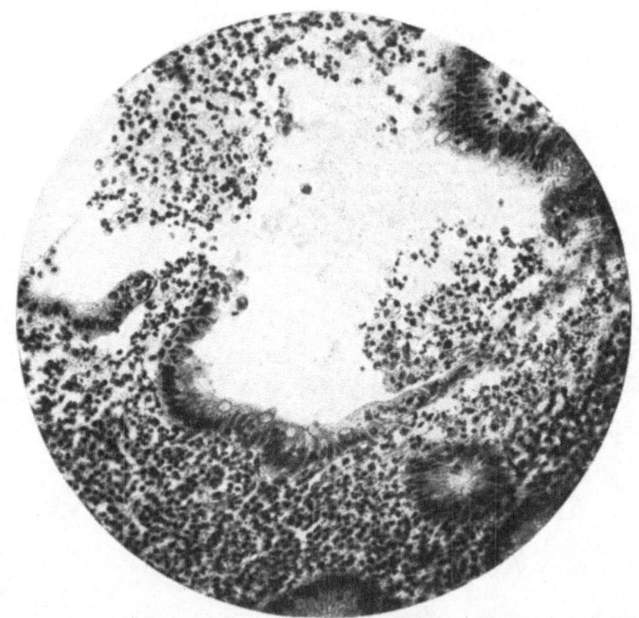

Abb. 66. Appendix eines 24jährigen, seit langer Zeit an schwerer ulceröser hämorrhagischer Kolitis leidenden Mannes (bei Anlegung einer Appendixfistel gewonnen). Links akut entzündliche Erosionen mit Ausströmen eines leukocytär-fibrinösen Exsudates auf der Höhe einer Schleimhautfalte, rechts Abhebung der von Leukocyten durchsetzten Epithelschicht durch subepitheliales hämorrhagisch-leukocytär-fibrinöses Exsudat mit Durchbrechung der Epithelschicht. Auch sonst in der Appendixschleimhaut massenhaft entzündliche Erosionen verschiedener Ausbildung und Tiefe, zum Teil akute Geschwüre.

Korrelation: Magensaft-Magendarmwand" an. Damit wird das ganze Ulcusproblem im wesentlichen wieder auf den Anfang wissenschaftlicher Erörterung zurückgeführt und der Gedanke Günzburgs wieder aufgenommen. Dementsprechend muß auch die Diskussion Günzburg-Virchow (s. S. 16) wieder aufleben.

Büchner betont, daß sich die peptischen Veränderungen, besonders das chronische Geschwür in der Regel nicht in der fermentbildenden Magenschleimhaut selbst entwickeln, sondern in solchen Schleimhautzonen, die zwar im Wirkungsbereich des Magensaftes gelegen, an dessen Bildung aber selbst nicht beteiligt sind und daß dabei das proximale Grenzgebiet dieser Schleimhautzonen bevorzugt werde. Büchner nimmt also an, daß diese Schleimhautzonen (Pylorusdrüsengebiet, Duodenum, Darm) eine besondere Empfindlichkeit gegenüber dem Magensaft besitzen, während das Fundusdrüsengebiet gegen die Magensafteinwirkung geschützt sei. Er bezieht sich hierbei auf die gewöhnlich zu beobachtende Lokalisation der Erosionen bei der Gastritis ulcerosa (Konjetzny und Puhl) und vor allem auf die Tatsache, daß das „peptische" Geschwür im Meckelschen Divertikel gesetzmäßig in der Dünndarmschleimhaut neben der Magenschleimhautinsel sich entwickelt.

Gegen die Beweiskraft des ersten Punktes sprechen die von uns recht oft auch im Fundusdrüsengebiet beobachteten akuten Erosionen (Konjetzny und Puhl). Wir haben sie mehrfach klar beschrieben und auch abgebildet (vgl. auch Abb. 5, 25, 27, 28).

Daß die Geschwüre im Meckelschen Divertikel ohne weiteres als „peptisch" bezeichnet werden, nur weil im Grunde des Divertikels Magenschleimhaut nachzuweisen ist, ist nach meiner Ansicht eine von den vielen unbewiesenen Behauptungen a priori, die bei kritischer Betrachtung nicht gerade stichhaltig sich erweisen. Es ist die „peptische" Grundlage dieser Geschwüre schon deswegen sehr unwahrscheinlich, weil sie fast immer im Halsteil des Divertikels gelegen sind, der mit dem Darminhalt in Berührung steht. Gegenüber der großen Menge des alkalischen Darmsaftes kann der im Divertikelgrund gebildete Magensaft (vorausgesetzt noch, daß die dystopische Magenschleimhaut überhaupt wirksamen Magensaft ausscheidet) nur eine verschwindend kleine Menge darstellen. Selbst wenn also Pepsin und freie HCl im Divertikelgrund gebildet wird, dürfte dann der alkalische Darmsaft oder Darminhalt deren Wirkung ohne weiteres unmöglich machen. In zwei von mir untersuchten Fällen von Meckelschem Divertikel, in deren Hals auf das Darmlumen übergreifende Geschwüre vorhanden waren, konnte ich nur den akut entzündlichen Charakter der Geschwürsbildung ohne Zeichen einer Anätzung oder Andauung feststellen.

In einer weiteren Arbeit versuchen Büchner und Knötzke durch die Beschreibung eines Falles (zwei weitere sind kurz erwähnt) eine akute peptische Duodenitis zu beweisen.

Es wird bei einem 16 jährigen, 3 Tage nach einer Gehirnoperation gestorbenen Epileptiker die ausführliche histologische Untersuchung von Geschwüren und Erosionen gegeben, die sich im Bulbus duodeni bei der 10 Stunden (!) nach dem Tode vorgenommenen Sektion fanden. Das histologische Bild[1] sprach dafür, daß es sich um eine heftige fibrinös-leukocytäre Entzündung des oberen Duodenum, der regionären Lymphknoten und durch alle Schichten des Duodenum bis ins Pankreas hinein handelte, mit Bildung eines ausgedehnten und mehrerer kleiner Geschwüre, mehrerer tiefer Erosionen und zahlreicher

---

[1] Büchner und Knötzke erwähnen ausdrücklich, daß manche Züge des mikroskopischen Bildes zunächst an eine akute ulceröse Ruhr (vgl. hierzu Lobeck S. 120) erinnerten, gegen die aber nach ihrer Ansicht der ganz isolierte Sitz der Veränderungen im oberen Duodenum sprach. Es ist auch festzustellen, daß die beigegebene farbige Abbildung der makroskopischen Duodenalveränderungen in diesem Falle einen höchst eigenartigen Zustand darstellt, der ganz und gar nicht dem entspricht, wie wir ihn im Duodenum bei der typischen Ulcuskrankheit regelmäßig gefunden haben und wie er auch von anderen beschrieben worden ist. Das muß den Gedanken nahelegen, daß hier vielleicht doch eine besondere atypische Erkrankung vorgelegen hat. In diesem Falle bestand außerdem eine schwere postmortale Erweichung des Magens. Daß diese nicht ohne weiteres auf eine besondere Wirksamkeit des Magensaftes kurze Zeit vor dem Tode schließen läßt, wie Büchner und Knötzke zur Begründung ihrer Ansicht von der peptischen Natur der Duodenitis annehmen, geht aus den Untersuchungen von Puhl (s. S. 143) hervor.

flacher, kleiner Schleimhautnekrosen. An allen diesen Herden war die Oberfläche unter dem Bilde fibrinoider Nekrose „verschorft". Aus den beigegebenen Abbildungen ist zu ersehen, daß besonders die obersten Wandschichten und vor allem die Nekroseschicht außerordentlich dicht mit Leukocyten durchsetzt waren. Mit anämischen oder hämorrhagischen Infarkten hatten die Bildungen nichts zu tun. In den beschriebenen Veränderungen wird der Ausdruck einer „peptischen" Duodenitis gesehen. Büchner und Knötzke vergleichen diese mit der Gastritis chronica ulcerosa von Nauwerck. Nauwerck hat aber dieses Krankheitsbild nicht als „peptische" Gastritis aufgefaßt in ihrem Sinne, sondern für die von ihm gefundenen Nekrosen und Ulcera eine Anätzung verantwortlich gemacht, „welche nicht auf eine unveränderte, wohl aber auf eine durch chronische Entzündung mehr oder weniger in ihrem Ernährungszustand beeinträchtigte Schleimhaut eingewirkt hat". Büchner und Knötzke haben kadaverös verändertes Material untersucht, das eine richtige Deutung der intra vitam entstandenen und vorhanden gewesenen Veränderungen der Schleimhautoberfläche nach bekannten Erfahrungen nicht gestattet. Doch ist ganz zweifellos, daß in dem beschriebenen Falle eine schwere akute Duodenitis mit Bildung von entzündlichen Erosionen und Geschwüren vorgelegen hat. Daß es sich aber um eine „peptische Entzündung" gehandelt hat, dafür haben Büchner und Knötzke einen Beweis nicht geliefert.

Naheliegend ist es, die beschriebene Nekroseschicht als kadaveröse Erscheinung zu deuten, wie das auch Nauwerck in seinen Fällen getan hat. Nicht ausgeschlossen ist, daß es sich, bekannten Tatsachen entsprechend, um eine heftige fibrinös-leukocytäre, nekrotisierende Entzündung auf toxisch-bakterieller Grundlage gehandelt hat. Hierfür gibt es verschiedene erwiesene Möglichkeiten [1]. Auch an die von Lobeck beschriebene nekrotisierende Gastritis bei Bacillenruhr muß erinnert werden. Es wäre also zur Erklärung der Nekrosenschicht eine peptische Einwirkung gar nicht notwendig, abgesehen davon, daß ihre Annahme nichts mehr als eine Vermutung ist.

Büchner und Knötzke betonen wieder, daß sie die von uns beschriebenen akuten Erosionen als „vermutlich in vielen Fällen" [also zum mindesten doch nicht in allen Fällen (!)] früheste Heilungsstadien durch Verschorfung entstandener Schleimhautdefekte ansehen. Unsere umfassenden Untersuchungen an einigen hundert Resektionspräparaten haben aber, wie wir immer wieder hervorgehoben haben, niemals eine vorangegangene Nekrotisierung als Ursache der Erosionsbildung ergeben. Büchner hat sie in Resektionspräparaten auch nicht gefunden. Büchner und Knötzke erwähnen meine erste Veröffentlichung [2] zu diesem Punkte und schreiben: „In jenen ersten Beobachtungen hat Konjetzny offenbar Nekrosen in Erosionen des operativ gewonnenen, frisch fixierten Geschwürsmagens gesehen." Sie verweisen dabei auf den ersten in der genannten Arbeit mitgeteilten Fall, in welchem ich im Grunde „oberflächlicher Schleimhautulcera" mehr oder weniger ausgedehnte Gewebsnekrosen kurz erwähnt habe. Es ist durchaus die Möglichkeit gegeben, daß bei tiefer greifenden Erosionen bei

---

[1] Konjetzny, G. E.: Die Entzündungen des Magens in Henke-Lubarsch, Handbuch der speziellen pathologischen Anatomie und Histologie. Bd. 4, Teil 2.
[2] Konjetzny, G. E.: Chronische Gastritis und Duodenitis als Ursache des Magen-Duodenalgeschwürs. Beitr. path. Anat. 71 (1923).

besonders heftiger entzündlicher Reaktion Gewebsschädigungen und Nekrosen auftreten. Das ist z. B. der Fall, wenn die Erosionen an die Muscularis mucosae heranreicht, deren degenerierte Lagen dann den Hauptteil einer fibrinoiden Degenerations- bzw. Nekrosenzone ausmachen können. Auch beim akuten Ulcus haben wir diese Nekrosenzone beschrieben (vgl. S. 86). Bei oberflächlichen Erosionen haben wir Nekrosen aber niemals gesehen.

Ferner weisen Büchner und Knötzke zum Beweis für ihre Behauptung auf einen im zweiten Fall meiner ersten Arbeit gegebenen Befund hin: „Das unmittelbar unter dem Deckepithel liegende Gewebe ist in vielen Zotten eigentümlich homogen, hyalinisiert, in den Eosin-Hämatoxylinschnitten rosa, in den van Gieson-Schnitten gelblich gefärbt. In diesen Gebieten sind auch hyaline Capillarthromben und oft dicht liegende eosinophile Körperchen anzutreffen." Wir haben diese Befunde, die Büchner offenbar für Nekrose hält, öfter beobachtet. Ich komme auf sie bei der Kritik der Arbeit von Hammer, einem Mitarbeiter Büchners, gleich zurück.

Diese Arbeit erschien während der Drucklegung. Ihre Besprechung konnte hier noch eingeschoben werden. Sie soll als Stütze für die Büchnersche Hypothese von der „peptischen" Entzündung im Magen und Duodenum dienen. Auch Hammer ist der Ansicht, daß die von mir und Puhl beschriebenen Erosionen als Abheilungsstadien zu deuten sind. „Sie zeigen sehr wohl die im Gang befindliche Entzündung und die durch sie ausgelösten reparativen und regenerativen Vorgänge, lassen aber das allererste Anfangsbild der Schleimhautveränderungen vermissen." Da nach Ansicht von Hammer operativ gewonnenes Material zur Feststellung der akutesten Stadien der Schleimhautveränderungen, die wir doch gerade vielfach beschrieben und abgebildet haben, nicht geeignet ist, so benutzte er „frisch fixierte Leichenmägen" (!) mit akuten Geschwüren, „wohl bedenkend, daß wir sorgfältigst alle postmortalen Erscheinungen in unseren Befunden auszuschließen haben würden". Was soll die Bezeichnung „frisch fixierte Leichenmägen" besagen? Dem Kenner jedenfalls nichts, was die Tatsache entkräften kann, daß am Leichenmagen ohne besondere Maßnahmen (Formalinfixierung unmittelbar nach dem Tode, wobei aber auch schon die agonalen Veränderungen in den Kauf genommen werden müssen), aus bekannten Gründen meist nicht festgestellt werden kann, welche feineren Zustände der Schleimhaut intra vitam bestanden haben und welche nicht. Und darauf kommt es ja an. Hammer gibt nur von einem Falle eine nähere Beschreibung, zwei weitere erwähnt er kurz als gleich sich verhaltend. Auch er beschreibt, sich an Büchner anschließend, neben akuten Geschwüren an zahlreichen Stellen, vorzugsweise in der Tiefe der Schleimhautfurchen, oberflächliche Nekrosen der Schleimhaut vom Charakter der sog. fibrinoiden Nekrose mit entzündlicher Reaktion in der Umgebung. Er sieht diese ebenso wie Büchner und Knötzke als Ausdruck einer unmittelbaren Magensaftwirkung an und deutet sie gleichfalls als Ätzschorfe. Wie bei Büchner ist auch hier diese Deutung mit größtem Zweifel zu bedenken. Mit dieser Bestimmtheit kann sie nach Befunden am Leichenmagen unmöglich aufrecht erhalten werden, zumal ihr von uns tausendfältig erhobene Befunde an lebenswarm fixierten Präparaten gegenüberstehen.

Außer den erwähnten oberflächlichen Nekrosen beschreibt Hammer eine von Leukocyten durchsetzte „eigentümlich glasige, transparente, stark mit

Eosin färbbare, hyalin-fibrinoide Nekrose" der Leistenspitzen. Das Epithel kann bei solchen Leistenspitzen fehlen, aber auch erhalten sein, wie Hammer selbst abbildet. (Es ist zu bedauern, daß Hammer Zeichnungen und nicht Mikrophotogramme gebracht hat.) Die sog. „hyalin-fibrinoide Nekrose" (!) liegt also in Leistenspitzen auch unter dem intakten Deckepithel. Wenn also diese „Nekrose" nun auf eine Anätzung durch den Magensaft bezogen werden soll, müßte eine Diffusion des Magensaftes durch das Epithel, das eine Schädigung dabei nicht erfahren hat, angenommen werden. Das tut auch Hammer tatsächlich, indem er sagt: „Wesentlich ist dabei, daß diese Magensaftwirkung offenbar, wie Abb. 1 und 2 zeigen, durch das größtenteils erhaltene Oberflächenepithel hindurch erfolgt." Dagegen ist zunächst einzuwenden, daß diese Vorstellung mit dem Begriff einer Anätzung durch die Salzsäure doch wohl nicht zu vereinbaren ist.

Die von Hammer erwähnten Befunde an den Leistenspitzen sind zudem anders zu deuten. Sie entsprechen von uns mehrfach erörterten typischen Veränderungen in den Leistenspitzen. Ich habe sie, obwohl sie mir damals auch noch nicht ganz klar waren, schon in meiner ersten Arbeit erwähnt (1923). Aus dieser ist das auf S. 121 erwähnte Zitat von Büchner entnommen. Mein Mitarbeiter Kalima hat diese Zustände ausführlich beschrieben und abgebildet [1]. Im Leistenstützgewebe, besonders in den Leistenspitzen, ist bei chronischer Gastritis oft eine in den H.E.-Schnitten leuchtend rot gefärbte hauptsächlich subepithelial gelegene homogene Masse festzustellen, die von ödematös aufgelockertem Stützgewebe begrenzt ist. In den allermeisten Fällen sind hyaline Capillarthromben festzustellen, das Oberflächenepithel ist meist unversehrt, mit Ausnahme einer Leukocyteneinwanderung. Über die Epithelveränderungen im Bereich dieser Bezirke hat Kalima sich schon klar geäußert. Kalima sieht in diesen Bildungen, wie auch ich zuerst angenommen habe, den Ausdruck einer hyalinen Degeneration des ödematös aufgelockerten Bindegewebes, die er auf Blutumlaufsstörungen der entzündlichen Schleimhaut zurückführt. Besonders hervorzuheben ist noch, daß wir oft die bekannten hyalinen Körperchen, die ein ähnliches albuminöses Degenerationsprodukt darstellen, gefunden haben. Es handelt sich hier, wie wir später nach gründlichem Studium dieser oft gefundenen Veränderungen sagen könnten, um ein bei abklingender oder abgeklungener Schleimhautentzündung bestehen bleibendes, eigentümlich umgewandeltes subepitheliales fibrinöses Exsudat. Das hat vor allem Puhl klar gezeigt. Die Beziehungen dieser Bildungen zu dem von uns beschriebenen akut entzündlichen fibrinös-leukocytären Leistenspitzenexsudat (vgl. S. 46f. und Abb. 17) sind offensichtlich.

Hammer wiederholt, wie schon gesagt, auch wieder Büchners Meinung, nach welcher die von uns beschriebenen Erosionen angeblich Abheilungsbilder von primären „Verschorfungen" sein sollen. „Man hat nun durchaus den Eindruck, daß diese Verschorfungen sehr bald durch den Magensaft aufgelöst werden und dann bei einsetzender Epithelregeneration zu den Bildern der Erosionen führen, wie sie Konjetzny und Puhl in klassischer Weise beschrieben haben." Das ist eine offensichtliche Verkennung unserer sorgfältig erhobenen Befunde. Hammer hätte nicht seinen bloßen „Eindruck", sondern klare Beweise für seine Behauptung mitteilen sollen. Bei näherem Studium unserer

---

[1] Arch. klin. Chir. **128** (1924).

Befunde hätte auch ihm auffallen müssen, daß nach den von Büchner und ihm gegebenen Abbildungen (wenn man sie schon wirklich mit unseren Bildern vergleichen will [1]) sich höchstens die tiefen Erosionen erklären ließen, keinesfalls aber die Anfänge der Erosionsbildung, wie wir sie in den feinsten Leistenspitzen- und Furchenerosionen beschrieben und abgebildet haben (Abb. 11, 20, 21), auch nicht die Befunde bei rezidivierenden Erosionen und Geschwüren (Abb. 26, 58). Ich kann daher weder Büchner noch Hammer zubilligen, daß sie etwa frühere Stadien der Erosionsbildung beschrieben haben als wir. In Resektionspräparaten hat außerdem Büchner Verschorfungen und Nekrosen auch nicht gefunden.

Hammer gibt übrigens ebenso wie Büchner zu, daß die von ihnen beschriebenen Nekrosen vielfach erst in der Agone entstanden sind (wobei Hammer die wenig verständliche Bemerkung macht, daß diese Veränderungen dadurch für die ätiologische Deutung aber nicht entwertet werden). Damit scheiden sich seine und Büchners Befunde schon wesentlich von den unsrigen, die sicher während des Lebens vorhanden waren und durch lebenswarme Formalinfixierung in ihrem jeweiligen Zustand festgehalten worden sind. Nach den Untersuchungen von Puhl (s. S. 143) ist es aber auch zum mindesten höchst unwahrscheinlich, daß es sich bei den Befunden Büchners um Anätzungsnekrosen gehandelt haben kann; denn weder in der Agone noch vor allem nach dem Tode ist ein irgendwie besonders wirksamer Magensaft vorhanden. Das, was morphologisch als Nekrose bezeichnet wird: Schwund der Zellstruktur, Verlust der gewöhnlichen Plasma- und Kernfärbung kann auch unter bestimmten Bedingungen erst während der Agone und am Kadaver entstehen. Dieser Punkt bedarf aber noch dringend eines weiteren Studiums. Nach der Beschreibung von Büchner waren die Nekrosen immer im Bereich dichtester Leukocytenanhäufung vorhanden. Es liegt daher nahe, anzunehmen, daß nach dem Tode das freiwerdende Leukocytenferment, die Auflösung der Struktur des von Leukocyten durchsetzten Gewebes in erster Linie bedingt hat, abgesehen von anderen weiter unten erörterten Möglichkeiten.

Büchner hat gegen unsere Befunde zugunsten seiner Ansicht den Einwand erhoben, daß wir das nach seiner Meinung früheste Stadium der Erosionsbildung, nämlich die nach seiner Vorstellung der Schleimhautentzündung (Gastritis und Duodenitis) vorangehende Anätzung bzw. Verschorfung der Magen- und Duodenalschleimhaut, in unseren Resektionspräparaten deswegen nicht gesehen haben, weil es sich um vorbehandelte Fälle gehandelt hat, bei denen die von ihm postulierten Anätzungen oder Verschorfungen bereits wieder weggedaut waren. Das wäre schon schwer einzusehen bei den zahlreichen, schließlich doch operierten Fällen, bei denen sich die Säureverhältnisse auch in der Zeit der Vorbehandlung in nichts geändert hatten; bei denen entweder

---

[1] Ich finde zwischen Büchners Präparaten von Leichenmägen und unsern an lebenswarm fixierten Mägen gewonnenen so große Unterschiede, daß ich keine Möglichkeit für einen Vergleich finde. Durch die Freundlichkeit Büchners war ich in der Lage eine Serie seiner Präparate, welche nach seiner Ansicht das Vorhandensein einer „peptischen" Gastritis und Duodenitis beweisen, ansehen zu können. Sie zeigen durchweg ausgesprochene kadaveröse Veränderungen, die eine klare Beurteilung ausschließen. Die von Büchner als Nekrosen bezeichneten homogenen Gewebsbezirke sind meiner Ansicht nach bezüglich ihrer Ursache keineswegs spruchreif in seinem Sinne.

eine bei der ersten Untersuchung festgestellte Hyperacidität oder eine Subacidität bis zum Tage der Operation unverändert geblieben war: eine Tatsache, die Büchners Einwand keineswegs stichhaltig macht.

Unbedingt gegen die Berechtigung seines Einwandes spricht, daß wir bei
6 Fällen von plötzlichem Geschwürsdurchbruch in die freie Bauchhöhle (dreimal
handelte es sich dabei um ein Magen- bzw. Duodenalgeschwür, dreimal um
ein Geschwür an der Magendarmanastomose sog. Ulcus jejuni postoperativum) nach früherer G. E. r. p. kurz nach diesem Ereignis die Duodenum-
Antrumresektion nach Billroth I (in den drei zuletzt erwähnten Fällen mit
Resektion der zur Anastomose verwendeten Jejunumschlinge) gemacht haben
und daher lebenswarm in Formalin fixierte Präparate von akutem Geschwürsdurchbruch untersuchen konnten. Auch in diesen Präparaten fanden wir die
gleiche in den Resektionspräparaten sonst festgestellte Gastritis und Duodenitis
ulcerosa, auch eine Enteritis ulcerosa der zur Anastomose verwendeten Darm-
schlinge mit akuter zum Teil pseudomembranöser Schleimhautentzündung,
mit akut entzündlichen Erosionen und Geschwüren neben abgeheilten, von
früheren Entzündungsschüben herstammenden — aber keine Spur von
Anätzung oder Verschorfung der Schleimhaut. Ein Unterschied
gegenüber den sonst von uns erhobenen Befunden war also auch in diesen
doch zweifellos durch eine vorangehende Behandlung nicht beeinflußten Fällen
ganz akuter Erkrankung nicht vorhanden.

Büchner hat bei seinem Einwand auch den von Puhl in seiner ersten
Arbeit [1] beschriebenen Fall übersehen. Hier handelt es sich um einen 34jährigen
Mann, der seit Jahren wegen eines angenommenen Magengeschwürs in ärztlicher Behandlung gestanden und plötzlich akute Erscheinungen bekommen
hat, die klinisch als akuter Geschwürsdurchbruch in die freie Bauchhöhle aufzufassen waren. Mit dieser Diagnose wurde er in einem auswärtigen Kranken-
haus von einem erfahrenen und bekannten Chirurgen operiert. Die Diagnose
erwies sich als falsch. Es fand sich nur ein stark gerötetes rigides Antrum ohne
nachweisbares Ulcus. An dem mir zur Untersuchung zugesandten Resektionspräparat (vgl. die von Puhl in der genannten Arbeit gegebene Abb. 40) war
ein typisches Geschwür nicht festzustellen; dagegen war vorwiegend das
Pylorusdrüsengebiet, aber auch der angrenzende Fundusdrüsenabschnitt übersät mit oberflächlichen typischen entzündlichen Erosionen, deren über 80 gezählt
wurden. Mikroskopisch war das aus unseren Arbeiten bekannte Bild der ulcerösen Gastritis mit ausgesprochen akut entzündlichen, neben chronischen Veränderungen festzustellen, ohne jede Anätzung oder Verschorfung [2]. Es
handelte sich im vorliegenden Fall ganz zweifellos um einen akuten Schub
einer jahrelang bestehenden Gastritis. [Auf das klinische Bild der Perforationsperitonitis bei der akuten Gastritis habe ich auf Grund mehrerer einwandfreier Beobachtungen in einer oben angegebenen Arbeit hingewiesen (vgl. auch S. 78f.).]

Akuter als in Abb. 11, 12 kann eine Gastritis nicht sein. Büchner hat sie
sicher nicht akuter gesehen. Und doch ist hier von einer Epithelnekrose nichts
vorhanden, auch die feinen Leistenspitzenerosionen in Abb. 11 haben nichts
mit einer primären Anätzung oder Verschorfung zu tun.

---

[1] Virchows Arch. **260**, 79.

[2] Diese Feststellung bezieht sich auf eine nochmalige genaueste Durchsicht der Präparate
dieses Falles.

Gegen Büchners Einwand spricht ferner, daß wir akut entzündliche Erosionen der gleichen Art, wie wir sie bei der typischen Gastritis ulcerosa beschrieben haben, auch in achylischen Carcinommägen gesehen haben (vgl. hierzu S. 107f. und die in meiner Abhandlung der Entzündung en des Magens gegebene Abb. 132).

In einer dritten Arbeit befassen sich Büchner, Siebert und Molloy mit dem Versuch, die Ansicht Büchners über das Vorkommen einer „peptischen Entzündung" experimentell zu beweisen. Sie betonen auch in dieser Arbeit, daß das akute Geschwür des Magens und Duodenums sich „nicht unter dem histologischen Bilde eines hämorrhagischen oder anämischen Infarktes, sondern unter dem schichtweiser Verschorfung und heftiger akuter Entzündung der Magen- bzw. Darmwand" entwickelt. Akute Erosion und akutes Geschwür haben in der Regel eine gemeinsame Ursache. Soweit die Autoren das typische akute Magen-Duodenalgeschwür als entzündliche Bildung auffassen, bestätigen sie unsere bekannten Befunde. Was die Ursache der Schleimhautentzündung anlangt, so sehen sie diese aber im Gegensatz zu uns in einer schweren durch den Magensaft selbst bewirkten Schädigung der vorher lebenden Magendarmwand. Diese bestehe in einer Verschorfung durch die unmittelbare Ätzwirkung der Salzsäure des Magensaftes. Für diese Ansicht wird der Beweis im Experiment gesucht. Sie benutzten hierfür Ratten, die sie 24 Stunden hungern ließen und denen dann 0,06 mg Histamin auf 100 g Körpergewicht injiziert wurde (einige Tiere bekamen diese Injektion nur einmal, einige zweimal am Tag, einige mit der Histamininjektion gleichzeitig 0,5 mg Atropin). Die Tiere wurden durch Nackenschlag getötet und sofort seziert. Bei diesen Tieren fanden sich in $33^0/_0$ Geschwüre im Vormagen, nie im Drüsenmagen. Bei 65 Tieren, die nur gehungert hatten, oder auf der Höhe der Verdauung untersucht wurden oder nur 0,5 mg Atropin bekommen hatten, fanden sich solche in $6^0/_0$ der Fälle. Weitere Versuche, die 14—16 Tage durchgeführt wurden, ergaben bei zweimal jeden 2. Tag 0,06 mg Histamin und Hunger in $80^0/_0$, bei einmal jeden 2. Tag 0,06 mg Histamin und Hunger in $60^0/_0$, bei jedem zweiten Tag Hunger ohne Histamin, in $40^0/_0$ Erosionen bzw. Geschwüre im Vormagen. Zwei Stellen des Vormagens waren bevorzugt: die Nähe der Vormagen-Drüsenmagengrenze, die Kuppe des Vormagens. Bei den Eintagsexperimenten fanden sich nur 1—2 Geschwüre, bei den länger dauernden Versuchen kamen durchweg mehrere (bis 2 Dutzend) zur Entwicklung. Die geschwürigen Defekte waren punktgroß bis $^1/_2$ cm Durchmesser. Fast stets war der Defekt von einem aufgeworfenen Epithelwall umgeben. Mikroskopisch war sehr schön die Entwicklung akuter Erosionen zu beobachten. Im zentralen Abschnitt war im Beginn eine Nekrose vorhanden, mit Leukocytendurchsetzung dieser und der Submucosa. Die Umgebung war hochgradig ödematös. Von diesen Bildungen bis zu akuten Geschwüren waren alle Übergänge vorhanden. Die oberste Schicht dieser bestand aus nekrotischen Massen; dann folgte eine bald schmälere, bald breitere Schicht von dicht gelagerten neutrophilen Leukocyten, die auch hier und da in der Nekrosezone vorhanden waren. Nicht selten schloß sich an diesen Leukocytenwall eine Zone fibrinoider „Verschorfung" an. An der Oberfläche der Geschwüre waren nicht selten reichliche Pilze und Bakterien aller Art angesammelt. Sie beschränkten sich stets auf die Nekrosenzone.

Büchner, Siebert und Molloy glauben in ihren Versuchen gezeigt zu haben, daß „eine künstlich erzeugte Störung der Korrelation Magensaft-Magendarmwand zur Entwicklung akuter peptischer Geschwüre geführt hat". Bei der Beurteilung neuerer Ulcusexperimente (Westphal, Murata, Hayashi, Nakashima) wird die Meinung ausgesprochen, daß in den Versuchen mit pharmakologischer Beeinflussung des vegetativen Nervensystems, die Geschwüre ebenfalls durch Steigerung der Magensaftabsonderung erzeugt wurden. Das gleiche gelte für jene Versuche, bei denen ein chirurgischer Eingriff in das vegetative Nervensystem vorgenommen wurde. Die Pylorusausschaltung nach v. Eiselsberg schaffe eine Störung der Korrelation Magensaft-Magendarmwand und bewirke damit eine Ulcusbereitschaft. In gleicher Weise werden die Ergebnisse der Experimente von Koennecke, v. d. Hütten, Keppich, Bickel, Mann und Williamson, Winkelbauer und Starlinger erklärt (vgl. S. 128).

Ich kann in den Experimenten von Büchner, Siebert und Molloy, die einen interessanten Beitrag zur Kenntnis der Geschwürsbildungen im Rattenvormagen liefern, keinen Beweis dafür sehen, daß es den Autoren gelungen ist, durch eine künstliche Steigerung der Magensaftwirkung eine zu Geschwürsbildung führende „peptische" Entzündung zu erzeugen.

Im Hungerzustand wird wohl kaum ein Magensaft geliefert, der zu einer besonderen peptischen Wirkung oder gar Anätzung ausreicht. Was die Anwendung des Histamins in den Experimenten anlangt, so ist an folgendes kurz zu erinnern. Es ist lange bekannt, daß parenteral einverleibte Eiweißstoffe durch ihre toxischen Zerfallsprodukte eine Schädigung des Magenschleimhautparenchyms machen können. Hier ist an Versuche von Théohari und Babes, Lion und François (gastrotoxisches Serum), Edkins (Gastrin) u. a. zu erinnern. Auch die Experimente von Enriquez und Hallion, die bei Hunden und Meerschweinchen nach subcutaner Einspritzung von Diphtherietoxin umschriebene Nekrosen der Magenschleimhaut mit hämorrhagisch-entzündlichen Infiltraten der Umgebung sowie Geschwüre auftreten sahen, sind hier zu beachten. Théohari und Babes konnten ferner zeigen, daß Injektion geringer Mengen ihres gastrotoxischen Serums eine Hypersekretion verursachte, größere Mengen degenerative Veränderungen am Parenchym. Ähnlich wirkt das Histamin (systematische Untersuchungen habe ich freilich nicht angestellt)[1]. Auch

---

[1] Büchner, Siebert und Molloy stützen ihre Annahme von der Erzeugung eines besonders wirksamen Magensaftes im Rattenmagen durch gehäufte Histamininjektionen nur auf einen einzigen Versuch: Bei einer Ratte beobachteten sie durch fraktionierte Aushebung das Verhalten der Magensaftsekretion vor und nach der Histamininjektion. Es wurden zunächst bei jedesmaligem Abziehen während einer $1/_2$ Stunde nur wenige Tropfen eines alkalischen Saftes gewonnen, dann wurde 0,06 mg Histamin subcutan injiziert und hierauf erfolgte 10 Minuten p. I. die Absonderung eines stark sauren Saftes, der Kongopapier intensiv bläute, während gleichzeitig die im Abstand von 10—15 Minuten gewonnenen Mengen auf das 3—4fache stiegen. Nach einer Stunde war die Reaktion wieder abgeklungen. Quantitative und qualitative Säuremessungen sind nicht vorgenommen worden. Aus diesem Versuch, der den bekannten Secretincharakter des Histamins zeigt, darf aber nicht geschlossen werden, daß die Magensaftsekretion auch nach mehrfachen Histamineinspritzungen gleichlaufend qualitativ und quantitativ gesteigert war. Ich vermisse bei Büchner und seinen Mitarbeitern genaue Angaben, welche diesen Schluß gestatten könnten. Außerdem erwiesen sie selbst, daß ein großer Teil der Ratten gegen die vermehrte (?) Magensaftwirkung

bei Eiweißzerfallstoxikosen (Urämie, Verbrennung) habe ich schwerste Parenchymschädigung der Magenschleimhaut mit entzündlichen Erscheinungen beschrieben. Hier ist auch auf die Versuche von Fr. Kauffmann hinzuweisen, der experimentell eine Eiweißzerfallstoxikose erzeugte, die zu einer ulcerösen Gastritis führte (s. S. 102 ff.).

Die von Büchner, Siebert und Molloy an Ratten verabfolgte Dosis Histamin z. T. zweimal jeden 2. Tag bei 17 Versuchstagen ist recht beträchtlich. Sie könnte schon toxisch in obengenanntem Sinne gewirkt und dadurch zu einer Verminderung bzw. Aufhebung der Magendrüsensekretion geführt haben. Daß immer eine Hypersekretion bzw. eine besonders wirksame HCl-Sekretion bestanden hat, scheint mir nicht genügend bewiesen. Daß dies nicht der Fall gewesen sein kann, ist ohne weiteres daraus zu schließen, daß die Autoren nicht selten an der Oberfläche der Geschwüre reichlich Pilze und Bakterien aller Art gefunden haben. Dieser Befund spricht bei Berücksichtigung der anerkannten außerordentlichen Desinfektionskraft der freien HCl (vgl. S. 135) unbedingt dagegen, daß überhaupt genügend freie HCl vorhanden war, die eine Anätzung machen konnte. Im Hinblick auf die bekannten Erfahrungen exogen entstandener infektiöser Erkrankungen der Magenschleimhaut muß im Gegenteil der Einwand naheliegen, daß die Desinfektionskraft des Magens, die ja an die HCl gebunden ist, erloschen war, wenn auf Geschwüren Bakterien nachzuweisen waren. Und dann läge der Einwand sehr nahe, daß überhaupt eine bakteritische Geschwürsbildung vorgelegen hat, die ja, wie bekannt, auch meist mit mehr oder weniger erheblicher (toxischer oder entzündlicher) Gewebsnekrose einhergeht (vgl. meine Darstellung der „Entzündungen des Magens").

Durch die Freundlichkeit von Herrn Major vet. Cĕch vom Veterinärlaboratorium im Militärgestüt Hostonni erhielt ich vor kurzem mehrere Magenpräparate von Fohlen zur Begutachtung. Die Fohlen waren an Fohlenlähme (Arthritis specif. — Diplococcus lanceolatus) erkrankt. Bei der Autopsie fanden sich im Bereich der cutanen Schleimhaut des Vormagens zahlreiche Erosionen mit Übergang auf die Schleimhaut und runde Geschwüre. Fundus- und Pylorusanteil des Magens waren sonst frei von diesen. Aus den Geschwüren wurde ein hämolytischer Diplokokkusstamm gezüchtet, der mit den Stämmen übereinstimmt, die man bei der Fohlenlähme gewöhnlich findet. Gleiche Veränderungen im Vormagen hat Cĕch öfters bei Fohlen angetroffen, in einem Falle waren auch Geschwüre im Fundusdrüsenabschnitt vorhanden. Es handelt sich hauptsächlich um Saugfohlen im Alter von 1—2 Monaten. Cĕch glaubt, daß die Geschwüre im Magen die Ursache sind für die sekundäre Infektion der Gelenke.

---

unempfindlich war, was sie allerdings darauf zurückführen, daß die Ratte in ihrer Empfindlichkeit gegenüber der Wirkung des sauren Magensaftes starken jahreszeitlichen Schwankungen unterworfen zu sein scheine. Im Hinblick auf die oben erwähnten verschiedenen Untersuchungen muß bei wiederholten Histamininjektionen unbedingt an eine toxische Wirkung auf die Magenschleimhaut gedacht werden. Büchner und seine Mitarbeiter erwähnen auch, freilich nur ganz kurz, daß der Drüsenmagen „vielfach hier und da feine hämorrhagisch verfärbte Nekrosen und oberflächliche Erosionen", niemals aber ein Geschwür zeigte. Gerade hier wären aber unter Berücksichtigung der toxischen Gastritis bei Eiweißzerfallstoxikosen ausführliche histologische Untersuchungen der Drüsenschleimhaut notwendig und aufklärend gewesen.

Der histologische Befund der mir gesandten Präparate entspricht durchaus den von Büchner, Siebert und Molloy im Rattenvormagen beschriebenen akuten Geschwüren. Wir haben es bei der Fohlenlähme also mit spezifisch infektiösen Geschwüren des Vormagens zu tun, eine Feststellung, die für die von Büchner, Siebert und Molloy beschriebenen Geschwüre des Rattenvormagens und meine Ansicht, daß unter Berücksichtigung der Bakterienbefunde bei diesen bakteritische Prozesse vorliegen können, nicht ohne Bedeutung ist.

Für die Beurteilung der von Büchner, Siebert und Molloy gegebenen Befunde ist von Wichtigkeit, daß auch spontane Geschwüre im Rattenvormagen von ihnen beobachtet worden sind (in der ersten Versuchsreihe in 6%, in der zweiten in 40% der Fälle).

Die von Büchner, Siebert und Molloy erwähnten Experimente von Koennecke, v. d. Hütten, Keppich, Bickel, Mann und Williamson, Winkelbauer und Starlinger sind keineswegs spruchreif im Sinne von Büchner, Siebert und Molloy. Hier liegt ein zweifellos sehr beachtenswertes Problem vor, das erst noch geklärt werden muß. Diese Experimente sind sehr interessant, aber sie sind lange nicht so ausgewertet worden, wie es möglich und notwendig gewesen wäre, um eine klare Vorstellung vom pathologischen Geschehen zu gewinnen. Einige von Koenneckes Präparaten habe ich untersucht. Die Geschwürsbildung war eine ausgesprochen entzündliche. Zeichen für eine Anätzung habe ich nicht gefunden. Auch die Untersuchungen von Rassers haben kein klares Ergebnis gezeitigt. Auch hier konnte ich durch die Liebenswürdigkeit des Autors die Originalpräparate in Augenschein nehmen. Ich fand, wie Rassers selbst beschreibt, eine Gastritis mit entzündlichen Erosionen und akuten Geschwüren, aber nichts, was für eine Anätzung sprach. Auf die Kritik dieser Versuche weiter einzugehen, kann hier nicht der Ort sein.

In letzter Zeit hat Aschoff die an seinem Institut von Büchner und dessen Mitarbeitern gemachten Untersuchungen in einem Vortrag zusammengefaßt und ihre schon angeführten Ergebnisse unterstrichen. Die Infarkttheorie des Magen-Duodenalulcus lehnt Aschoff ebenso wie wir ausdrücklich ab. „Wenn überhaupt, trifft sie nur für Ausnahmefälle zu" (vgl. S. 21). Aschoff hebt hervor, daß er früher unter dem Einfluß der Lehre von der Unmöglichkeit einer Selbstverdauung der Magenschleimhaut die primären Zirkulationsstörungen als Quelle der oberflächlichen Erosionen betont hat (s. S. 111). An diese Möglichkeit glaubt er auch heute noch, wenn er auch unter dem Eindruck der erwähnten experimentellen Arbeiten Büchners der akuten Anätzung durch den Magensaft größere Bedeutung beimessen muß, wobei sich kleinere und größere oberflächliche Substanzverluste bilden, für welche neuerdings der Begriff der erosiven Gastritis und Duodenitis geprägt worden ist. „Die Beobachtungen Büchners über die peptische Duodenitis lassen jedoch kaum einen Zweifel, daß die von Konjetzny und Puhl in ihren Gastritismägen beschriebenen oberflächlichen Erosionen mit den Leukocytenschwärmen nichts anderes als kleinste Verdauungsherde sind, an denen sofort leukocytäre Reaktionen und Epithelregenerationen eingesetzt haben." Diese Ansicht, für welche unsere Befunde nicht den geringsten Anhalt geben, haben wir oben schon widerlegt, es sei darauf hingewiesen.

Auch der von Büchner vertretenen Ansicht über die sog. empfindlichen (gegenüber dem Magensaft empfindlichen) Schleimhautzonen tritt Aschoff bei. Er läßt aber das Hypothetische der Büchnerschen Ansicht überhaupt genügend deutlich durchblicken. Daß durch die angenommene Ätzwirkung umschriebene Schleimhautdefekte entstehen, erklärt Aschoff daraus, daß infolge der Faltenbildung der Magenschleimhaut nur einzelne Stellen der Faltensysteme in den sog. empfindlichen Zonen mit einem besonders wirksamen Magensaft in Berührung kommen. Eine Unterstützung für diese „Anätzungstheorie" sieht Aschoff in den nach toxischen Verätzungen der Magenschleimhaut sich gelegentlich entwickelnden Geschwüren, die „im Sitz und Aussehen ganz den spontan entstandenen Geschwüren gleichen". „In der Annahme einer solchen indirekt bewirkten peptischen Gastritis könnte sehr wohl die Lösung der Gegensätze liegen, welche heute noch zwischen der Kieler Klinik einerseits und den Pathologen andererseits bestehen."

Das Fortschreiten der Geschwürsbildung wird nach Aschoff aus der durch wirksamen Magensaft bewirkten dauernden Anätzung der durch die primäre Anätzung entstandenen Schleimhautdefekte genügend erklärt. Das gleiche gelte für die Umwandlung eines akuten in ein chronisches Geschwür, bei welcher „nichts anderes als die pathologisch gesteigerten, physiologischen und anatomischen, kurz gesagt, in der Funktion des Magens gelegenen Momente die entscheidende Rollen spielen". „Es kommt auch hier der andauenden Wirkung des Magensaftes die größte Bedeutung zu. Er allein macht das chronische Geschwür. Ich sage ausdrücklich an- und nicht verdauende Wirkung" (Aschoff). Die eigenartige trichterförmige Gestalt des Geschwürs erkläre sich daraus, daß „durch die bestimmte Bewegungsrichtung der Inhaltsmassen der Magenstraße an den dort lokalisierten Geschwüren der orale Rand über das Geschwür hinweggezogen und der aborale Rand von ihm weggezogen wird" und daraus, „daß dort, wo sich der Mageninhalt und der Magensaft am leichtesten fängt, nämlich in den Buchten des Geschwürs und in der Tiefe des Trichters, sich die Anätzung am stärksten kundgibt (Nissen)".

Zusammenfassend ist über die Untersuchungen aus dem Aschoffschen Institut, besonders die Büchners, folgendes zu sagen: sie haben unsere Feststellung, daß die typische Geschwürsbildung im Magen und Duodenum in der Schleimhaut beginnt und einem von der Oberfläche in die Tiefe fortschreitenden entzündlichen Zerstörungsprozeß entspricht, durchaus bestätigt. Auch in bezug auf die Ablehnung der Infarkttheorie haben sie unseren Standpunkt anerkannt. In einem besonders für den Kliniker in therapeutischer Hinsicht wesentlichen Punkte weichen wir aber voneinander ab. Ich habe schon erwähnt (s. S. 70), daß durch unsere Feststellungen die Frage nach der kausalen Genese des Magen-Duodenalgeschwürs in Richtung der Frage nach der Ätiologie der Gastritis und Duodenitis verschoben ist. Während wir aber die banale akute Gastritis als defensive Entzündung (um hier Aschoffs Begriffsbestimmung der Entzündung zu folgen) auffassen, wird sie von Büchner und Aschoff als reparative, an eine oberflächliche Anätzung oder Verschorfung der vorher normalen Schleimhaut (durch einen besonders wirksamen Magensaft) sich anschließende Entzündung gedeutet. Ich kann hierin, wie ich schon ausgeführt habe, nur eine Hypothese sehen; denn einen überzeugenden Beweis für diese Annahme hat Büchner und seine Mitarbeiter nicht erbracht [1]. Wir haben zudem Anhaltspunkte für die Richtigkeit der Büchnerschen Ansicht bei unseren umfangreichen Studien über die banale akute Gastritis (die sich nicht nur auf Resektionspräparate von Geschwürskranken, sondern auch auf unmittelbar nach dem Tode mit Formalin fixierte Leichenmägen erstrecken) nicht gewinnen können.

Kann der Magensaft lebendes Gewebe angreifen und ist er für die Erosions- und Geschwürsbildung von wesentlicher Bedeutung?

Es bleibt für die Kritik der Büchnerschen Untersuchungen noch übrig, die wichtige Frage zu beantworten: Gibt es einen Beweis dafür, daß der Magensaft lebende Magen- und Darmschleimhaut oder überhaupt lebendes körpereigenes Gewebe angreifen und zerstören kann?

Mit dieser Frage haben wir (Konjetzny und Puhl) uns schon einmal in der Auseinandersetzung mit Hauser befassen müssen, der die Behauptung, daß nicht nur die unverletzte, sondern auch die des Epithels beraubte Schleimhaut einen unbedingten Schutz vorläufig noch unbekannter Art gegen die Selbstverdauung besitze, als irrig bezeichnet hat. Die Notwendigkeit einer Stellungnahme zu der Ansicht von Büchner und Aschoff, nach welcher es eine „peptische" Entzündung im ausgeführten Sinne gibt, hat es nahegelegt, die gestellte Frage im Zusammenhang zu beantworten. Der Kliniker ist hier besonders beteiligt, denn er weiß am besten, welche bedenklichen Rückwirkungen das Dogma von dem beherrschenden Einfluß der Magensäure bei der Ulcusgenese in therapeutischer Hinsicht gehabt hat und noch hat. Wie wir schon einmal gesagt haben: Unsere Ansicht in dieser Frage sollte weniger vom Gesichtspunkte bekämpft werden, daß sie von der heute fast allgemein gültigen Auffassung so weit abweicht, sondern sollte vielmehr als Anregung zu einer nach Lage der Dinge notwendigen intensiven Nachprüfung der angeschnittenen Frage an geeignetem Material von berufener Seite genommen werden. Die Bezeichnung „Ulcus pepticum" (die nur scheinbar logisch gefolgert, aber in ihrer Berechtigung noch niemals klar erwiesen worden ist) hat einen suggerierenden Einfluß auf die Vorstellung vom Wesen des pathologischen Geschehens bei der Geschwürsentwicklung. Es ist natürlich schwer, gewohnte Gedankengänge aufzugeben, wir müssen uns aber von dem Zwang zu festgelegter Gedankenrichtung befreien, den die Begriffsprägung „Ulcus pepticum" ausübt und in die Vorstellung vom Wesen der Ulcuskrankheit von vornherein hineinträgt, und sollen uns bemühen, die gefundenen Tatsachen unbefangen und unvoreingenommen zu betrachten und zu erörtern.

In meiner ersten Arbeit über die chronische Gastritis und Duodenitis als Ursache des Magen-Duodenalgeschwürs habe ich die zur Erosionsbildung führende Epithelschädigung auf entzündliche Vorgänge zurückgeführt und

---

[1] Auch Fr. Kauffmann, nach dessen Ansicht der Magensaft bei der Weiterentwicklung der oberflächlichsten Erosionen nicht ohne Bedeutung sein dürfte, betont auf Grund seiner experimentellen Untersuchungen (s. S. 102 ff.), daß es auf Bedenken stößt, dem Magensaft eine so wesentliche Rolle zuzuschreiben, wie es Büchner und seine Mitarbeiter auf Grund ihrer Untersuchungen über die akute erosive Gastritis und Duodenitis tun.

unter Anlehnung an Nauwerck angenommen, daß das so geschädigte Epithel nun dem Magensaft die nötige Angriffsmöglichkeit für eine peptische Zerstörung biete. Ich hielt es weiter auch für annehmbar, daß nach Zerstörung des Epithels durch die entzündlichen Vorgänge im Zwischengewebe und durch die damit gegebene Berührung des Magensaftes mit diesem eine Schädigung lebenden Gewebes durch den Magensaft ermöglicht würde [1]. Es war das aber mehr ein Zugeständnis an die viel herrschende Ansicht als eine sicher gewonnene Überzeugung. Unsere weiteren Untersuchungen waren daher darauf gerichtet, in diesem Punkte Klarheit zu gewinnen. Die bei diesen gefundenen sorgfältig überprüften Tatsachen haben uns dann zu dem Schluß geführt, daß bei Entstehung und Weiterentwicklung der Erosionen die Wirkung des Magensaftes im Sinne einer Anätzung oder gar Andauung nicht zu erweisen ist und daher hierbei zum mindesten eine wesentliche Rolle nicht spielen kann. Wir müssen an diesem Schluß auch heute, wo wir über sorgfältige Untersuchungen von über 500 Resektionspräparaten verfügen, festhalten.

Unsere Gründe sind folgende:

Wir haben bis zum Überdruß immer wieder auf unsere klaren und eindeutigen Befunde verweisen müssen, die stets Nekrosen irgendwelcher Art bei der Entwicklung der Erosionen vermissen ließen. Das läßt sich nicht einfach mit der Bemerkung abtun, daß wir die akutesten Veränderungen in unserem Material nicht zu Gesicht bekommen haben. Akutere Zustände, als sie von uns vielfach gezeigt worden sind, sind wohl kaum denkbar. Wir haben akuteste typische Schleimhautentzündungen beschrieben, mit mächtiger leukocytärer Durchsetzung des verschiedene Veränderungen aufweisenden Deckepithels (Abb. 11), die ohne jede Epithelnekrose zu akutesten Defektbildungen der Epitheldecke geführt haben. Niemals haben wir auch in Fällen mit klinisch nachgewiesener Hyperacidität irgendeinen Anhaltspunkt dafür gewinnen können, daß der Magensaft die lebende Epithelschicht anzuätzen oder zu verschorfen imstande ist, und daß eine solche Anätzung oder Verschorfung als Ursache eines entzündlichen Schleimhautzustandes in Betracht zu ziehen ist. Das Deckepithel ist überhaupt das widerstandsfähigste epitheliale Gebilde der Magenschleimhaut; das geht aus den experimentellen Untersuchungen von Ebstein, Loesch, Sachs, Popoff u. a. und unseren Erfahrungen beim Menschen ohne weiteres hervor [2]. Auch Bloch betont die Resistenz des Magenepithels gegen die ätzende Wirkung des Magensaftes.

---

[1] Vgl. hierzu S. 52.

[2] Dieser Widerstand des Deckepithels gegen den Magensaft entspricht, wie Puhl hervorhebt, einer Anpassung des Mutterbodens an sein Sekret. Ob er unter pathologischen Verhältnissen ungenügend werden kann, das läßt sich nach unserer heutigen Kenntnis kaum entscheiden. Puhl weist auf den beim Menschen bekannten Zustand einer überschüssigen Sekretion stark verdauungskräftigen Magensaftes hin, aber auch auf die bekannte Tatsache, daß die Hyperacidität selbst im Anfange des Ulcusleidens keineswegs ein regelmäßiger Befund ist. Normacide, sub- oder anacide Werte werden etwa ebenso häufig festgestellt, wie hyperacide. Die Säurewerte weisen bei den einzelnen Tierarten zum Teil recht erhebliche Unterschiede auf (im Munde der Säureschnecken 4% freie Schwefelsäure). In diesem Unterschiede liegt nach Puhl die Fragwürdigkeit der Experimente an sich begründet. Wir wissen heute noch kaum zu sagen, bei welcher Konzentration die schädigende Wirkung der HCl bei einzelnen Versuchstieren beginnt. Puhl erwähnt

Nicht einmal die durch den Entzündungsvorgang geschädigten Deck- und Grübchenepithelien werden bei der Gastritis, auch nicht bei der Gastritis acida, vom Magensaft angegriffen, wie aus unseren Untersuchungen hervorgeht. Es ist von vielen Seiten darauf hingewiesen worden, daß der Magenschleim diesen Schutz bewirkt. Auch wir haben darauf Bezug genommen. Wir wissen noch wenig über die physiko-chemische Bedeutung der der Magenschleimhaut besonders bei akut entzündlichen Veränderungen anhaftenden unerschöpflich sich erneuernden Schleim-Eiweißschicht, die besonders im Pylorusdrüsenabschnitt am deutlichsten in Erscheinung tritt. Sie könnte sehr wohl als Grenz- und Trennungsschicht für konträre Reaktionen bzw. als Pufferungszone für die Magensäure in Betracht kommen und damit überhaupt eine direkte Einwirkung des Magensaftes auf die Schleimhaut verhindern können. Zudem ist wohl sicher anzunehmen, daß der dauernde, aus Epitheldefekten (Erosionen) sich ergießende Exsudatstrom im Bereich der den Erosionen aufliegenden Exsudatschwaden eine Säure-Basenausgleichszone schafft, die jeder Pepsinwirkung die Möglichkeit zur Entfaltung nimmt, weil diese nur bei einer p_H möglich ist, die hier kaum erreicht werden kann.

Selbst wenn das Deckepithel durch entzündliches Exsudat in ganzer Schicht abgehoben ist, wird es vom Magensaft nicht angegriffen (Abb. 17). Die im Bereich der Erosionen vorhandene Exsudatschicht enthält sogar gut färbefähige Epithelien und Leukocyten und das selbst bei hyperacidem Magensaft. Wenn die von Büchner und Aschoff postulierten Epithelnekrosen angeblich so schnell vom Magensaft verdaut werden, daß wir sie deswegen nicht zu Gesicht bekommen haben sollen, so ist es nicht verständlich, daß wir dann das die Oberfläche bedeckende Exsudat so regelmäßig unversehrt beobachtet haben. Aus den angeführten experimentellen Untersuchungen geht ferner hervor, daß bei Einwirkung von Schädlichkeiten (Alkohol, Arsen, heißes Wasser usw.), direkt auf die Schleimhaut, die schwersten Veränderungen im Drüsenparenchym angetroffen wurden. Auf die gleichen Verhältnisse beim Menschen haben wir mehrfach hingewiesen.

Ein Gegenstück zu den oberflächlichen Leistenspitzenerosionen haben wir in den von mir sog. glandulären Erosionen (Abb. 7) beobachtet, auf die weder Aschoff noch Büchner eingeht. Auch das sind typische Befunde, die mit aller Sicherheit zeigen, daß hier irgendeine vorangegangene ätzende oder nekrotisierende Einwirkung des Magensaftes unbedingt auszuschließen ist. Und doch sind es im Prinzip die gleichen entzündlichen Gewebsvorgänge, wie wir sie bei den Leistenspitzen- und Furchenerosionen beschrieben haben, die in gleicher Weise an der entzündlichen Zerstörung der Magenschleimhaut teilnehmen.

---

die Versuche von Samelson beim Hunde. Es gelang diesem nicht, mit $2^0/_0$ HCl eine Anätzung der Magenschleimhaut zu erzielen, erst bei $5^0/_0$iger HCl erzielte er ein positives Ergebnis. Zu ähnlichen Resultaten kam Ewald. Puhl meint: „Ließen sich diese Feststellungen ohne weiteres auf den Menschen übertragen, so dürfte eine Konzentration von $0{,}8^0/_0$iger Säure noch keine schädigende Wirkung ausüben. Ein derartiger Magensaft ist unseres Wissens noch nicht beobachtet worden und ist auch aus dem Grunde unwahrscheinlich, weil die feinen Regulationsmechanismen der Magensaftsekretion sofort auf derartige Schwankungen mit einer von der Pylorusdrüsenschleimhaut ausgehenden Hemmung (Babkin) reagieren würden. Es muß aber gesagt werden, daß diese Verhältnisse heute noch zu undurchsichtig sind und demnach ein Urteil nicht abzugeben ist.“

Ganz gleiche, oberflächliche, entzündliche Erosionen wie im Magen und Duodenum sind übrigens in der entzündlichen Darmschleimhaut beobachtet worden (W. Fischer, Siegmund). Auch wir haben sie in operativ entfernten Darmschlingen und Appendices mit entzündlich veränderter Schleimhaut öfters gesehen. Um auch hier den Einwand, daß peptische Nekrosen vorangegangen sind, unbedingt zu entkräften, habe ich unter vielen ein Präparat aus dem Colon transversum und eines aus der Appendix gewählt, um diese Erosionen zu zeigen (Abb. 65, 66).

Die von uns beschriebenen Erosionen sind also typische Bildungen des Magen- und Darmkanals; es ist daher wohl nicht angängig, die entzündlichen Erosionen des Magens auf die Magensaftwirkung zu beziehen, die im übrigen Darmkanal und besonders in seinen tieferen Abschnitten gar keine Rolle spielen kann. Diese Bildungen sind allein aus entzündlichen Schleimhautvorgängen zu erklären.

Es ist ferner an die kritische Arbeit von E. Neumann zu erinnern: „Ebensowenig aber wie die experimentelle Methode hat bisher die pathologische Beobachtung einen Beweis für die Verdauung lebender Gewebe in unzweifelhafter Weise erbracht und es gibt keine Tatsache aus der Pathologie, welche die Annahme, daß bei dem runden Magengeschwür dieser Fall eintritt, unterstützen könnte." „Solange kein vollgültigerer Gegenbeweis vorliegt, werden wir an der alten Hunterschen Lehre, daß der vitale Zustand der Gewebe einen unbedingten Schutz gegen eine Selbstverdauung abgibt, festhalten dürfen und werden berechtigt sein, sie dahin zu erweitern, daß dieser Schutz Geweben jeder Art und Abstammung, Epithel und Bindegewebe, embryonalem und fertig ausgebildetem, gesundem und erkranktem Gewebe ohne weiteres zugute kommt." „So unvollkommen uns aber auch anerkanntermaßen unsere Einsicht in die primären, der Geschwürsbildung zugrundeliegenden Vorgänge im Magen sind, so kann man es doch mindestens als festgestellt betrachten, daß dieselben sich unabhängig von einer Schädigung durch den Magensaft vollziehen."

Askanazy weist darauf hin, daß die Frage, ob der Magensaft dem normalen Magenepithel des gleichen Einzelwesens etwas anhaben kann, von allen Autoren natürlich verneint wird, „denn noch haben die Metazoen ihren Magen durch die Jahrtausende behalten und bewahren ihn durch das Einzelleben". Auch Aschoff[1] schreibt: „Als ausgeschlossen kann wohl betrachtet werden, daß die normale und gesunde Magen- oder auch Darmschleimhaut von dem Magensaft angegriffen wird." „Selbst ein besonders aktiver Magensaft scheint nach allen vorliegenden Versuchen keinen Einfluß auf die normale Schleimhaut zu besitzen." In der oben zitierten Vorlesung[2] schränkt Aschoff aber dieses Urteil ein: „Es besteht also der alte Satz von der Nichtselbstverdauung der Magenschleimhaut zu Recht, aber er gilt nur für das Korpusdrüsenfeld, nicht für die übrigen Abschnitte des Magensystems."

Stoerck weist ausdrücklich darauf hin, daß eine Hypersekretion zur Erklärung des Zustandekommens der bei der Gastritis in Betracht zu ziehenden geweblichen Veränderungen nicht von ausschlaggebendem Belang zu sein

---

[1] Aschoff, L.: Über die mechanischen Momente in der Pathogenese des runden Magengeschwürs usw. Dtsch. med. Wschr. **1912**, Nr 11.

[2] Aschoff, L.: Über die peptischen Schädigungen des Magen-Darmkanals. Med. Klin. **1928**, Nr 50.

scheint, daß es vielmehr für einen wesentlichen Teil der bei der Gastritis sich ergebenden, das Epithel schädigenden und zerstörenden Vorgänge nicht auf den vom Magenlumen her einwirkenden, verdauenden Vorgang ankommt.

Auch bei der Weiterentwicklung der Erosionen zu akut entzündlichen Geschwüren spielt die Wirkung des Magensaftes zum mindesten keine wesentliche Rolle (vgl. S. 110f.). Das, was an Gewebszerstörung bei der Entwicklung akuter Geschwüre zu beobachten ist, ist Entzündungsfolge. Die sog. Zone fibrinoider Degeneration oder Nekrosenzone liegt, wenn sie überhaupt vorhanden ist, immer im Bereich stärkster entzündlicher Reaktion. Die dichte leukocytäre Durchsetzung derselben zeigt einwandfrei die entzündliche Wirkung. Die darüber liegende Exsudatschicht enthält gut gefärbte, wenn auch verfettete Zellen. Es ist auch hier nicht einzusehen, daß der Magensaft die ihm zunächst zugängliche Exsudatschicht verschonen sollte. Bei Erosionen und beim akuten Ulcus, noch weit ab von dem eigentlichen Geschwür, sieht man ferner oft schwere und schwerste degenerative Veränderungen der Muskelfasern, sogar mit scholligem Zerfall und Schwund derselben (s. S. 86). Auch das ist Entzündungsfolge, nicht Ausfluß der Magensafteinwirkung. Gerade diese degenerierten, dann homogenen Muskelfasern beteiligen sich in ausgesprochener Weise an der Bildung der Nekrosenzone, wenn der geschwürige Defekt sie erreicht.

Hier sei gleich einem möglichen Mißverständnis entgegengetreten. Eine Mitwirkung des Magensaftes beim Fortschaffen von abgestorbenem Gewebe anzunehmen, ist natürlich an und für sich das Naheliegendste, doch müssen auch autolytische und andere heterolytische (Leukocytenferment) Vorgänge zum mindesten ebenso stark berücksichtigt werden. Aber es handelt sich bei unserer Erörterung ja nicht darum, wie abgestorbenes Gewebe fortgeschafft wird, sondern wie Zelldegeneration und Zelltod entsteht (Konjetzny und Puhl).

Auch für die Entstehung der mehr oder weniger tiefen Trichter chronischer Geschwüre hat nach unserer Ansicht der Magensaft nicht die Bedeutung, die ihm dabei fast allgemein zugeschrieben wird. Schon E. Neumann hat in sorgfältigen Untersuchungen gezeigt, daß der Magensaft für die charakteristische Chronizität des Magengeschwürs nicht verantwortlich ist. Auch Askanazys verdienstvolle Arbeiten sind hier von größter Wichtigkeit. Wir wissen besonders durch die Untersuchungen von Askanazy, wie sehr bei Untersuchung von Leichenmaterial falsch gedeutete kadaveröse Veränderungen Ursache einer irrigen Auffassung gewesen sind. Erst die anatomische Untersuchung von lebenswarm fixiertem Operationsmaterial hat den Irrtum aufgeklärt. „Die schwärzliche Färbung, die Magengeschwüre jeder Art darbieten können, wenn man sie bei der Autopsie freilegt, war an den herausgeschnittenen (bei Operationen) chronischen Geschwüren nicht zu sehen." Askanazy führt diese Tatsache darauf zurück, daß die roten Blutkörperchen an der freien Oberfläche der operativ gewonnenen Geschwüre in einem tadellosen Zustand gefunden wurden und mithin der Wirkung des Magensaftes, der bei HCl-Gehalt zu sofortiger Hämolyse führt, nicht unterlegen haben können. Das Fehlen einer Auflösung der Erythrocyten im nekrotischen und zum Teil auch im Exsudatbereich, ist nach Askanazy mit der Annahme einer Säurenekrose unvereinbar; auch er sieht in der Nekrosenschicht eine Entzündungsfolge. Er schließt mit

E. Neumann und Matthes, daß die ganze lebende Magenwand gegen den Magensaft gefeit ist. Er hält an der Annahme fest, daß der eigene Magensaft lebendes Gewebe nicht angreifen kann, sondern es nur von toten Schlacken zu befreien vermag.

Daß bei der weiteren Entwicklung der chronischen Geschwüre als Ursache der hier maßgebenden entzündlichen Veränderungen auch Bakterien und Pilze beteiligt sein können, darüber kann kein Zweifel sein. Das wird besonders von französischen Autoren (Brelet, Brisset, Delbet, Delore und Jouve, Duval und Moutier, Duval, Gatellier, Girault und Moutier, Harven, Jeanneney u. a.) immer wieder betont. Die Untersuchungen Askanazys über die Soorpilzbefunde im Grunde chronischer Magengeschwüre sind hier von größter Bedeutung. Wir wollen aber auf diesen Punkt, der bereits eine große Literatur gezeitigt hat, nicht weiter eingehen.

Die Annahme, daß zu den wirksamen Faktoren, welche die Trichterbildung der chronischen Geschwüre bedingen, „die ätzende Wirkung des Magensaftes", „durch die Schicht um Schicht die Magenwand zerstört wird" (Hauser) gehört, ist nicht bewiesen. Das gilt auch für die gleiche Auffassung von Büchner und Aschoff. Von einer „infolge von Aufstauung und Vermehrung der Säure oft gesteigerten Wirkung des Magensaftes" (Hauser) kann zum mindesten nicht die Rede sein in den nicht gerade seltenen Fällen von chronischen Magengeschwüren, die mit Subacidität oder gar Anacidität einhergehen. Es wäre überflüssig hier zu betonen, daß die frühere Vorstellung, nach welcher die Hyperacidität für das Magen-Duodenalgeschwür als charakteristisch angesehen worden ist, heute ihre allgemeine Geltung verloren hat. Puhl ist auf diesen Punkt näher eingegangen. Die von Hauser und Aschoff vertretene Ansicht, daß im Geschwürsgrund eine gewissermaßen angereicherte Magensäure ihre Wirksamkeit entfaltet, ist nicht haltbar. Dagegen sprechen verschiedene neue Erfahrungen.

Merke hat darauf hingewiesen, daß der Grund chronischer Geschwüre selbst bei HCl-haltigem Magensaft alkalisch reagiert. Auch wir haben das bestätigt. Dafür wäre eine physiko-chemische Erklärung (vgl. S. 132) naheliegend, die wir in der Entgegnung auf die Hauserschen Einwände gegeben haben. Bitter und W. Löhr stützen indirekt die Beobachtung von Merke durch die Ergebnisse ihrer bakteriologischen Untersuchungen des Ulcuskraters im besonderen und des Mageninhaltes im allgemeinen. Sie haben in einigen Fällen gezeigt, was auch Meyeringh bestätigt und besonders hervorgehoben hat, daß im Grunde callöser Geschwüre bei sonst guter Magensaftsekretion eine pathogene, HCl-empfindliche Bakterienflora nachzuweisen war, während diese in den gleichen Fällen im Mageninhalt oralwärts vermißt wurde. Da aber die Keimarmut [es sind entweder keine oder nur wenige apathogene Keime im gesunden Magen und selbst im Ulcusmagen zu finden (Bitter-Löhr, Meyeringh, Brütt u. a.)] des normalen und des Ulcusmagens nur auf dem Gehalt des Magensaftes an freier HCl beruht, so kann wohl aus der eben erwähnten Tatsache geschlossen werden, daß die HCl des Magensaftes in den tiefen bakterienreichen Ulcustrichtern dieser Fälle gar nicht oder höchstens nur unvollkommen zur Wirkung gekommen ist und damit auch die Entwicklung HCl-empfindlicher und z. T. pathogener Keime in diesen nicht verhindern konnte. Eine Anstauung von HCl im Geschwürsgrund, aus der eine Anätzung lebenden Gewebes erklärt wird (Hauser, Aschoff) kann also gar nicht in Betracht gezogen werden.

Nach den Erhebungen Askanazys ist die Frage zudem dringend, wie weit postmortale Veränderungen die bisherigen Ansichten über das pathogenetische Geschehen bei der Entwicklung des chronischen Magengeschwürs beeinflußt haben. Bleibt dem Magensaft aber nur die Aufgabe im Verein mit anderen Faktoren, die vorhandenen Gewebsnekrosen aufzulösen, ohne dabei auf das Fortschreiten und die Formgestaltung der Ulceration einen Einfluß zu gewinnen, so sinkt er nach unserer Meinung

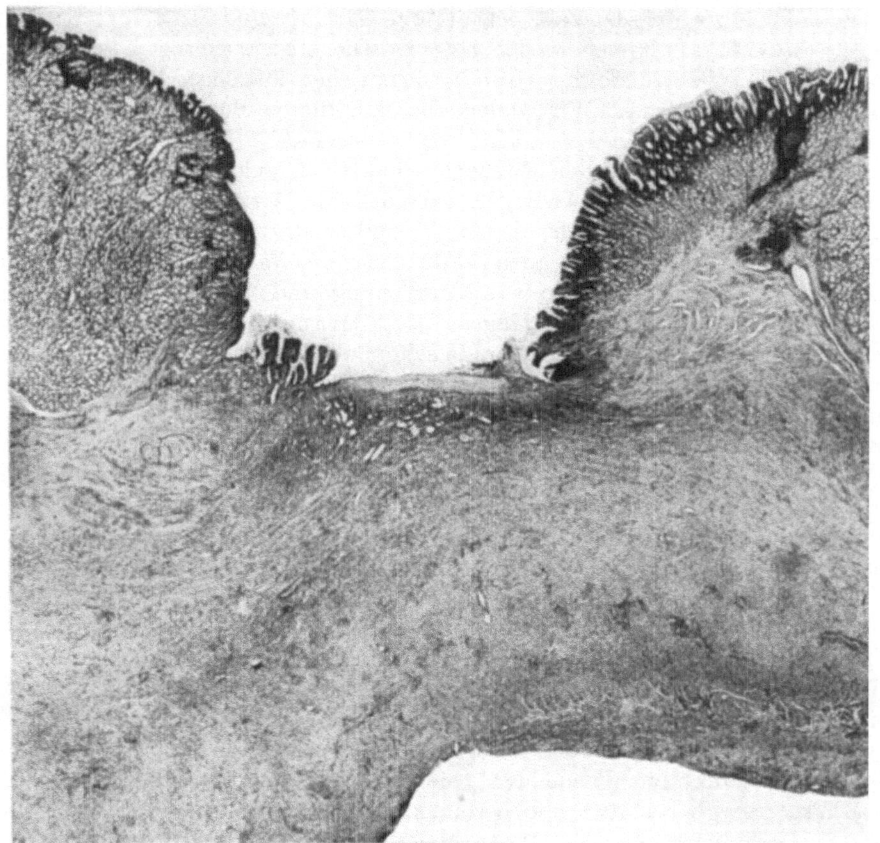

Abb. 67.

zu einem zufällig vorhandenen, aber sonst doch wohl vom ätiologischen Gesichtspunkte aus betrachtet, recht bedeutungslosen Faktor herab (Konjetzny und Puhl).

Von Wichtigkeit sind hier auch die Untersuchungen von Perman. In einem Falle, wo der ganze Geschwürsgrund von kräftigen, nicht nekrotischen Granulationen erfüllt war, waren die Werte für freie HCl und Gesamtsäure 70 bzw. 94. Hohe HCl-Werte bilden also kein Hindernis für die Entwicklung von Granulationsgewebe im Geschwürsgrunde. Solche Fälle beweisen die Unrichtigkeit der Ansicht, daß der Magensaft die Granulationsgewebsbildung im Geschwürsgrund zerstöre. Sie stehen im Gegensatz zur Ansicht von Ribbert, daß ein Magengeschwür nicht heilen kann, solange der Magensaft freien Zutritt zu demselben hat. Wir haben selbst mehrfach Fälle beobachtet, wie sie Perman beschrieben hat (Abb. 67 und 68).

Man hat die „peptische" Natur der Geschwürsbildung im wesentlichen aus dem anatomischen Bilde abgeleitet und hier dem Nachweis der Nekrosenzone bzw. der Zone fibrinoider Degeneration größte Beweiskraft zugesprochen.

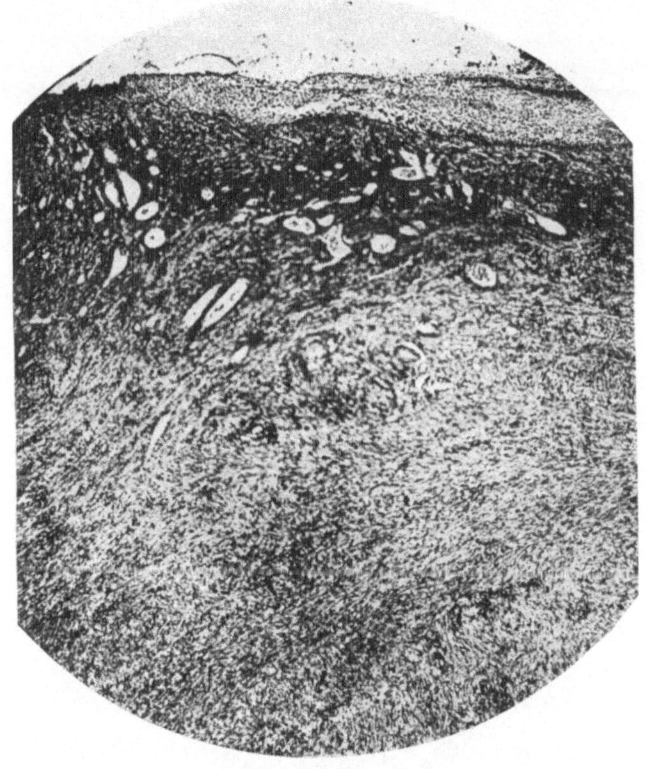

Abb. 68.

Abb. 67 und 68. Subakutes Duodenalgeschwür mit zum Teil chronisch entzündlichen Veränderungen bei klinisch ausgesprochener Hyperacidität. Der Geschwürsgrund wird gebildet von leukocytär durchsetztem Granulationsgewebe mit aufgelagertem fibrinös-leukocytärem Exsudat; keine Spur von Nekrose. Die Submucosa ist weit unter die Schleimhautränder hin durch Bindegewebe verbreitert, die Muscularis propria ist weitgehend zerstört, die degenerierte, durch Bindegewebe aufgeteilte Schicht ist noch deutlich. Der Geschwürsboden wird von leukocytär durchsetztem Bindegewebe gebildet, in welchem noch Reste degenerierter Muskelfasern vorhanden sind. Die mächtige Bindegewebsneubildung erstreckt sich in der Breite weit über den Bereich des Geschwürs hinaus. Abb. 67 stärkere Vergrößerung des Geschwürsgrundes.

Dabei hat man aber übersehen, daß eine solche Nekrosenzone oder Zone fibrinoider Degeneration auch sonst bei geschwürigen Prozessen vorkommt, vor allem bei einfachen chronischen Geschwüren der Haut, bei welchen von der Einwirkung eines wirksamen Magensaftes nicht die Rede sein kann. Ich habe diese Dinge an unserem großen Material verfolgt und dabei festgestellt, daß auch chronische Hautgeschwüre sehr oft den von Askanazy für das chronische Magengeschwür beschriebenen mikroskopischen Zonenaufbau aufweisen. Abb. 69 und 70 zeigt ein torpides, nicht behandeltes,

traumatisches Hautgeschwür des Unterschenkels mit schönster Vierschichtung und ausgesprochener Nekrosenzone unter der Exsudatschicht, Abb. 71
gibt das mikroskopische Bild eines anderen kleinen torpiden Hautgeschwürs
auf dem Rücken der großen Zehe mit gleichem Befund.

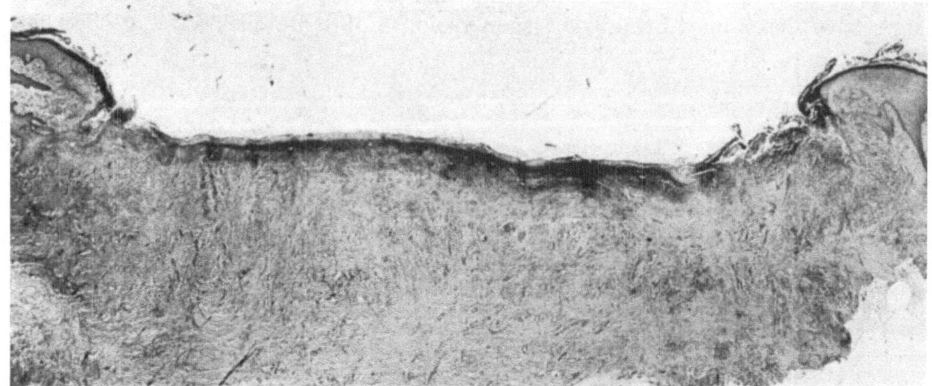

Abb. 69.

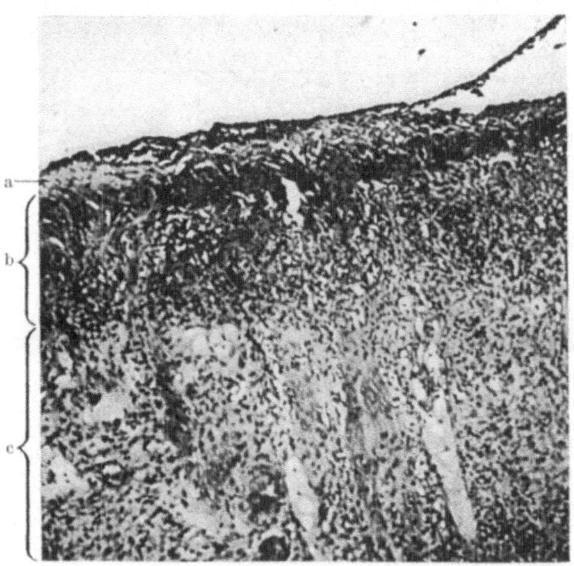

Abb. 70.

Abb. 69 und 70. Torpides Hautgeschwür mit Vierschichtung: Exsudatzone (a); Nekrosenzone bzw.
Zone fibrinoider Degeneration (b); Granulationsgewebszone (c) mit Übergang in Narbengewebe.

Diese Tatsachen sind bei der histologischen Beurteilung chronischer
Magengeschwüre bisher überhaupt nicht beachtet worden. Sie zeigen aber
deutlich, welcher Trugschluß darin liegt, daß aus dem Vorhandensein einer
Nekrosenzone beim Magengeschwür ohne weiteres eine wesentliche Mitwirkung
des Magensaftes beim Fortschreiten der Geschwürsbildung gefolgert worden ist.
Eine solche Nekrosenzone zeigen eben auch andere chronische Geschwüre, z. B.

chronische Hautgeschwüre, bei denen doch sicher eine Mitwirkung des Magensaftes bei ihrer Entwicklung auszuschließen ist.

Aus solchen Erfahrungen ergibt sich nur eine logische Folgerung: der Nachweis einer Nekrosenzone beim Magen - Duodenalgeschwür gestattet keineswegs den Schluß, daß sie durch die anätzende oder gar andauende Wirkung des Magensaftes verursacht ist. Im Gegenteil, es ist darauf entschieden hinzuweisen, daß die Nekrosenzone eine bei allen chronischen Geschwüren mögliche Erscheinung ist, die aus den entzündlichen Gewebsvorgängen abzuleiten ist und nicht aus einem exogenen anätzenden oder andauenden Agens.

Gegen die Bedeutung der Magensaftwirkung als Ursache einer Schädigung der lebenden Magenschleimhaut sprechen auch klinische

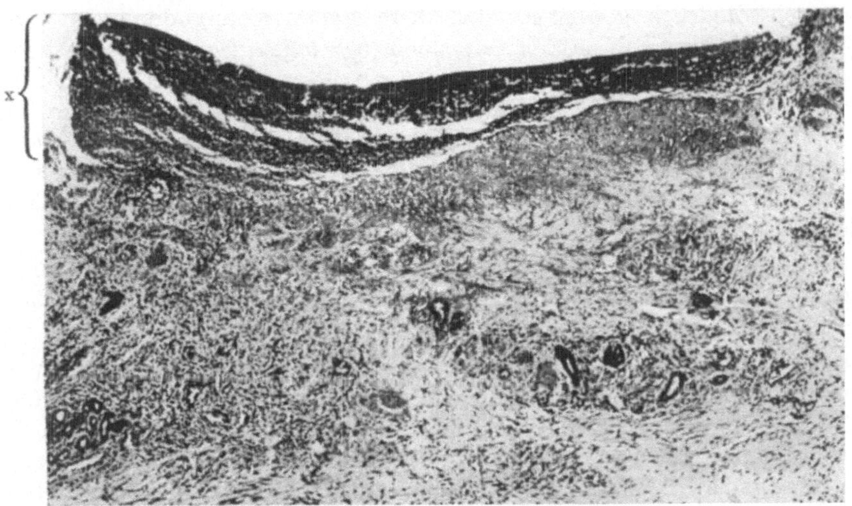

Abb. 71. Torpides Hautgeschwür. x Dem Geschwürsgrund aufgelagertes fibrinös-leukocytäres Exsudat. Darunter Nekrosenzone (rechts besonders breit).

Erfahrungen. Kein geringerer als Moynihan wirft unter Bezugnahme auf die Tatsache, daß die Einführung von Natrium bicarbonicum in den Magen von einer Vermehrung der Säure gefolgt ist, die Frage auf, ob eine „Säurebehandlung" des Magenulcus nicht rationeller wäre als eine „alkalische".

Unter dem Einfluß der „Säuretheorie" des Ulcus hat sich unter den Chirurgen die Vorstellung breitgemacht, daß alle chirurgischen Maßnahmen, palliative wie radikale, im wesentlichen durch eine Bekämpfung der Magensäure wirken, abgesehen natürlich von den Vorteilen, welche eine radikale Operation durch Entfernung des chronischen Ulcus bringt. Ich habe diesen Standpunkt schon vor Jahren als unrichtig bezeichnen müssen. Auch für die Erklärung der chirurgischen Erfolge bedeutet die Vorstellung, daß hier die Neutralisierung der Magensäure bzw. die Verminderung oder Aufhebung ihrer Sekretion das Ausschlaggebende ist, eine voreingenommene Einstellung. Dieser Standpunkt ergibt sich ohne weiteres aus den Ergebnissen unserer Untersuchungen.

Ich sehe, wie schon mehrfach von mir betont worden ist, die Herabsetzung der Säureproduktion im Magen z. B. nach einer Resektion nur als unerwünschte Nebenwirkung an. Es ist ja bekannt, wie wichtig der normale Magensaft für die Erhaltung der Keimfreiheit des Magens ist. Die Untersuchungen von W. Löhr haben gezeigt, daß nach Magenresektionen gerade infolge der Herabsetzung oder Aufhebung der HCl-Sekretion eine pathologische Bakterienflora im Magen sich entwickelt. Das ist natürlich für den Erfolg der Operation nicht gleichgültig; schon für die Heilung der Magenwunde sind hieraus, besonders unter Berücksichtigung der Untersuchungen von Strauch, unter Umständen verhängnisvolle Störungen abzuleiten.

Ich habe daher schon seit längerem im Gegensatz zu der fast allgemeinen Einstellung bald nach der Resektion (besonders bei vorher schon anaciden oder gar achylischen Mägen) systematisch HCl-Pepsin gegeben und dabei den Eindruck gewonnen, daß diese Verabreichung durchaus Vorteile bringt. Auf keinen Fall habe ich irgendeinen Schaden gesehen, den man nach der Säuretheorie des Ulcus hätte erwarten müssen. Das alles spricht dafür, daß die heute fast allgemeine Einschätzung der Säureherabsetzung im Magen für die Erklärung des operativen Erfolges nicht richtig ist. Die Erfolge und Mißerfolge der chirurgischen Behandlung des Magen-Duodenalulcus lassen sich, wie ich bereits mehrfach ausgesprochen habe, von unserem Standpunkte anders erklären.

Auch sonst sind noch Einwände gegen die angenommene Wirkung des Magensaftes auf lebendes Gewebe im Sinne einer Anätzung oder Andauung zu machen.

Der Hinweis auf die „Andauung" der Haut in der Umgebung von Magenfisteln ist hinfällig durch den schon von E. Neumann und von uns geführten Nachweis, daß es sich hier nicht um eine „Andauung" der lebenden Haut handelt, sondern um eine Maceration der Haut mit entzündlichen Veränderungen (also eine Dermatitis), wie sie sich auch bei anderen Fisteln, z. B. Coecumfisteln, findet, wo von der Einwirkung von Magensaft doch gar keine Rede sein kann. Askanazy erinnert gegenüber der vielfachen Behauptung, daß die Hautränder chronischer Magenfisteln leicht angedaut werden, daran, daß die zu bestimmenden ursächlichen Umstände des Ulcus chronicum auf das Hautgewebe einen Einfluß gewinnen können und die Wundränder äußeren Schädigungen ausgesetzt sind.

Auch die Vorstellung, daß das Granulationsgewebe gegenüber dem Magensaft besonders empfindlich sei, ist keineswegs begründet (vgl. S. 136). Askanazy weist auf die verschiedenen Angaben hin, nach denen saure Pepsinlösung granulierende Wunden nicht stören, sondern sogar ihre Heilung fördern, wie z. B. die in der Sauerbruchschen Klinik verwendete Pepsin-HCl-Lösung bei der Empyembehandlung und auch andere Verwendungen der sauren Pepsinlösung bei der Wundbehandlung zeigen. Ich habe mich in mehrfachen Experimenten nicht überzeugen können, daß stark verdauungskräftiger Magensaft dem Granulationsgewebe etwas anhaben kann, jedenfalls nichts im Sinne einer Anätzung und Andauung. Es treten höchstens abnorme Quellungszustände auf, die aber nicht viel unterschiedlich waren von denen, die z. B. durch die Einwirkung von Kochsalzlösung erzielt werden konnten.

Nach Aschoff und Büchner soll besonders die Schleimhaut, die an der Sekretion der HCl und des Pepsins nicht beteiligt ist, durch den Magensaft angreifbar sein, also auch die Darmschleimhaut. Wir haben zu dieser Frage ein Experiment am Menschen machen können.

Es handelt sich um einen jungen Mann, bei dem wegen einer breiten Coecumfistel nach Cöcostomie (Adhäsionsileus) eine Ausschaltung des unteren Ileumabschnittes, des ganzen Colon ascendens und eines Teiles des Colon transversum notwendig wurde, mit Einpflanzung des Ileum in das Colon transversum. Nachdem der Kranke sich erholt hatte, faßte ich den Entschluß zur Entfernung des ausgeschalteten Darmabschnittes. In den letzten Tagen vor der Operation haben wir den ausgeschalteten Darmabschnitt mehrmals mit stark verdauungskräftigem hyperacidem Magensaft aufgefüllt, zuletzt am Abend vor der Operation. Eine sorgfältige histologische Untersuchung des entfernten lebenswarm fixierten Darmabschnittes hat nirgends auch nur eine Andeutung einer Anätzung oder Andauung ergeben, nicht einmal irgendwelche erhebliche Entzündungserscheinungen, die, soweit sie überhaupt vorhanden waren, zudem noch mit dem Coecumprolaps in Zusammenhang zu bringen waren.

Winkelbauer konnte in experimentellen Untersuchungen durch bloße Ansäuerung tiefer gelegener Darmabschnitte ein postoperatives Jejunalgeschwür nicht erzeugen. Wenn die HCl bei der Entwicklung desselben überhaupt etwas zu tun hat, darf nach seiner Ansicht ihre Rolle nicht überschätzt werden.

Gallagher hat bei Hunden eine freie in ihrer Ernährung nicht geschädigte Jejunumschlinge in den Magen, bald in die hintere, bald in die vordere Wand, bald näher der großen, bald näher der kleinen Kurvatur eingenäht. Bei 17 Versuchen (Beobachtungszeit 14—154 Tage) wurde zweimal an den Enden des Transplantates Geschwürsbildung beobachtet. In 7 weiteren Versuchen Fütterung 1—2mal täglich mit verschieden konzentrierter HCl nach gleichzeitiger Setzung von Wunden in der Schleimhaut der in den Magen eingenähten Darmwand durch längeres Abklemmen (Beobachtungszeit 24—58 Tage). Nur einmal wurde hierbei Geschwürsbildung beobachtet, die Schleimhautwunden waren sonst immer glatt geheilt. Ein Einfluß von Trauma und Übersäuerung auf die Geschwürsbildung ließ sich danach nicht nachweisen (vgl. hierzu auch die bekannten Versuche von Hotz).

Wenn Hauser anführt, daß bei Perforationen des Magens beim Menschen sogar eine ausgedehnte Verdauung der Bauchorgane noch während des Lebens vorkommt, so widerspricht das allen Erfahrungen, welche die Chirurgen bei der Behandlung des Geschwürsdurchbruches in die freie Bauchhöhle gemacht haben. Wir haben an unserem großen Material auch in den Fällen, in denen der Durchbruch des Geschwürs 12 Stunden und länger zurücklag, bei der autoptischen Erhebung während der Operation niemals Zeichen einer Andauung im Bauchraum und an den Bauchorganen feststellen können. Auch in der großen Literatur über das perforierte Magengeschwür ist davon nirgends die Rede.

Gegen die Ansicht Hausers sind ferner die Ergebnisse der Untersuchungen Löhrs anzuführen. Für die Prognosestellung bei der Ulcusperforation spielt bekanntlich die Zwölfstundengrenze eine besondere Rolle. Das erklärt sich nach Löhr daraus, daß infolge des Versiegens der HCl-Sekretion der Magen und damit auch das Abdomen mit einer pathogenen Dickdarmflora besiedelt wird, während ja bekanntlich die Bakterienflora im Magen bei genügender HCl-Sekretion apathogen und dazu keineswegs irgendwie nennenswert ist oder überhaupt fehlt. In gleichem Sinne äußert sich Brütt auf Grund von 120 bakteriologisch untersuchten Fällen. Es ist wohl sicher, daß es sehr bald nach Eintritt des Geschwürsdurchbruches zu einem Aufhören der HCl-Produktion kommt, wenn auch der Zeitpunkt hierfür nicht ganz exakt zu bestimmen ist. Es kann demnach nicht sehr viel mehr von verdauungskräftigem Magensaft, als zur Zeit der Perforation im Magen ist, ins Abdomen gelangen, wo die Neutralisierung sehr rasch erfolgt. Das hat Löhr in Tierversuchen deutlich gezeigt. Fast unmittelbar nach Einverleibung von 1000 ccm $0,03^0/_0$ HCl und Pepsin in den Bauchraum von peritonitischen Hunden ist die Kongoprobe negativ mit entsprechenden p_H-Werten. Die Säure wird also in ganz kurzer Zeit neutralisiert. Nur wenig langsamer ist dieser Vorgang bei Hunden mit gesundem Peritoneum zu beobachten. Wir haben nach einem Vorschlag von Löhr jede Peritonitis, auch die nach Ulcusperforation, mit etwa 20 Litern $0,03^0/_0$iger HCl etwa 10 Minuten lang gespült, ohne davon je eine die Heilung beeinträchtigende Schädigung der Baucheingeweide bemerkt zu haben.

An der Klinik von Eiselsbergs sind sogar HCl-Pepsinspülungen von Schönbauer zur Behandlung der Peritonitis seit Jahren eingeführt und in Hunderten von Fällen durchgeführt worden, ohne daß Schädigungen (Anätzung oder Andauung) des lebenden Gewebes bekannt geworden sind.

Puhl berichtet in seiner letzten Arbeit über weitere Experimente zu dieser Frage. Er fand bei Hunden, denen 150 ccm $0,2^0/_0$ HCl-Pepsinlösung in die Bauchhöhle eingespritzt worden waren, nach 10 Minuten die Reaktion der Bauchhöhlenflüssigkeit, die jetzt reich an Eiweiß war, wieder am Neutralpunkt. Auch am Menschen fand er nach einer Spülung des Bauchraumes mit $0,3^0/_0$ HCl-Lösung wenige Minuten nach beendeter Spülung die Reaktion bereits wieder neutral oder alkalisch. Puhl sieht darin eine Bestätigung der unter größten Kautelen angestellten Versuche von Viola und Gaspardi, Hotz, Viori, Kawamura und hält demnach eine Anätzung oder Andauung lebender extrastomachaler Organe durch eigenen Magensaft für unmöglich. Dagegen erzeugt der Magensaft in der Bauchhöhle eine stark entzündliche exsudative Reaktion, die in sehr zweckmäßiger Weise zu einer schnellen Herabsetzung und schließlichen Beseitigung der vom Magensaft ausgehenden Reizwirkung führt. Nicht Anätzung oder Andauung, sondern Entzündung ist die Folge der Geschwürsperforation und des Austretens verdauungskräftigen Magensaftes in den Bauchraum. Die Entzündung ist als physiko-chemisch bedingt aufzufassen; sie ist nicht von einer Anätzung abzuleiten.

Wir müssen hier darauf verzichten, die Frage, ob der Magensaft lebendes körpereigenes Gewebe angreifen kann, durch vollständige Berücksichtigung der Literatur, besonders der wichtigen und grundlegenden Arbeiten von E. Neumann, Marchand, Matthes, Askanazy, Hotz, Kawamura, weiter zu verfolgen.

Unsere klinischen Erfahrungen enthalten beachtenswerte Beiträge zu dieser Frage. Sie fordern zudem, wie wir schon in der Entgegnung zu Hauser betont haben, eine Nachprüfung der Grundlagen der „postmortalen Selbstverdauung" und ihres Zustandekommens geradezu heraus. So selbstverständlich dieser Begriff überall gebraucht wird, so wenig geklärt ist er im Grunde; jedenfalls auf keinen Fall in dem Sinne, daß hier wirklich eine durch den Magensaft verursachte postmortale Verdauung vorliegt. Schon Günzburg bringt eine kurze Bemerkung, die zu denken gibt: „Meistenteils wird in dem Magen Verstorbener alkalische Reaktion angetroffen."

Puhl hat einen klareren Einblick in die Magensaftverhältnisse im Leichenmagen zu gewinnen versucht. In Magensäften, die kurz vor dem Exitus gewonnen worden waren, war freie HCl gewöhnlich nicht nachweisbar. Er hat dann den Mageninhalt bei 35 Leichen einer chemischen Untersuchung unterzogen; in einem einzigen Falle wurde mit der Kongoprobe freie HCl nachgewiesen. Leider konnte in diesem Falle wegen der geringen Menge weder Aciditätsgrad noch p_H-Wert bestimmt werden. Das war aber in den übrigen Fällen möglich. In den Fällen, in welchen der Magensaft eine saure Reaktion ergab, schwankten die Säurewerte ganz erheblich; der höchste gefundene Wert betrug 103, seine $p_H = 3,69$. Bei hoher Gesamtacidität war Milchsäure stets nachweisbar. In 13 Fällen wurde eine neutrale oder alkalische Reaktion des Magensaftes festgestellt. Auffallend war, daß der Verdauungsversuch in allen Fällen, selbst bei HCl-Zusatz, immer äußerst schwach oder negativ ausfiel, selbst in den Fällen mit hoher Gesamtacidität, so daß auch auf Pepsinmangel geschlossen werden mußte.

Puhl befaßt sich auch mit dem Einwand, daß die freie HCl bereits gebunden sein könnte. Er hat dies an Magensäften nachgeprüft, die kurz vor oder sofort nach dem Tode gewonnen wurden (20 Fälle). Er konnte hierbei die gleichen Befunde erheben; nur einmal wurde freie HCl und gute Pepsinverdauung gefunden; in allen übrigen Fällen bestand HCl-Mangel und Pepsinarmut. Daraus ist mit Puhl zu schließen, daß anscheinend nur in einem sehr kleinen Prozentsatz der Sterbenden noch ein verdauungskräftiger Magensaft sezerniert wird, der dann selbstverständlich auch am Leichenmagen eine wirkliche postmortale Verdauung bewirken kann. Nach Puhl sind das wahrscheinlich die Fälle mit kürzester Krankheitsdauer (Unglücksfälle, Erkrankungen des Zentralnervensystems usw.), während langdauerndes Siechtum und längere Agone fast immer zu Verlust der HCl-Sekretion und Pepsinarmut zu führen scheint. „Bei fehlender Salzsäure geht der Grad der postmortalen Veränderungen dagegen keineswegs mit der Verdauungskraft des Magensaftes parallel. Selbst bei fehlender Verdauung im Versuch waren die Leichenerscheinungen am Magen öfters hochgradig. Das führt zu der Annahme, daß die postmortalen Veränderungen am Leichenmagen nicht allein als Andauungsvorgänge aufzufassen sind, sondern daß dabei auch noch andere Faktoren wesentlich mitsprechen." Auf diese der Klinik ferner liegenden Fragen geht Puhl nicht weiter ein (ich möchte hier vor allem auch an eine Anaerobierwirkung oder besondere autolytische Vorgänge denken). Seine Schlußfolgerung, daß die Zustände des Leichenmagens nicht ohne weiteres auf die während des Lebens zu übertragen sind, ist besonders zu beachten, da sie sich auf zwar naheliegenden, aber vor ihm nicht vorgenommenen Untersuchungen aufbaut.

Allgemeinzustand und Geschwürsbildung.

Bei unseren Untersuchungen hat es sich darum gehandelt, streng pragmatisch an der Hand von klaren Tatsachen, bei kritischer, vergleichend klinisch und pathologisch-anatomischer Auswertung unserer Befunde, den Entwicklungsgang des typischen Magen-Duodenalgeschwürs, worunter ein einheitliches Krankheitsbild zu verstehen ist, aufzudecken und sicherzustellen. Was wir zunächst angestrebt haben, war: klare pathologisch-anatomische Befunde zu gewinnen und festzustellen, ob sie regelmäßig und in typischer Form beim Geschwürsleiden des Menschen zu beobachten sind. Mit dieser Aufgabe hatten wir uns also zunächst eingehend durch umfassende Untersuchungen zu beschäftigen. Sie nahm uns bei der auf sie aufzuwendenden Zeit und Mühe fast ein Jahrzehnt voll und ganz in Anspruch, ohne daß wir nur einseitig auf morphologische Fragen eingestellt gewesen wären.

Unser Blick blieb frei auch für andere Betrachtungen, wenn wir auch jede spekulative Blickrichtung von vornherein abgeriegelt haben. Letzteres war besonders notwendig, weil jedem, der sich in das Ulcusproblem vertieft, deutlich sein muß, daß die größte Hemmung für die Erlangung einer klaren Vorstellung immer darin gelegen hat, daß Berufene und Unberufene allzu häufig mit mehr oder weniger unbegründeten oder hypothetischen, oft verwirrenden Auffassungen und Meinungen an das Problem herangetreten sind, statt sich zu bemühen, durch Mitteilung nur jederzeit überprüfbarer Tatsachen an seiner Bewältigung mitzuarbeiten[1].

Durch die in dieser Abhandlung herausgehobenen Tatsachen ist der Wert morphologischer Betrachtung in Verbindung mit biologischen Gesichtspunkten bei Beurteilung der Ursachen der Geschwürsentstehung klar hervorgetreten. Die pathologisch-anatomische Betrachtung muß die unverrückbare Grundlage für eine wissenschaftliche Erörterung bleiben. Das ist immer von Pathologen und einsichtigen Klinikern anerkannt worden. „Die Gegenwart will nichts von pathologisch-anatomischen Einseitigkeiten, aber sie begreift, daß man über Zustände, bei welchen Organe verändert sind, nichts weiß, solange man die Veränderungen an diesen nicht kennt" (Wunderlich). Manche Diskussion wäre kürzer und ersprießlicher gewesen oder hätte sich erübrigt, wenn diese Selbstverständlichkeit eben als Selbstverständlichkeit die Richtung wissenschaftlicher Erörterung eingegabelt und bestimmt hätte.

Wir haben aus rein praktischen Gründen zunächst von der Einbeziehung einer Erörterung über den viel besprochenen abnormen Allgemeinzustand Ulcuskranker in unserer Darstellung abgesehen. Bei der Besprechung der Ätiologie der Gastritis habe ich aber konstitutionellen oder dispositionellen Faktoren genügend Raum gelassen, unter Betonung, daß die sicher normale Magenschleimhaut der einzelnen Individuen äußeren Reizen gegenüber sehr

---

[1] Hier besteht auch heute noch zum großen Teil zu Recht, was Brinton (1862) gesagt hat: „Die Ätiologie des Magengeschwürs ist bis jetzt mehr ein Gegenstand der Konjektur, als der induktiven Forschung gewesen."

verschieden empfänglich sein kann, und daß diese bei verschiedenen Individuen sehr verschiedene Auswirkungen haben können. Hier spielt das Schlagwort des sog. „schwachen Magens" hinein. Aber konstitutionelle Faktoren machen noch nicht die Krankheit. Sie bestimmen nur den Ablauf krankhaften Geschehens. Trotzdem haben wir sie selbstverständlich nicht etwa als bedeutungslos angesehen, ohne uns allerdings von gewissen Schlagworten betäuben zu lassen.

In seiner letzten Arbeit, die einen gewissen Abschluß unserer Untersuchungen bringt, hat daher Puhl auch diesem Punkt die ihm zukommende Beachtung zugewandt. Ohne die gesamte Literatur zu berücksichtigen, was im Rahmen seiner Arbeit auch unmöglich gewesen wäre, greift Puhl das Wichtigste heraus. Der konstitutionelle Faktor beim Ulcusleiden fehlt in etwa $30\,{}^0/_0$ der Fälle. Wo ein solcher nachweisbar ist, ist er keineswegs einheitlich. Im Vordergrund stehen Störungen im vegetativen Nervensystem, wobei aber eine Präponderanz des Sympathicus oder Vagus nicht erwiesen ist. Eine derartige abnorme Körperverfassung (angeboren oder erworben) kann die Tatsache erklären, daß die Entwicklung einer Gastritis bei einzelnen Menschen schon nach relativ geringfügigen Schädigungen auftritt oder vor allem stärkere subjektive Erscheinungen machen kann, als das bei anderen Menschen der Fall ist. Ganz besonders gilt das für die ulceröse Gastritis und Duodenitis, deren Symptome beim übererregbaren Magen gesteigert sein können. Es muß aber auf den naheliegenden Fehler hingewiesen werden, der darin besteht, daß durch eine organische Erkrankung ausgelöste Symptome für die Erkrankung selbst genommen werden. Das betrifft vor allem den viel gebrauchten und mißbrauchten Begriff der „Magenneurose". Wie sehr dieser auf Grund neuerer Erfahrungen zugunsten organischer Erkrankungen des Magens einzuschränken ist, hat kein anderer als v. Bergmann in seiner aufrüttelnden und wichtigen Arbeit über den Abbau der Organneurosen eindringlich gezeigt (s. S. 71). Die Erfahrungen von Hohlweg, Korbsch und unsere eigenen gehen in gleicher Richtung. Auch Kuttner möchte nicht scharf genug immer wieder ausgesprochen haben, daß wir mit der Verfeinerung der Untersuchungsmethoden usw. erkannt haben, daß für eine sehr große, ja sicher für die allergrößte Zahl der vermeintlichen erblichen Magenneurosen deutlich nachweisbare funktionelle Störungen und auch pathologisch anatomische Ursachen in Betracht kommen. „Eine spezielle Magenneurose gibt es nicht, wohl aber neurotische Individuen, die ihre Beschwerden unter gewissen Bedingungen und zu gewissen Zeiten auf ihren Magen beziehen" (F. H. Levy). Und zu diesen Bedingungen gehört die Entwicklung einer Gastritis und Duodenitis, die schon in mäßigem Grade bei solchen Menschen besonders hervortretende klinische Erscheinungen machen kann. Die Gastritis spielt hier, wie Puhl betont, die Rolle des auslösenden Faktors, sie macht in diesen Fällen die abnorme Reaktionsbereitschaft (die Begriffslücke, die zum Teil hinter diesem Wert steckt, darf aber nicht übersehen werden) manifest. Daß bei einer abnormen Reaktion des leicht erregbaren Magens auch der Verlauf einer Schleimhauterkrankung beeinflußt wird und der Heilung derselben erhebliche Widerstände in den Weg gelegt werden, das kann mit Puhl als wahrscheinlich angesehen werden. Somit ist hier die Möglichkeit gegeben, vieles aus dem Gedankenkreis von Bergmanns über die Entwicklung des Magen-Duodenalgeschwürs mit unserer Vorstellung von der im wesentlichen lokalen entzündlichen Grundlage der Geschwürsbildung zu vereinen.

Das geht auch aus den klinischen Untersuchungen von Wanke aus der Kieler Klinik hervor, welche eine eindeutige Bestätigung der von v. Bergmann im Jahre 1913 am Altonaer Ulcusmaterial erhobenen Befunde ergeben haben. Es unterliegt keinem Zweifel, daß sehr viele klinisch „ulcuskranke" Menschen vegetative Stigmata nach v. Bergmann zu erkennen geben. Vergleicht man aber diese klinischen Befunde mit der durch einen chirurgischen Eingriff ermöglichten anatomischen Diagnose (dieser Vergleich fehlt sehr oft der inneren Medizin, fehlte sicherlich im Jahre 1913, als die Gastritis mit ihrem klinischen Ulcusbild noch recht unbekannt war), so ergibt sich die Tatsache, daß gerade Patienten, die an einer (anatomisch nachgewiesenen) Gastritis ohne typisches Ulcus litten, ausgesprochene und stärkste Erscheinungen im Sinne der vegetativen Neurose aufzuweisen hatten. Beim schwersten lokalisierten Ulcusprozeß (Ulcustumor, Ulc. call. pen.), zumal im höheren Alter, wo er sehr viel häufiger anzutreffen ist, waren dagegen oft kaum vegetativ-nervöse Symptome vorhanden. Wanke faßt seine Ansicht dahin zusammen, daß, je jünger und diffuser die entzündliche Magen-Duodenumerkrankung ist, um so mehr die klinischen Erscheinungen vegetativer Stigmatisierung vorherrschen, daß mit zunehmender Chronizität und zunehmender Ausbildung eines chronischen Geschwüres die allgemeinen vegetativ-nervösen Symptome zugunsten der lokalen Organsymptome zurücktreten oder ganz abklingen[1]. Die vegetativen Stigmata sind also sekundäre Erscheinungen, nervöse Ausstrahlungen einer entzündlichen Magen-Duodenumerkrankung. Das ist für das Verständnis der Feststellungen von Bergmanns von Wichtigkeit. Die psychisch vegetative Reaktion der Magen-Duodenumerkrankung stehe in einem gewissen abgestuften Verhältnis zum Grade und zur Ausdehnung der anatomischen Organveränderung. Ob man in dieser Blickrichtung den psychischen Anteil der Erkrankung abtrennen kann, um in ihm eine primäre Krankheitsdisposition im konstitutionellen Sinne zu erkennen, erscheint mehr als zweifelhaft, da man bei diesen Untersuchungen ja stets vom bereits ulcuskranken Menschen ausgeht. Es gibt keinen Konstitutionstyp des Ulcuskranken (von Weitzsäcker)! Für eine konstitutionelle Komponente des Ulcusleidens könnte der Nachweis von Erblichkeit und Familiarität sprechen. Wanke konnte diesen Nachweis aber nur in 33% erheben. Die Auslösung der Organerkrankung erfolge sicher auf exogenem Wege, sei es unmittelbar oder mittelbar.

Eine nervöse Ätiologie der Gastritis ist in letzter Zeit mehrfach unter Bezugnahme auf Untersuchungen von Stahnke als gesichert

---

[1] Ich kann mit dieser Ansicht, soweit sie allgemeine Geltung beansprucht, auf Grund unserer anatomischen Untersuchungen des Kieler Materials nicht einverstanden sein. Träger eines ausgesprochen chronischen callösen Geschwürs, das aus bekannten anatomischen Gründen nicht zur Heilung kommen kann, schonen an und für sich ihren Magen, wenn sie nicht dauernd in ärztlicher Behandlung sind. Man kann daher in solchen Fällen manchmal wenig von einer ausgesprochenen akuten oder subakuten Gastritis und deshalb wenig von entsprechenden Symptomen finden. Oft genug tritt aber auch beim chronischen callösen Geschwür ein akuter gastritischer Schub mit seinen klinischen Zeichen wieder in Erscheinung, was wir vielfach haben feststellen können.

angenommen worden. Stahnke hat bei Hunden eine mit einer Metallkanüle versorgte Magenfistel angelegt und langdauernde Faradisierung mittels einer in die Kardia eingeführten, die differente Elektrode tragenden Sonde durchgeführt. Nur zwei der fünf Versuchstiere zeigten makroskopisch einen pathologischen Magenbefund. In dem einen Falle fanden sich im Bereich der kleinen Kurvatur eine Anzahl stecknadelkopfgroßer Defekte, in dem anderen war ein linsengroßer Defekt mit steil abfallendem Schleimhautrand im Bereich der Magenstraße an der hinteren Magenwand nahe dem Oesophagus und mehrere kleinere Erosionen entlang der kleinen Kurvatur zu sehen. Die beigegebene kurze mikroskopische Beschreibung gestattet ein bestimmtes Urteil über den Schleimhautbefund nicht, jedenfalls nicht den Schluß, daß es Stahnke gelungen ist, durch Vagusreizung eine erosive Gastritis zu erzeugen. Ich habe schon in meiner Darstellung der „Entzündungen des Magens" auseinandergesetzt, daß den Experimenten Stahnkes nicht die Beweiskraft zugesprochen werden kann, die er aus seinen keineswegs eindeutigen Versuchen ableitet. Lokale Einwirkungen auf die Magenschleimhaut müssen bei der gewählten Versuchsanordnung in erster Linie berücksichtigt werden.

Ulcus jejuni postoperativum.

Unsere Darstellung von Ursache und Werdegang des Magen-Duodenalgeschwürs gilt auch für das Ulcus postoperativum jejuni, das allgemein schlechthin als Ulcus jejuni „pepticum" bezeichnet wird. Es stützt sich aber die letzte Bezeichnung auf nichts mehr als ein Vorurteil. So viel vom klinischen Standpunkt über das Ulcus jejuni postoperativum geschrieben worden ist, so wenig Untersuchungen über die pathologisch-anatomischen Veränderungen an menschlichem Material liegen vor.

Auch hier suchte man in erster Linie durch experimentelle Untersuchungen einen Einblick in das krankhafte Geschehen zu gewinnen. Das Ergebnis dieser experimentellen Untersuchungen ist vielfach zweifellos sehr interessant, aber durchsichtig ist es keineswegs im Sinne der fast alle Untersucher beherrschenden Vorstellung, daß hier die Einwirkung des Magensaftes die ausschlaggebende Rolle spielt. Man hat sich fast durchweg mit der makroskopischen Feststellung durch verschiedenartige Eingriffe erzeugter Geschwüre begnügt. Nur Winkelbauer und Winkelbauer und Hogenauer haben auch histologische Untersuchungen vorgenommen. Wenn auch diese histologischen Befunde recht dürftig sind, und an der Beschreibung der mikroskopischen Befunde recht viel auszusetzen ist, so geht doch eines aus ihnen hervor, was auch Winkelbauer und Hogenauer selbst betonen, daß das Ulcus jejuni postoperativum nicht in normaler Schleimhaut sich entwickelt. Die Veränderungen bestehen nach diesen Autoren in einer Hyperämie der Mucosa und Submucosa des abführenden Darmschenkels. Die histologischen Befunde sind aber, wie schon gesagt, unzureichend. Aus den beigegebenen Abbildungen geht jedoch hervor, daß entzündliche Veränderungen mit Erosionsbildung vorgelegen haben. Wichtig ist, daß Winkelbauer zu dem Ergebnis kommt, daß durch bloße Ansäuerung tiefer gelegener Darmabschnitte ein postoperatives Jejunalgeschwür nicht zu erzeugen ist. „Wenn die Salzsäure

etwas bei der Genese zu tun hat, darf ihre Rolle nicht überschätzt werden."

Was das Ulcus jejuni postoperativum beim Menschen anlangt, so hat man
bisher alle möglichen Gründe für die Entstehung desselben angeführt, die sich
im großen und ganzen unter der Formel zusammenfassen lassen: mechanische,
mit der Operationstechnik zusammenhängende Schädigungen der Magen-
bzw. Darmwand an der Anastomosenstelle und nachträglich peptische Einwirkung des Magensaftes im geschädigten Bereich. Von Haberer spricht der
Magensaftwirkung die Hauptbedeutung zu. Auf Grund der Untersuchungen
von Spath, der im Duodenum versprengte Pylorusdrüsen gefunden zu haben

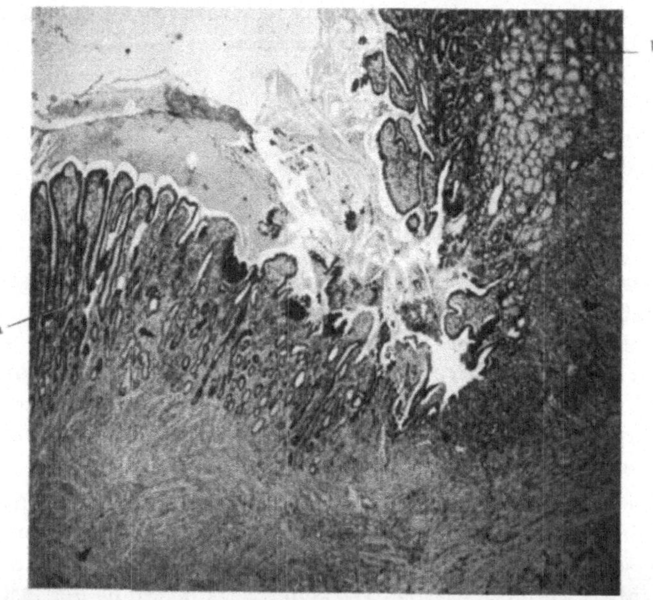

Abb. 72. Akutes Ulcus an der Anastomosenstelle einer Gastro-Enterostomie. Daneben akute oberflächliche Erosionen in der atypisch gewucherten Magen- und Darmschleimhaut. a Darmschleimhaut.
b Magenschleimhaut.

glaubt, ist er geneigt, eine von diesen ausgehende hormonale Wirkung auf die
Fundusdrüsen anzunehmen. Er spricht diese versprengten Pylorusdrüsen als
„Säurewecker" an. Wie schon auf S. 68 ausgeführt ist, hat aber Puhl nach-
gewiesen, daß die von Spath als versprengte Pylorusdrüsen aufgefaßten Drüsen-
bildungen nichts anderes sind, als Degenerationsformen der Brunnerschen
Drüsen, wie sie bei der Duodenitis durchaus typisch sind.

Am klarsten liegen die zahlreichen Beobachtungen von Fällen, in welchen
die Geschwürsbildung um Seidenfäden sich entwickelt hat. Daß hier
entzündlichen Prozessen eine ausschlaggebende Bedeutung zukommt, kann
keinem Zweifel unterliegen; dafür sprechen entzündliche Infiltrate in der
Umgebung der Nähte. Starlinger hat sogar Nahtabscesse beschrieben.
Wenn nach den Untersuchungen von Strauch schon am gesunden Tier-
magen erhebliche entzündliche Veränderungen an der Nahtstelle einer Magenwunde festgestellt worden sind, so ist es durchaus einleuchtend, daß, wenn

eine G.E. im Bereich gastritischer Schleimhaut angelegt wird, hier die besten Bedingungen für die Entwicklung einer entzündlichen Ulceration gegeben werden. Auch Bakterieneinwanderungen in die Nahtstelle können, wie wir mehrfach an unmittelbar nach dem Tode mit Formalin fixierten Mägen festgestellt haben, Ursache einer entzündlichen Reaktion im Bereich der Magen-Jejunumnaht darstellen.

Ich habe in einigen Fällen von zweiter Operation nach früher angelegter G.E. an der Anastomosenstelle mehrmals entzündliche Schleimhautdefekte bei ausgesprochen entzündlicher Infiltration der Mucosa und Submucosa ohne den geringsten Anhalt für irgendeine peptische Einwirkung festgestellt (Abb. 72). In einem schon beschriebenen Falle, in welchem vor längerer Zeit wegen perforiertem Magenulcus die Übernähung des Ulcus mit vorderer G.E. ausgeführt worden war, und 3 Jahre später ein zweiter Eingriff notwendig wurde (Magenresektion und Resektion der zur G.E. verwendeten Jejunumschlinge im Zusammenhang), habe ich eine schwere Antrumgastritis besonders in der Umgebung der G.E. mit Erosionen und mehreren akuten Geschwüren im Magen und an der Anastomosenstelle und eine hochgradige, zum Teil erosive Enteritis des zu- und abführenden Schenkels der zur G.E. verwendeten Jejunumschlinge gefunden. Puhl beschreibt, in Übereinstimmung mit den von mir erhobenen Befunden, eine erhebliche Entzündung der Jejunalschleimhaut beim Ulcus jejuni postoperativum. In 2 Fällen fand er in Oxydasepräparaten auch im Jejunum, weitab von den Geschwüren der Anastomosenstelle eine erhebliche diffuse und herdförmige leukocytäre Reaktion. In einem Falle (G.E. wegen Ulcus duodeni) wies die Magenschleimhaut das Bild der ulcerösen Gastritis auf. Schon makroskopisch waren auch im Jejunum neben Geschwüren einzelne Erosionen zu erkennen.

Chiari hat durch histologische Untersuchung von Resektionspräparaten meine Ansicht von der entzündlichen Genese des postoperativen Ulcus jejuni bestätigt. Auch er beschreibt entzündliche Erosionen im Jejunum und bildet sie ab. Die Entstehung von chronischen Geschwüren wird aus diesen abgeleitet. Chiari hält es für möglich, daß eine vom G.E.-Ring ausgehende Infektion die Ursache für die Veränderungen in der Schleimhaut bildet, aber auch, daß die Bespülung der Darmwand mit Magensaft einen zur Geschwürsbildung neigenden entzündlichen Reizzustand in der Darmschleimhaut unterhält. Auch eine nervöse Beeinflussung von seiten des erkrankten und unter abnorme Reize gestellten Magenmotors zieht er in Betracht.

Die wenigen beim Ulcus jejuni postoperativum des Menschen durchgeführten histologischen Untersuchungen des Magens und Jejunums haben also eine weitgehende Übereinstimmung mit unseren Feststellungen über die entzündliche Grundlage des Magen-Duodenalulcus ergeben.

Für unsere Feststellungen von Wichtigkeit sind auch klinische Untersuchungen (Knothe), die an der von Bergmannschen Klinik durchgeführt worden sind und die von Bergmann in seiner letzten Arbeit kurz erwähnt. Beim Ulcus jejuni postoperativum fanden sich nämlich röntgenologisch nachweisbare Schleimhautveränderungen in $100^0/_0$ der Fälle. Von Bergmann betont ausdrücklich, daß in seinem poliklinischen Material kein Ulcus jejuni postoperativum mit Beschwerden beobachtet worden ist, ohne grob sichtbare Gastritis.

Schluß.

Unseren Untersuchungen und den aus ihnen abgeleiteten Folgerungen hat man sich mehrfach mehr oder weniger grundsätzlich ablehnend verhalten. Das ist verständlich und der normale Lauf der Dinge, wenn sich neue Untersuchungsergebnisse einer bisher gewohnten und allgemein anerkannten Gedankenrichtung in den Weg stellen. Wir haben leider Hauser gegenüber betonen müssen, daß wir der selbstverständlichen Pflicht jedes ernsthaft wissenschaftlich Strebenden nachgekommen sind, indem wir die Ergebnisse unserer mühevollen Untersuchungen, die sich nach unserer Meinung auf einwandfreie und logisch ausgewertete Befunde stützen, vorgelegt haben. Wenn wir hierbei in Widerspruch zu der Meinung anderer geraten sind, so dürfte das der Kenntnis vom Wesen des praktisch so außerordentlich wichtigen Ulcusleidens nur förderlich gewesen sein, denn sachlicher, auf Tatsachen gegründeter Widerspruch ist immer die Hefe gewesen, die eingesessene und zur Ruhe gekommene Ansichten wieder aufrührt und damit zur endgültigen Klärung führt. Diese ist besonders für den Kliniker dringend, weil von ihr die Antwort auf die wichtigste ärztliche Frage abhängt: die Antwort auf die Frage nach der richtigen Behandlung.

Alle ätiologische und pathogenetische Krankheitsforschung hat nur unter dieser Blickrichtung wirkliche Bedeutung. Sie hat für den Arzt immer nur Sinn, wenn sich aus ihren kritisch ausgewerteten Ergebnissen eine bessere Einsicht oder eine klare Begründung für die Behandlung ableiten läßt.

Der mögliche Fortschritt für die Therapie läßt sich aus den in der vorliegenden Abhandlung erörterten Ergebnissen leicht ableiten. Nicht in der Säurebekämpfung durch mehr oder weniger schematische Alkaligaben liegt, wie ich wiederholt betont habe, der Schwerpunkt der Ulcustherapie, sondern in der Bekämpfung der entzündlichen Schleimhautveränderungen und der sich aus ihnen ergebenden Muskelstörungen. Die Ulcustherapie ist eine Gastritistherapie. Das gilt besonders für das Frühstadium der Erkrankung, also für Fälle, in welchen wir es mit einer Gastritis und Duodenitis mit oder ohne Erosionen bzw. akute Geschwüre zu tun haben. Setzt hier eine sachgemäße interne Behandlung (Schonungsdiät, antikatarrhalische Behandlung usw.) rechtzeitig ein, so werden wir in bezug auf das typische chronische Geschwür eine prophylaktische Behandlung leisten, die auch hier der beste Teil der Therapie ist. Denn, hat sich erst ein chronisches Ulcus mit den bekannten schwer wiegenden pathologisch-anatomischen Zuständen entwickelt, dann ist der Kranke in ein Stadium der Erkrankung gekommen, in welchem in der Regel eine Heilung durch innere Mittel ziemlich aussichtslos wird, abgesehen von den verschiedenen Gefahren, die dann drohen. Hier müßte sich also schon die praktische Bedeutung unserer Feststellungen erweisen.

Welche Klärung aus den im vorliegenden besprochenen Untersuchungen für die Anzeige zur chirurgischen Behandlung, für die Frage der besten operativen

Methode, für die Erklärung der Heilerfolge chirurgischer Maßnahmen sich ergibt, ist mehrfach von mir auseinandergesetzt worden[1].

Sicher ist die Wahl der Operationsmethode, für welche unsere Feststellungen klare Anhaltspunkte geben und die operative Technik für den Operationserfolg wesentlich. Zum mindesten ebenso wichtig ist aber die richtige Anzeigenstellung zu einem chirurgischen Vorgehen, oder anders gesagt, die einsichtige Abgrenzung des Gebietes, das bei der Behandlung des Ulcusleidens noch der inneren Medizin oder schon der Chirurgie zugesprochen werden soll. Für diese schwerwiegende und verantwortungsvolle Entscheidung sind unsere Feststellungen gleichfalls von großer Bedeutung. Sie lehren für die Behandlung des Ulcusleidens, das noch frei ist von Verwicklungen (Geschwürsdurchbruch in die freie Bauchhöhle, schwerste Blutung, narbige Verengerung des Magenschlauches, Geschwürseinbruch in Nachbarorgane), äußerste Zurückhaltung in bezug auf die Empfehlung chirurgischer Maßnahmen, wie sie unter den Chirurgen vor allem von Sauerbruch stets gefordert worden ist[2]. Die Behandlung des komplikationslosen Magen-Duodenalgeschwürs muß Sache der inneren Medizin bleiben, solange nicht eine sachgemäße, nicht kurz bemessene, innere Behandlung schließlich doch erfolglos sich erweist. Die in letzter Zeit vielfach zweifellos überspannten Ziele chirurgischer Betätigung beim Ulcusleiden müssen wieder zurückgesteckt werden, wie das unsere Feststellungen eindeutig lehren und wie ich dementsprechend schon mehrfach gefordert habe, im Vertrauen auf die innere Medizin, die auch im allgemeinen, von einzelnen unter dem Einfluß unserer Untersuchungsergebnisse schon angesetzte,

---

[1] Ich verweise hier vor allem auf meinen auf Einladung der dänischen medizinischen und chirurgischen Gesellschaft in Kopenhagen gehaltenen Vortrag (vgl. Konjetzny, G. E.: Grundsätzliches zur chirurgischen Behandlung des Magen-Duodenalulcus. Dtsch. med. Wschr. **1929**, Nr 1).

[2] Man kann auch uns nicht etwa den Vorwurf machen, daß wir besonders „operationswütig" gewesen sind. Wir haben sicher nicht mehr gesündigt, als viele andere Chirurgen auch; wir haben aber über unser Operationsmaterial auch vom anatomischen Standpunkt offen und restlos berichtet, was sonst leider meist nicht geschehen ist. Wir waren, besonders wenn man unsere große Krankenzahl bedenkt, sicher zurückhaltender mit der Operationsanzeige, als viele andere Chirurgen in unserer Lage. Unsere Kranken, die an „Ulcusbeschwerden" litten, haben zum allergrößten Teil von vornherein die chirurgische Klinik aufgesucht. Diagnose und Operationsanzeige lag also vielfach ganz bei uns. Von diesen Kranken haben wir in den letzten Jahrgängen nur bis zu $28^0/_0$ operiert (vgl. hierzu Wanke), die übrigen der inneren Behandlung zugeführt.

Freilich haben wir uns zunächst auch von der herrschenden Ansicht oder Mode in der Ulcuschirurgie mitnehmen lassen, welche die lange fehlende klare Einsicht in die Ursachen und den Werdegang des typischen Geschwürsleidens wiederspiegelt. Diese Einstellung einer von unserem heutigen Standpunkt hoffentlich verflossenen Ära der Chirurgie des Geschwürsleidens nachträglich zu verurteilen, ist eine billige Kritik hinterher, für die wir übrigens nicht zum geringsten die Grundlage geliefert haben. Man ist nachher immer klüger als vorher. Aber man soll nicht die Quellen vergessen, aus denen die an und für sich berechtigte Kritik gespeist wird. Das Verdienst muß man uns auf jeden Fall lassen: wir haben das durch Resektionen gewonnene Material sorgsam untersucht und es der nach Lage der Dinge dringend notwendigen ätiologischen Krankheitsforschung nutzbar gemacht. Dabei haben wir wichtige Ergebnisse erzielt, die auf anderem Wege schwer oder gar nicht zu gewinnen waren. Sie haben die moderne ärztliche Einstellung zur typischen Geschwürskrankheit des Magens und Duodenum zum mindesten stark beeinflußt und neue Ziele und Wege gewiesen, die sich mit der Zeit noch deutlich abheben werden.

Behandlungsfortschritte bringen muß, wenn die Allgemeinheit die neueren Feststellungen über Ursache und Werdegang des typischen Ulcusleidens mit den aus ihnen für die Behandlung sich ergebenden Folgerungen sich zu eigen macht und ihnen gerecht wird. Und hier trifft meine schon öfters ausgesprochene Meinung mit der von v. Bergmann zusammen, der seine letzte wichtige Arbeit über das Gastritisproblem mit folgender therapeutischer Erwägung beschließt: „Der therapeutische Versuch, bei manifesten (objektiv nachweisbaren) und latenten Gastritiden die Behandlung nach Art der Behandlung von Schleimhautentzündungen systematisch durchzuführen, erscheint lohnender, als unter der Annahme einer reinen Funktionsstörung den Magen mit Alkalien zu schädigen, diätetisch nicht zu schonen oder für solche Fälle die psychische Behandlung in den Vordergrund zu stellen."

Sachverzeichnis.